结核病健康教育

主　编　王秀华　王丽芹

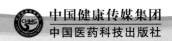

中国健康传媒集团

中国医药科技出版社

内容提要

本书由结核病护理专家撰写，编者秉承着时代性、科学性、实用性的编写原则，从整体护理的角度阐述结核病患者护理的最新诊疗和内外科护理进展、感染控制管理、患者的健康教育、心理护理和社会支持。全书围绕结核病护理的相关内容，内容全面，体例统一，条理清晰，层次分明，可为广大结核病护理工作者提供指导，也可供相关专业医务工作者学习参考。

图书在版编目（CIP）数据

结核病健康教育/王秀华，王丽芹主编．—北京：中国医药科技出版社，2022.3

ISBN 978－7－5214－3000－4

Ⅰ．①结…　Ⅱ．①王…②王…　Ⅲ．①结核病－健康教育　Ⅳ．①R52

中国版本图书馆 CIP 数据核字（2022）第 000585 号

美术编辑　陈君杞
版式设计　友全图文

出版　**中国健康传媒集团**｜**中国医药科技出版社**
地址　北京市海淀区文慧园北路甲 22 号
邮编　100082
电话　发行：010－62227427　邮购：010－62236938
网址　www.cmstp.com
规格　787×1092mm $^1/_{16}$
印张　14
字数　329 千字
版次　2022 年 3 月第 1 版
印次　2022 年 3 月第 1 次印刷
印刷　三河市万龙印装有限公司
经销　全国各地新华书店
书号　ISBN 978－7－5214－3000－4
定价　**69.00 元**

获取新书信息、投稿、为图书纠错，请扫码联系我们。

编 委 会

　　结核病是严重危害人类健康的呼吸道传染病，被称为"白色瘟疫"。我国是世界结核病高负担国家之一，结核病患者数量位居全球第三位，耐多药结核病患者数量位居全球第二位，中国结核病的防控事业任重而道远。

　　结核病防控事业需要社会各界以及广大医务工作者的共同努力，护理工作者是防控大军的一支重要力量，对疾病的防控起到非常重要的作用，而要提高防控能力需要不断提高他们的理论水平和临床实战能力。鉴于我国现代结核病控制策略实施质量还有待提高，结核病护理和感染控制水平还需要进一步规范和加强，本书以规范结核病护理行为，提高护士对结核病临床护理能力和结核病感染控制能力为编写宗旨，通过传播新的护理理念、新知识和新的技术方法，不断缩小结核病护理水平的区域性差异，达到全面提高我国结核病护士的专业水平和实践能力的目的。

　　本书由首都医科大学附属北京胸科医院、北京协和医学院护理学院、新疆医科大学第八附属医院等众多护理专家共同撰写，编者秉承着时代性、科学性、实用性的编写原则，从整体护理的角度阐述结核病患者护理的最新诊疗和内外科护理进展、感染控制管理、患者的健康教育、心理护理和社会支持，为广大结核病护理工作者提供指导，从而不断提升其能力，为结核病的防控事业做出贡献。

　　作者在编写本书过程中，得到了多位同道的支持和关怀，他们在繁忙的医疗、教学和科研工作之余参与撰写，在此表示衷心的感谢。

　　由于时间仓促，专业水平有限，书中存在的不妥和纰漏之处，敬请读者和同道批评指正。

编　者

2021 年 12 月

目 录

C O N T E N T S

第一章　结核病护理概论

结核病是一种以呼吸道为主要传播途径的慢性传染性疾病，病原菌为结核分枝杆菌。结核分枝杆菌可侵及全身除头发、指（趾）甲、牙齿外的所有脏器，如肾脏、骨骼、肾上腺、淋巴结和脑脊膜，但以肺部受累形成肺结核最为常见，占85%。根据2020年全球结核病流行病学调查显示，结核病仍然是全球前10位死因之一，是危害人民健康和公众卫生安全的重大传染病。2018年联合国召开的结核病高级别会议提出了全球2035年终止结核病流行的目标。为推进健康中国建设，党中央、国务院高度重视结核病防治工作。国家卫生健康委、国家发展改革委、教育部、科技部、民政部、财政部、国务院扶贫办、国家医保局等8部门联合印发了《遏制结核病行动计划（2019~2022年）》。此外，《"健康中国2030"规划纲要》也对结核病防治提出了明确要求。对此，护理人员也需紧跟时代的步伐，不断开拓创新，开展优质护理服务，提高患者满意度；充分利用专科护士资源，提升结核护理业务水平；构建风险预警机制，提高护理质量；强化结核病的感染控制及职业防护，降低结核传播风险；开展多种形式的健康教育，提高结核病的治疗效果；开展结核病护理工作室，提高患者就医获得感等。

第一节　结核病流行病学现状

结核病是危害人类生命健康的主要传染性疾病之一。近年，随着全球大力实施"遏制结核病"及"终止结核病"策略，结核病在2015~2020年间发病率下降20%，2015~2020年间全球因结核病死亡人数累计减少14%。尽管取得了显著成效，但全球结核病疫情依然严峻，未能达成2020年的里程碑计划。据世界卫生组织最新估计，2019年全球约有1000万（900万~1110万）结核病新发病例，约有120万人死于结核病，结核病已经超越艾滋病成为传染病的头号杀手。全球每年约新发50万利福平耐药结核病病例（其中78%为耐多药结核病）。

我国结核病流行形势十分严峻，在世界卫生组织最新确定的结核病、耐多药结核病、TB/HIV双重感染三类高负担国家中均榜上有名。2019年，我国估计有新发结核病患者83万，占全球患者数的8.3%，约有3.3万人死于结核病。

2015年后结核病战略的愿景是"一个没有结核病的世界"，即"结核病不再导致死亡、疾病和痛苦"，总体目标是到2035年全球终止结核病的流行，我国作为结核病高负担国家之一，要实现这一目标任重而道远。

第二节　结核病护理的新进展

结核病护理随着临床的需求和护理学科的发展也在不断推进，新理念、新技

1

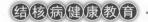

术、新管理模式层出不穷，护理人员要紧跟时代的步伐，不断开拓创新，为结核病患者提供高质量的护理服务。

一、开展优质护理服务　提高患者满意度

自 2010 年启动"优质护理服务示范工程"以来，结核病医院分期、分批地开展优质护理服务。结核病护理人员以"有时治愈，常常帮助，总是安慰"为理念，以整体护理为指导思想，以护理程序为工作框架，开展优质护理服务；以实现患者满意、政府满意、社会满意为目标，夯实基础护理，变革护理分工方式、排班模式、绩效管理、岗位管理等。优质护理服务的开展过程中，倡导把时间还给护士，把护士还给患者，使护士有更多的时间巡视病房，能及时解决患者现存的护理问题，增加了患者对护士的信任感及对治疗护理的依从性，有利于患者身心健康的恢复；有效的层级管理充分发挥高年资护理人员的专业优势，并起到了传帮带的作用；优化护理排班，合理配置护理人力资源，减轻了护士的工作压力，改进具有激励机制的护士绩效工资制度，稳定了结核病一线护士队伍，充分调动了护理人员工作积极性和主动性。总之，优质护理服务的开展，优化了护理模式，提高了护理质量，使患者的满意度也随之提升。

二、充分利用专科护士资源　提升结核护理业务水平

近年来，随着专科护士培养的不断发展，在结核病专科医院也涌现出一批批专科护士，如结核病专科护士、糖尿病专科护士、伤口造口专科护士、静脉治疗专科护士等，各专科护士的培养及联合应用进一步推动了结核病护理学的发展，使患者得到更专业、更精细、更优质的护理服务。如糖尿病专科护士可指导结核合并糖尿病的患者如何做到合理饮食，既能保证营养供给又能控制血糖；静脉治疗专科护士可为长期输液、穿刺困难的患者在超声引导下行 PICC 技术，PICC 技术的应用减少了静脉损伤，提高了患者输液治疗期间的生存质量。

三、构建风险预警机制　提高护理质量

护理质量是护理人员为患者提供护理技术和护理服务的效果与程度，是在护理过程中形成的客观表现。为提高结核患者护理服务质量，采取以预防主的工作模式，构建风险预警工作机制，关口前移预防护理不良事件的发生。在患者入院时及治疗过程中按需分别采用《入院评估表》《皮肤评估表》《跌倒风险评估表》《坠床风险评估表》《危重症患者风险评估表》《营养风险筛查表（NRS2002）》《静脉血栓栓塞症风险评估表》《数字疼痛评估量表》等表格（附表）进行评估，发现患者潜在或存在的高危风险，采取有效的预防措施，降低患者安全隐患，保障患者安全。管理方面，采用护士长、不良事件小组、护理部三级管理模式。一旦发生不良事件须进行根因分析、整改措施、效果评价。同时鼓励主动上报，采取非惩罚性上报原则，在三级上报的每一个环节，护理部均会进行追踪和干预，保障护理质量，切实改进安全问题，使护理不良事件的管理更精准、更精细、更有效，实现护理质量的持续改进及提高。

四、强化结核病的感染控制及职业防护，降低结核传播风险

结核病作为呼吸道传染性疾病可以说传播的风险极大，因此要求做好结核病的感染控制工作，对防止或减少疾病的传播至关重要。为了有效地控制结核病的传播，需要通过管理控制、环境控制、个人呼吸防护这三个层次的管理而实现结核病的感染控制。管理控制是采取管理措施来减少暴露于结核分枝杆菌的风险，如要求肺结核患者佩戴外科口罩。环境控制是采取工程系统来预防结核分枝杆菌的蔓延，减少空气中结核分枝杆菌飞沫核浓度，如开窗通风和采用紫外线灯消毒以及开发新产品、新设备规范管理患者痰液。个人呼吸防护是通过个人防护进一步减少和暴露于结核分枝杆菌的风险，如医护人员佩戴医用防护口罩。结核病的感染控制对于预防结核病的传播来说是一个重要的策略，所有医疗机构和人群聚集的地方都应该实施结核病感染控制措施。医务人员的结核分枝杆菌感染率和结核病患病率明显高于一般人群。研究结果显示，医务人员结核感染的危险度是普通人群的8.29倍。临床工作中医护人员与患者频繁接触，接触时间最长、距离最近，所以结核感染的风险较大，因此关注医护人员感染也是我们面临的重要课题。

五、开展多种形式的健康教育 提高结核病的治疗效果

健康教育形式是根据健康教育对象特征和内容进行选择的，一般分为个别指导、集体讲解和座谈会。随着社会的发展，健康教育的形式也逐渐多样化。全程多样化健康教育是一种以患者为中心的新型护理理念，通过有计划、有目的的健康教育活动可以改变患者对疾病产生的错误认知，使患者保持积极乐观的态度面对疾病及治疗，有效提升其健康知识掌握率，从而提高患者生活质量。全程多样化结核病患者健康教育是从结核病患者角度出发制定的护理措施，其中包括结核病认知干预、心理健康教育、饮食健康教育、日常生活健康教育、结核药督导教育以及结核病防护教育等。从多个方面建立完整化健康教育体系，充分满足患者心理及生理需求，如利用互联网技术开展家庭—社区—医院一体化的健康教育（手机APP、微信群、QQ群等），这些新媒体技术的广泛应用为健康教育开辟了快捷、高效的新途径。

专职健康教育护士岗位的建立，为结核病患者住院期间提供了个体化的优质的健康教育护理服务。结核病治愈的关键是全程遵医嘱服药，严格遵守"早期、联合、适量、规律、全程"的十字方针。由于疾病病程长，耐药结核病和并发症的高发，要求提高服药依从性就显得尤为重要，因此加强患者及家属的健康教育势在必行。现有部分医院设立专职的健康教育护士岗位，这些护士专门负责患者的健康教育，她们都具有丰富的临床护理经验和沟通技巧，每天为患者答疑解惑，同时督导患者服药。通过有效的健康教育，提高患者的治疗依从性，从而提高结核病的治愈率，降低结核病的传播。

六、开展结核病护理工作室 提高患者就医获得感

护理工作室是扩宽护理范围的一种重要方式，是护理专业发展的一个全新领

域，护士以其专有的知识和技能为患者提供健康评估、咨询、指导、心理支持和护理干预等，满足患者各方面的健康需求，也是护理专业发展的必然趋势和社会需求的结果。

结核病作为一种呼吸道传染病，其诊断、治疗影响着患者的生存质量和身心健康，给其所在家庭带来沉重的经济负担，同时，结核菌的传播，也严重影响社会公共卫生。为改善患者治疗体验及生存质量，在一定程度上提高患者参与治疗的积极性，同时推动教育咨询类护理工作室的深入开展，结核病专科医院现已逐步开设结核病护理工作室。护理工作室的开设以患者需求为导向，教会患者居家治疗期间如何进行自身护理；如何遵医服药和复查；遇到药物不良反应该如何处理；如何做好感染控制防止密切接触者感染结核菌；指导患者家属怎样照顾患者，同时给予患者及家属心理上的支持与帮助。护理工作室的开设，一方面，最大限度地为结核病患者提供优质的护理服务，满足患者多元化服务需求，改善、恢复、维持和促进患者健康，体现"以患者为中心"的整体护理理念，促进良好的护患关系；另一方面，护理工作室为护士提供了发挥专科优势的平台，凸显了护士工作角色的特异性、多样性和不可替代性。扩展了护理工作的深度和广度，提升了护理专业化水平和护士自身价值感，培养护理人才，达到了护患双赢的目的。

为顺应护理学科发展及结核病诊疗提升的趋势，未来结核病护理学将转变护理理念，不断改革和创新护理服务理念和模式，以整体护理思想为指导，运用护理程序工作方法，以精准对接患者多样化、差异化的服务需求。

（王秀华　陈晓凤）

参考文献

［1］Would Health Organization. Global Tuberculosis Report 2020. Geneva：World Health Organization，2020.

［2］马屿，朱莉贞，潘毓萱. 结核病［M］. 北京：人民卫生出版社，2006.

［3］李静玫，卢巍，王东亮，等. 医院健康工作人员结核菌素测试结果分析［J］. 沈阳部队医药，2006，19（2）：114－115.

［4］蔡迎成，孟桂云. 结核病感染控制与护理［M］. 北京：人民军医出版社，2012.

［5］郭亚茹，陈偶英，罗丹. 我国护理门诊相关研究现状与热点领域分析［J］. 护理研究，2019，10：1702－1706

第二章　健康教育

结核病是一种慢性呼吸道传染病，既有传染病的特点，又有慢性病病程长、治疗复杂、病情反复的特点。因此，健康教育在结核病的防治中扮演着重要角色。

第一节　健康教育概述

一、健康教育的定义

世界卫生组织（World Health Organization，WHO）在历年正式文献中有若干关于健康教育的论述。1954 年，WHO 在《健康教育专家委员会报告》中提出："健康教育和一般教育一样，关系到人们知识、态度和行为的改变。一般说来，它致力于引导人们养成有益于健康的行为，使之达到最佳的健康状态。"1969 年，WHO 又在《健康教育规划及评价专家会议报告》中提出："健康教育工作的着眼点是人民群众和他们的行动。总的说来，健康教育的共同目的在于引导并鼓励人们养成并保持有益于健康的生活方式；合理而明智地利用已有的保健设施；自觉地实行改善个人和集体健康状况或环境的活动。"WHO 健康教育处前处长慕沃勒菲（Moarefi）博士提出："健康教育是帮助并鼓励人们获得健康的愿望，知道怎样做以达到健康的目的；人人尽到自己或集体应尽的责任，并知道在必要时如何寻求适当的医疗帮助。"

综上所述，健康教育是通过有计划、有组织、有系统的社会和教育活动，通过信息传播和行为干预，帮助个人和群体掌握卫生保健知识，树立健康观念，促使人们自觉地采纳益于健康的行为和生活方式，消除或减轻影响健康的危险因素，预防疾病、促进健康和提高生活质量。

二、健康教育的目的及任务

（一）健康教育的目的

健康教育是一种有计划的教育介入，其对象包括患者、高危人群和健康人群。目的是为服务对象提供健康信息，促使其采取有益于健康的行为，去除不良的生活方式和行为，加强遵医行为，预防疾病，促进健康。

1. 达到知、信、行的统一　包括传授知识、转变观念/态度、相信科学、改变不良行为；为患者提供健康信息，使患者采取有益于健康的行为，去除不良的行为和生活方式；帮助患者了解自身健康问题的性质，疾病的发生发展和转归；帮助患者了解控制疾病的重要性，加强自我管理和遵医行为；发挥患者及家庭的作用，预防疾病，促进健康。健康教育绝不仅仅是提供健康知识和信息，还应整合相关信

5

息，并为患者提供可行的实施步骤。

2. 个人和家庭为健康共同承担责任 通过健康教育应使学习者能够认识到，维护和促进健康不仅仅是政府或医护人员的责任，更重要的是个人及其家庭的责任。疾病谱与死因谱的改变亦进一步提示人们，自我保健意识是十分重要的，健康的钥匙掌握在每一个人手里。

（二）健康教育的任务

1. 主动争取和有效促进领导层和决策层转变观念，从政策上对健康需求和有利于健康的活动给予支持，并制定各项促进健康的政策。

2. 促进个人、家庭和社区对预防疾病、促进健康、提高生活质量的责任感。通过为群众提供信息，发展个人自控能力，以帮助人们改变不良生活方式和行为习惯，排除各种影响健康的危险因素，使人们在面临个人或群体健康相关的问题时，能明智、有效地做出抉择。

3. 创造有益于健康的外部环境。健康教育和健康促进必须以广泛的联盟和支持系统为基础，与相关部门协作，共同努力逐步创造良好的生活环境和工作环境。

4. 积极推动医疗部门观念与职能的转变，使医疗部门的作用向着提供健康服务的方向发展。

5. 在全民中，尤其在广大农民中深入开展健康教育。教育和引导人民群众破除迷信，摒弃陋习，养成良好的卫生习惯，提倡文明、健康、科学的生活方式，培养健康的心理素质，提高全民的健康素质和科学文化水平。

三、健康教育相关理论及方法

健康教育是一个跨领域的学科，涉及医学、教育学、心理学、传播学等学科。

（一）传播理论

1. 传播的概念 传播是一种社会性传递信息的行为，是个人之间、集体之间以及集体与个人之间交换、传递新闻、实事、意见的信息过程。传播特性如下。

（1）社会性 信息传播是人们建立相互联系、维系社会生活和社会关系的一种纽带。人必须有所归属，人不能离开他人而生存。一个人如果脱离了社会，不进行传播活动，就不会是一个完整的人。

（2）普遍性 无论是从人类发展的历史来看，还是从个体的发展进程来看，人类传播行为无处不在，无时不在，是与生俱来的。

（3）工具性 它是人类检测、适应、改造环境的工具。健康信息传播是健康教育用于帮助、指导人民群众提高健康知识水平和自我保健能力，进而预防疾病、促进健康的工具。

（4）共享性 信息交流的目的是为了使传播双方分享某种观点、知识、新闻、实事，分享某种情感等。健康教育就是希望广大人民群众能接受健康观念，采纳健康的生活方式，否则便失去了传播的意义。

（5）互动性 传播不是一种单向行为，而是人与人之间的相互作用、相互行为。这一点在人际传播中表现得更为明显。

2. 传播模式 美国著名传播学家哈罗德·拉斯维尔（H. D. Lasswell）于1948

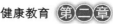

年提出传播模式如下。

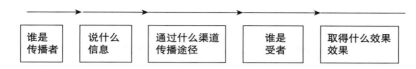

（1）传者 指传播信息的人或机构。传者是相对于受者而存在的，二者互相依存，又可以互相转换角色。这种角色转换是信息沟通和产生共识的基础，是社会性传播活动的保证。从事健康教育的人就是"传播者"，具有收集信息、加工制作信息、选择传播渠道、收集与处理反馈信息的职能。

（2）信息 指传者所传递的内容。信息用一定符号表达对人与事物的判断、观点、态度以及情感。健康信息是指与人的健康有关的信息，泛指一切有关人的身体、心理、社会适应能力的知识、技术、观念和行为模式。作为健康信息应具有符号通用、科学性、针对性、适用性、指导性和通俗性的特点。

（3）传播途径 指信息传递的方式和途径。传播途径是多种多样的，对传播效果会产生影响。根据信息传递的特点，传播途径可分为口头传播、文字传播、形象化传播、电子媒介传播和综合传播等类型。

（4）受者 指信息通过各种途径所到达并被接受的个人或群体。在传播信息时，必须考虑受者的心理特点和动机。受者有求新心理、求真心理、求近心理和求短心理。受者接受信息的动机有消遣、填充时间、社交需要、心理需要、寻找情报、解决疑难等。受者对信息的选择性接受、选择性理解和选择性记忆是信息传播过程中的主要干扰因素。

（5）效果 指受者接受信息后，在情感、思想、态度和行为等方面发生的反应。健康信息的传播效果分为四个层次：知晓健康信息、健康信念认同、态度转变和采纳健康行为。

3. 人际传播 也称为人际交流，是指人与人之间的一种直接的信息沟通的交流活动，主要通过语言来完成，也可以通过非语言的方式进行，如动作、表情、信号等。人际传播可分为个人与个人之间、个人与群体之间、群体与群体之间三种形式。人际传播是健康教育最重要、最基本的途径之一。常用的有健康咨询、讲座、小组活动、个别指导等。

（1）人际传播的特点 人际传播一般不需要任何非自然媒介；交流的双方可以互为传者和受者；人际传播有益于提高传播的针对性；人际传播的速度慢，信息量相对较小。

（2）人际传播的技巧 说话技巧、提问技巧、倾听技巧、反馈技巧和观察技巧。

（3）大众传播 指职业性的传播机构和人员通过广播、电视、电影、报纸、期刊、书籍等大众媒介和特定传播技术手段，向范围广泛、为数众多的社会人群传递信息的过程。大众传播具有需要借助非自然的传播技术手段，面向全社会人群，扩散距离远，覆盖区域广泛，传播速度快，传播对象大体确定，传播是单向的。

（二）学习理论

学习理论主要研究人类与动物行为特征和认知心理过程，试图解释和阐明学习的心理活动过程和规律以及有效学习的条件，在其发展过程中形成了众多流派。

1. 行为主义学习理论　注重可观察的行为，强调刺激、反应和强化等在人们行为习得中的作用，但过于强调学习的外部环境作用，忽略了影响学习的许多内部因素，如认知、情感、个性特征等。在健康教育中，行为主义学习理论可用于以下方面。

（1）组织目标教学　在健康教育过程中，明确学习者的起点行为和终点行为，在此基础上制定具体、精确的教学目标。

（2）形成积极的学习行为　提供刺激帮助学习者避免或消除某些已经形成的有碍于学习的消极条件反射。

（3）正确应用强化理论　对学习者的良好学习行为给予正强化，如表扬、奖励，使其继续保持。在健康教育过程中，应尽量使用正强化，避免负强化。

2. 认知学习理论　对学习的研究侧重介于刺激与反应之间的心理过程，借外显的行为变化来推测导致这种变化的内在机制或过程。认知心理学家不满足于行为主义只研究外部事件，认为在个体与环境的相互作用上，是个体作用于环境，而不是环境导致人的行为，环境只是提供外在刺激，至于这些刺激是否受到注意并导致行为改变，取决于学习者内部的心理结构。学习的基础是学习者内部心理结构的形成或改组。认知学习理论在健康教育中的应用如下。

（1）重视健康教育过程的设计，充分发挥学习者的潜能，掌握学习方法，学会自己发现知识。

（2）帮助学习者建立自信心，激发学习的内部动机，使之主动参与探究学习。

（3）重视对教学内容的组织与呈现方式，按照由简到繁的原则组织教学内容，使之适合于学习者认知发展水平。

（4）采用有效的教学策略，如生动的临床案例、富有感染力的见解、直观鲜明的教具和教学媒体等，吸引、保持学习者的注意力。

3. 社会学习理论　指通过观察环境中人的行为以及行为结果来进行学习。人的思想、情感和行为，不仅受直接经验影响，而且还通过观察别人的行为表现及其后果进行学习。

（1）在帮助学习者掌握某些保健技能时，应采用示教的方法，突出技能的主要特征，吸引学习者的注意，提供详细的言语解释，在学习者运用技能的过程中，给予及时指导，纠正错误。

（2）在健康教育的过程中，教育者本身就是一个榜样，应该身体力行健康生活方式、健康促进行为。同时，应该重视学习者之间的互相影响。可以请自我保健做得好的患者，介绍经验、教训，促进其他人模仿。

4. 人本主义理论　该理论强调情感、态度和价值观在学习中的重要作用，学习是人自我实现的过程。要关心和尊重人的尊严、人的各层次需要，充分重视人的主观能动性、自身价值和创造性。学习者是学习活动的主体。

人本主义理论强调教育者和被教育者之间的信任关系，重视课堂气氛，鼓励学习者参与教学活动，接受学习者具有个体差异，在教学活动中教师是帮助者和促进者。

（三）成人学习的特点

1. 学习以具体经验为起点 成人拥有丰富的经验，因此对新知识、新观念的接受比较谨慎，教育者不能一味灌输，要注意激发兴趣和动力。

2. 具有自我指导的深刻需求 成人学习有很强的目的性，迫切的需要是学习的主要动力之一。能立即解决实际问题的知识和技能，更能引起成人的学习兴趣。

3. 具有自我整合的能力 成人的学习，经过由浅入深的认识，将所学、所见整合为相关的知识，将学习系统化。教师必须因势利导提高学习者的整合能力。

4. 理解力强，遗忘速度快 成人学习者理解能力强，能具体、深入地看问题，具备独立思考与解决问题的能力，但成人的听力、视力和记忆力都开始下降，教育者要运用一些记忆策略，如图文联想法、分类整理等，让学习者运用多种感官强化记忆。

（四）健康教育方法及技巧

1. 常用的健康教育方法 为了获得良好的健康教育效果，健康教育工作者必须采用恰当的教学方法，才能满足不同人群的健康教育需求。健康教育应贯穿人的一生，属于终生教育。健康教育对象的年龄、性别、教育程度、文化背景、经济状况、学习习惯等情况十分复杂，应采取多种多样的方法进行。具体的健康教育方法有以下几种。

（1）**语言教育方法** 指由专业人员通过语言的交流与沟通，向患者、家属、社区居民等讲解及宣传健康知识，增加学习者对健康知识的理性认识。其特点是简便易行，一般不受客观条件的限制，不需要特殊的设备，随时随地均可进行，具有较大的灵活性。语言教育方法包括讲座、谈话、咨询、座谈等。

（2）**文字教育方法** 通过一定的文字传播媒介并借助学习者的阅读能力来达成健康教育目标的一种方法，如读书指导、标语、墙报等。其特点是不受时间和空间条件的限制，简便易行，既可针对大众，又可针对个体，而且学习者可以对教育内容进行反复学习，花费上也比较少。

（3）**形象教育方法** 利用形象艺术创作健康教育宣传材料，并通过人的视觉的直观作用进行健康教育的方法。常以图画、照片、标本、模型、音像资料等形式出现，通过视听刺激进行信息和知识传递，能为学习者提供生动有趣、贴近生活的画面，从而使健康教育更加丰富多彩。

（4）**实践教育方法** 是指通过指导学习者的实践操作，使其掌握一定的健康护理技能，并用于自我、家庭或社区护理的一种教育方法。通过教育者的示教，学习者不仅能看到示范的物品、教育者的动作与表情，还能听到教育者的解说。学习者在教育者的帮助指导下进行回示，可增加学习者对某项技能操作的熟练度。例如，糖尿病患者自测血糖、注射胰岛素方法的示教与回示。

（5）**电化教育方法** 是运用现代化的声、光等设备，向学习者传送健康信息的教育方法。如广播录音、电影电视、计算机辅助教育、网络教育等。电化教育的特点是将形象、文字、语言、艺术、音乐等有机地结合在一起，形式新颖，形象逼真，为学习者所喜闻乐见，但此法的运用对物质设备与人员专业技术条件有较高的要求。

（6）综合教育方法　将语言、文字、形象、电化、实践等多种健康教育方法适当配合、综合应用的一种健康教育方法。例如，举办健康教育展览或通过电视举办知识竞赛等。综合教育方法具有广泛的宣传性，适合大型的宣传活动。

（7）其他教育方法　包括案例学习、角色扮演、参观等。

2. 健康教育的技巧

（1）循序渐进　在开始健康教育前，先与患者/家属寒暄，询问一些生活起居事项，吸引他们的注意力。这样不仅拉近了护患之间的距离，使患者更易于接受护士的建议和指导，也容易记住学习内容。

（2）健康教育内容适当　内容要符合学习者的学习能力和学习需求，每次授课的时间不要太长，内容不要太多。成年人平均1次只能记住5~7点内容，为增加患者的记忆，每次教育指导应限于3~4点内容。

（3）小组教育与个别教育相结合　对有相同健康问题及需要的患者，将他们组织在一起，对相关知识和技巧掌握的方法进行示教，对面临不同健康问题的个体给予个别指导。

（4）因人而异选择沟通技巧　根据患者的年龄、教育背景、职业、性别、病情，选择适当的沟通方式。对文化层次高、适应能力强的患者，可给他们提供书面的资料或可查找资料的线索，鼓励他们自己学习；而对于文化水平较低，理解能力较差的患者，则以口头讲解、指导为主。

小结：健康教育是针对不同的对象，采用不同的方法，传播保健知识、技能，以促进人们健康的过程。在这个过程中，要用到其他领域的理论。

第二节　健康教育程序

一、评估

（一）评估内容

1. 学习需求　患者（家属）想知道什么？需要学习什么？对所学习的内容是否有充分的主客观准备？

2. 学习者的知信行

（1）知识　患者已经了解了什么？有哪些错误认识？

（2）态度　是否有信心？健康信仰是什么？是否处于恐惧、气愤或排斥的情绪状态？

（3）行为　患者是否掌握了自我检测、自我保健的技能？有哪些有益健康或有害健康的行为/习惯？

3. 学习能力　患者/家属的受教育程度、理解能力；有无影响学习的因素，如视力、听力障碍，认知障碍等。

（二）评估方法

有多种方法用来评估患者（家属）的学习需求、学习能力等。例如，采用观察法了解患者的健康行为、自我保健行为；采用问卷调查法评估患者的健康知识水平、健康信念、学习需求、有无认知障碍；采用仪器测量视力和听力水平。

二、确定问题

1. 列出教育对象现存或潜在的健康问题。

2. 选出可通过健康教育解决或改善的健康问题。

3. 分析健康问题对教育对象健康所构成的威胁程度。

4. 分析开展健康教育所具备的能力和资源。

5. 找出与健康问题相关的行为因素及环境因素和促进教育对象改变行为的相关因素。

6. 确定健康教育的重要问题并排序。

三、计划

（一）设立目标

健康教育的目标应明确、具体、可完成、可测量。患者和家属应参与目标的制定。

1. 认知目标　对健康信息的理解和接受。

2. 情感目标　健康相关态度的形成或改变。

3. 技能目标　掌握和运用操作技术的能力。

（二）教育计划

1. 目标人群　需要改变健康行为的人，如患者；对患者有影响的人，如家属、医护人员；可能影响健康教育计划的人，如决策者、经济资助者。

2. 教育策略　根据评估结果和设立的目标，选择教育的内容、方式、教材以及师资。

3. 教育场所、时间　根据目标人群的特点，干预方式选择适合的场所，如医院的病房、门诊，社区居民活动中心等。

4. 教育效果的评价计划　对评价的指标、方法、工具、时间等做出计划。

四、实施

（一）健康教育实施的原则

健康教育实施过程中，应始终坚持科学性、针对性、保护性、阶段性、程序性的原则。

（二）实施前的准备

1. 教育者需进一步熟悉和理解教育计划。

2. 准备实施教育所必需的知识和技能。

3. 合理安排人力、物力、时间等资源。

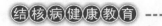

（三）实施

在这个阶段，工作重点是落实计划中的措施，确保教育目标的实现，解决问题。实施过程中，需要注意以下问题。

1. 教育者与学习者之间是平等的关系，教育或指导是协助，是提供帮助与支持。

2. 注意教育技巧，使学习者乐于接受，最终采纳有利于健康的行为，关键在于转变态度，自愿接纳。

3. 注意学习者的反馈，必要时对教育计划进行调整。

五、评价

（一）评价的目的

了解教育效果，完善和修改教育计划以满足学习者的需求。

（二）评价的功能

1. 导向功能 通过评价目标、指标和内容体系为核心的导向机制的引导，为教育者和学习者指明教与学的努力方向，使健康教育不断完善。

2. 调控功能 通过对教学活动进行全面监测，获得信息，判断是否达到目标，并反馈给教育者，有针对性地采取措施进行干预，修正教学内容或方法，保证教育目标的实现。

3. 鉴定功能 通过一定评价标准，判断教育者的教学水平、学习者的成绩是否达到以及在多大程度上达到规定的标准。

4. 激励功能 通过适时、客观地评价教育者的教学工作，可以使其明确教学工作的努力方向；通过对学习者的评价，可以提高其学习积极性和学习效果。

（三）评价类型

1. 形成性评价 是在健康教育过程中进行的评价。通过及时了解健康教育进展情况，发现方法、计划和进程中的问题，及时反馈，通过调控促进健康教育不断完善。

2. 总结性评价 是在相对完整的教学阶段结束时，对教育目标达成的程度做出结论性评价。

3. 绝对性评价 以某一预定的目标为客观参照，找到被评价者在客观标准所处绝对位置的评价。绝对评价可用来评价学习者是否达到了预定的目标。

4. 相对评价 以学习者群体的平均水平为参照，确定被评价的学习者在群体中的相对位置。

（四）评价指标

1. 反映个体或人群健康知识水平的指标 如调查人群在健康教育前后相关知识知晓率的提高。

2. 反映人群健康状况的指标 发病率、患病率、死亡率、平均期望寿命、少年儿童生长发育指标等。

（五）评价方法

包括观察法、访谈法、问卷法、检查考核法、流行病学调查法、模拟法及自我评价等。

小结：健康教育程序是一个发现问题、确定问题、解决问题的过程。按照这个程序实施才能保证健康教育是科学安全的、有针对性的，才能达到预期的目标。

（赵红）

第三章 常见肺结核患者的健康教育

第一节 肺结核患者的健康教育

结核病（tuberculosis，TB）是我国重大传染病之一，是严重危害人民群众健康的呼吸道传染病。2020 年全球结核病报告显示：新发结核病前 8 位的国家是印度（264 万）、印度尼西亚（84.5 万）、中国（83.3 万）、菲律宾（59.9 万）、巴基斯坦（57.0 万）、尼日利亚（44.0 万）、孟加拉国（36.1 万）和南非（36.0 万），这些国家估算新发结核病患者总数占 2019 年全球估算发病总数的 66.7%，其中居前三位的印度、印度尼西亚和中国估算新发结核病患者总数占全球估算发病总数近一半。我国属于 WHO 列出的 30 个结核病高负担国家之一。

肺结核（pulmonary tuberculosis）是由结核分枝杆菌引起的慢性传染性疾病，人类致病菌主要是人型，其次为牛型，具有抗酸染色的特性。结核分枝杆菌可侵犯全身各个脏器，但以肺结核最多见。肺结核的主要传染源是排菌的患者，主要通过呼吸道传播。健康人吸入带菌的飞沫后附着于肺泡上皮引起肺部感染。结核分枝杆菌的致病性、病变范围及发病时间取决于人体的免疫状态、机体的过敏反应和感染的菌量和毒力。

结核分枝杆菌对外界环境抵抗力较强，在阴暗潮湿的环境下可存活 5 个月以上，是以巨噬细胞为宿主的兼性寄生菌，生长缓慢，最快分裂增殖一代需 18 小时。结核病灶中分布着数量、毒力不同的 4 种菌群，A 群为快速生长菌群，B 群为在炎症环境、酸性条件下生长受到抑制的菌群，C 群为代谢极为缓慢的菌群，D 群为完全休眠菌群。抗结核治疗后，A 菌群在短期内被杀灭，但 B 和 C 菌群的杀灭则需较长时间，D 菌群则可能休眠在病灶中，不同代谢的菌群之间可以相互转化，快速生长的 A 菌群在抗结核治疗的最初两周内可大部分或全部被杀死，结核的传染性迅速降低。余下的 4~5 个月以上的时间，都用来杀灭 B 和 C 菌群，主要可减少结核病的复发，因此，即使是药物敏感的结核病的治疗也需要 6 个月以上，远长于其他感染性疾病的治疗时间。

2017 年发布的《"十三五"全国结核病防治规划》特别指出，要加强结核病的宣传教育，对结核病患者及其家属、密切接触者、老年人、糖尿病患者等重点人群，有针对性地开展宣传教育，增强宣传教育实效。由于大多数患者虽然知道肺结核是一种传染病，但是对其传播途径、临床表现、用药知识、预防措施等相关知识知晓情况并不乐观，甚至存在认识误区。通过健康教育可使患者及家属了解疾病的相关知识，使患者主动积极配合治疗，树立战胜疾病的信心，提高患者的依从性，从而提高治愈率。

一、健康教育评估

1. 评估患者年龄、知识层次、文化背景及学习需求。

2. 评估患者既往健康状况。

3. 评估患者日常生活习惯。

4. 评估患者的现病史、症状、体征等。

5. 评估患者及家属对肺结核相关知识掌握情况。

6. 评估患者及家属用药及消毒隔离知识掌握情况。

7. 评估患者的自我管理能力、家属的照护能力。

8. 评估患者可能存在的影响患者治疗依从性的因素。

9. 评估患者的心理状态。

10. 评估患者的营养状态：营养风险筛查表（NRS2002）。

二、健康教育计划

根据评估结果制定健康教育计划，对患者实施有针对性的健康教育。护理人员运用恰当的沟通技巧，建立和谐的医患关系，构建良好的交流平台，在此基础上，向患者讲解肺结核的相关检查、临床表现，治疗用药，消毒隔离等知识，向患者讲解居家治疗期间的注意事项、定期复查、药物不良反应应对等，同时强调坚持完成治疗的重要性，鼓励患者建立信心，配合治疗及护理。

三、健康教育目标

1. 满足患者及家属的学习需求。

2. 患者了解完成肺结核规范治疗的重要性，掌握药物治疗的知识及药物不良反应的应对方法。

3. 患者能积极配合医护人员，坚持完成规范治疗。在家属的配合下，患者对后续治疗能发挥良好的自我照护能力，建立信心，提高治疗依从性。

4. 患者及家属掌握消毒隔离知识。

5. 患者能够调整心理状态，树立战胜疾病的信心。

6. 患者掌握科学饮食原则，营养状况改善。

7. 患者养成良好的生活习惯，促进疾病康复。

四、健康教育实施

（一）健康教育形式

1. 举办知识讲座　以健康知识讲座的形式向患者及家属讲解肺结核的病因、危险因素、临床表现及常用的抗结核药物等知识。

2. 发放宣传手册　结合"世界防治结核病日"主题宣传活动，开展咨询、义诊活动并发放宣传手册，积极宣传和普及结核病相关知识，宣传手册应图文并茂、通俗易懂，便于理解记忆，以便最大程度提高健康教育效果。

3. 个体化指导 采取有针对性的个体化教育，在健康教育中注重家庭成员的教育，动员家庭成员与护理人员密切配合，做好患者持续督导工作。

4. 其他形式 可以使用微信、QQ 群、手机 APP 或者网络平台等形式进行患者的健康教育。

（二）健康教育要点

1. 疾病知识的指导 向患者讲解肺结核的症状如呼吸系统的症状咳嗽、咳痰、咯血、胸痛及呼吸困难；全身中毒症状如午后低热、乏力、食欲减退、体重减轻、盗汗等。

（1）咳嗽、咳痰 咳嗽、咳痰是肺结核最常见症状，多为干咳或只有少量黏液痰。合并支气管结核表现为刺激性咳嗽，有空洞形成时，痰量增多，合并细菌感染时，痰呈脓性且量多，合并厌氧菌感染时有大量脓臭痰。指导患者进行有效咳嗽、咳痰，即进行数次深而缓慢的腹式呼吸，深吸气末屏气，然后缩唇（噘嘴），缓慢呼气，再深吸一口气后屏气 3 ～ 5 秒，进行 2 ～ 3 次短促有力咳嗽，张口咳出痰液。痰液黏稠不易咳出者，嘱患者多饮水，以湿化气道。必要时可遵医嘱应用祛痰药，以稀释痰液，促进痰液的排出。

（2）咯血 咯血开始时大多为鲜红色，病情稳定后可转为黏稠暗红色。约 1/3 肺结核患者有不同程度的咯血，这是由于结核病灶的炎症使毛细血管通透性增高，导致痰中带血。如病变损伤小血管则血量增加，若空洞壁的肺动脉瘤破裂则引起大咯血。有时硬结钙化的结核病灶可因机械损伤血管，或因为结核支气管扩张而咯血。

咯血按咯血量分为 3 类。

①小量咯血 一次或 24 小时内咯血量在 100ml 以内者。

②中量咯血 一次咯血量在 100 ～ 300ml，或 24 小时内咯血 500ml 以内为中度咯血。

③大咯血 来势凶猛，一次咯血 300ml 以上，或 24 小时咯血 500ml 以上。

咯血易引起结核病灶播散，特别是中量或大量咯血时，所以咯血患者要采取患侧卧位，咯血时不能屏气，及时将血咯出，避免窒息。咯血严重时应禁食，咯血停止后饮食应有足够热量，进食富含维生素和易消化的温凉饮食（半流食或流食为宜），禁止进食辛辣刺激性的食物，同时保持大便通畅，防止用力排便，使腹压增加，再次发生咯血。

（3）胸痛 告知患者结核病引起的胸痛最主要的治疗是有效的抗结核治疗，若仅仅是肺结核引起的较轻微的胸痛，除了抗结核治疗外不需要采取其他治疗措施；如合并结核性胸膜炎或者气胸，除了抗结核治疗外，还需要进行胸腔闭式引流，引流出胸腔积液或者气体，胸膜炎引起的胸痛可能持续很长时间，甚至几年至几十年，偶尔隐痛，深呼吸、咳嗽、天气变化时出现或者加重，无须特殊处理；如发生了胸壁结核性冷脓肿，还需酌情行脓肿切开引流术并给予局部换药；如发生胸椎结核或者肋骨结核，需在抗结核治疗一段时间后转骨科行手术治疗，通常在抗结核 2～3 个月后进行，因胸椎结核所致的胸痛可能较剧烈，因此需要根据疼痛的程度遵医嘱使用止痛药。

（4）呼吸困难　如为重症肺结核呼吸功能受损，可出现渐进性呼吸困难；或肺结核合并感染、发生气胸、大量胸腔积液时，可出现呼吸困难。根据血气分析的结果，遵医嘱给予氧气吸入，向患者讲解氧疗的作用及注意事项，取得患者的配合。氧疗可提高血氧分压（PaO_2）和血氧饱和度（SaO_2），使组织缺氧得到改善；减轻呼吸肌代偿缺氧而过度工作的负担；减轻心脏负担；缓解因低氧血症所导致的肺动脉高压。告知患者注意用氧安全，在氧疗期间勿擅自调节氧流量，避免高温、明火等。

（5）全身中毒症状　典型肺结核的全身中毒症状表现为午后低热、乏力、食欲减退、体重减轻、盗汗等。有些女性患者还会伴有月经不调、易激怒、心悸、面颊潮红等表现。发热是肺结核常见的症状，多数为长期低热，于午后或傍晚开始，次晨降至正常，少数重症患者可有高热。向患者讲解发热的原因，并告知患者通过积极的抗结核治疗，50%～60%的患者 2 周内退热，20%～30%的患者 10 周内退热，10%～20%的患者发热可持续至 3 个月左右。低度或者中度的午后发热及不规律发热一般无需退热治疗，以治疗原发病为主。体温超过 38.5℃或持续高热时，在积极治疗原发病的基础上遵医嘱使用阿司匹林等退热药及中药治疗，进行物理降温等。

2. 用药指导　告知患者及家属肺结核的治疗原则及药物副作用的识别，治疗用药期间要定期查血常规、尿常规、肝功能、肾功能等。

化学药物治疗（简称化疗）是肺结核的主要治疗方法，主要作用是提高治愈率，缩短肺结核的传染期，降低死亡率。治疗原则"早期、联合、适量、规律、全程"是化疗成功的关键，否则非但不能完全治愈，还会出现继发性耐药，增加治疗的困难和经济负担。

（1）早期　活动性病灶内的结核杆菌生长代谢旺盛，病灶局部血管丰富，如果此时用药局部药物浓度高，抗结核药物可以充分发挥其杀菌或抑菌作用，可使炎症成分吸收，空洞缩小或关闭，痰菌阴转，所以应早期治疗。

（2）联合　联合使用两种以上药物，以增强和确保疗效，同时通过交叉杀菌作用减少或防止耐药性的产生。

（3）适量　是指严格遵照适当的药物剂量用药。用药剂量过低不能达到有效血药浓度，影响疗效，易产生耐药性；剂量过大易发生药物不良反应。

（4）规律　即患者严格按照化学治疗方案规定的用药方法，按时服药，未经医生同意不可随意停药或自行更改方案，以免产生耐药性。

（5）全程　指患者必须按治疗方案，坚持完成规定疗程，是提高治愈率和减少复发率的重要措施。

药物副作用识别：抗结核药对机体均有毒副反应，其毒副反应主要分为两大类：一类为毒性反应，如链霉素、卡那霉素等对听力、前庭功能及肾脏有一定毒性，异烟肼、利福平、吡嗪酰胺、对氨基水杨酸等对肝脏有一定毒性；另一类为过敏反应，如药物热、药物疹等，严重者可出现过敏性休克。此外抗结核药物的副作用也较多，告知患者口服利福平可使尿、便、汗液、眼泪和唾液变为红色或橘黄色，还可引起恶心、呕吐、腹泻和类流感症状，出现这些情况不要紧张，是药物正常代谢现象。异烟肼的主要副作用是外周神经炎，特别是糖尿病、慢性肾衰竭、营养不良和嗜酒者更为明显。口服吡嗪酰胺者易出现关节痛，并可能影响正常的肝功能，告知患者如出现皮肤、巩膜发黄以及右季肋部触痛应及时报告。应用乙胺丁醇和链霉素时，可产生视神经炎，导致视力障碍，指导患者注意视力改变。链霉素有耳毒性的作用，提醒患者注意听力改变；喹诺酮类会引起失眠、头痛等。

3. 营养指导 肺结核是一种慢性消耗性疾病，需要加强营养来增强机体抵抗力，促进疾病的康复。向患者解释加强营养的重要性，每周测体重一次并记录，观察患者营养状况的改善及进食情况。

（1）制定全面的饮食营养计划 进食高热量、高蛋白、富含维生素的食物，肺结核患者由于长期发热、盗汗等增加了能量的消耗，对能量的需要较常人高，因此患者应进食高热量食物，每日总热量在 8368 ~ 12552kJ。结核杆菌长期感染造成组织破坏、蛋白丢失，患者多消瘦体弱，需要进食高蛋白饮食，以 15 ~ 20g/（kg·d）为宜，其中优质蛋白最好达到 1/2。可以选择瘦肉、家禽、鱼类、蛋类、豆类、乳类及制品，其中首选推荐牛乳，因其含有丰富而全面的营养，不仅含有 8 种人体必需氨基酸，还含有多种维生素及较多钙、磷、铁等矿物质，不宜食用过多脂肪类食物，因为过多的脂肪会增加肝脏的负担。

（2）调理饮食增进患者食欲 有些患者服用抗结核药物后，常会感到胃部不适、反酸、恶心、食欲减退、进食少，造成营养摄入不足。可嘱患者饭后服用对胃肠道有刺激的药物，营养师或家人尽量提供色香味美、细软易消化的食物，以增加患者食欲。患者进食还应做到心情愉快、细嚼慢咽、少量多餐，以减轻胃肠负担。

4. 心理指导

患者对肺结核往往缺乏正确认识，生病后怕影响生活和工作；又因结核病是慢性传染病，由于住院隔离治疗，家人和朋友不能与患者密切接触，加上疾病带来的痛苦，常出现自卑、多虑、悲观等情绪。要耐心细致地做好解释工作，并告诉患者肺结核是可以治愈的，向患者介绍有关疾病的治疗、护理知识，使患者建立信心；选择适合患者的娱乐消遣方式，丰富患者的生活；疾病急性期则需多休息，同时做好患者及家属的工作，保证家属既能做到消毒隔离，又能关心爱护患者，给予患者精神和经济上的支持。

5. 生活指导

嘱患者加强营养、戒烟、戒酒；合理安排休息，养成规律的生活习惯，保证足够的睡眠；每日进行适量的户外活动，避免劳累，重症恢复期患者活动要循序渐进；避免情绪波动及呼吸道感染；住处尽可能保持通风、保持适宜的温、湿度，利于机体的康复。向患者讲解消毒隔离知识，预防肺结核的传播。

（1）患者住院期间可以将痰液吐在双层卫生纸内放入黄色医疗垃圾袋统一焚烧处理，居家治疗期间痰液用含氯消毒液消毒后处理。

（2）不随地吐痰，咳嗽、打喷嚏时要用双层手纸遮住口鼻，减少结核菌的传播。

（3）排菌传染期患者不要互相串病房，与家人分居、分餐，不到公共场所，外出戴口罩。

（4）定时开窗通风换气，保持室内空气新鲜，减低室内空气中结核分枝杆菌的数量。

（5）被服衣物在阳光下暴晒 4～6 小时以上，可杀灭结核菌。

（6）餐具煮沸消毒 15 分钟以上。

6. 复诊指导 治疗期间的复查对治疗效果的判定和是否需要调整治疗方案具有很重要的意义。每个月复查血常规、肝肾功能等了解有无药物不良反应，每 2～3 个月复查胸片或者胸部 CT，同时每个月复查痰菌转阴情况，以便观察病情是否好转。

五、健康教育评价

1. 评价患者对结核病相关知识的掌握程度，如结核病治愈的关键、抗结核药的主要不良反应。

2. 评价患者的治疗依从性，能否主动配合药物治疗。

3. 评价患者掌握消毒隔离知识情况，如结核病的主要传播途径、如何与健康人隔离及患者房间和衣服如何消毒等。

4. 评价患者心理健康状况有无改善，是否能以积极的心态对待疾病。

5. 评价患者能否做到科学膳食，评估患者营养状况有无改善。

6. 评价健康教育目标是否实现，对于未能实现的部分目标，应寻求原因并采取相应的对策，努力使所有患者都能达成教育的预期目标。

第二节 耐药肺结核患者的健康教育

耐药结核病是指由耐药结核分枝杆菌所引起的结核病。我国目前耐药肺结核的疫情严重，已成为威胁我国结核病控制规划实施的主要障碍，也成为一个重要的公共卫生问题和社会问题。患者数量多，分布不均，呈现经济发达地区疫情低、经济落后地区疫情高，北部省份疫情高、南部省份疫情低的趋势。

2017 年 WHO 在"耐药结核病规划管理指南"中将耐药结核病分为以下六种。

1. 单耐药结核病（monoresistance – tuberculosis，MR – TB） 是指结核病患者感染的结核分枝杆菌体外 DST 证实对一种一线抗结核药物耐药的结核病。

2. 多耐药结核病（polydrug resistance – tuberculosis，PDR – TB） 是指结核病患者感染的结核分枝杆菌体外 DST 证实对一种以上一线抗结核药物耐药，但不包括同时对异烟肼和利福平耐药的结核病。

3. 耐多药结核病（multidrug resistance – tuberculosis，MDR – TB） 是指结核病患者感染的结核分枝杆菌体外 DST 证实至少同时对异烟肼、利福平耐药的结核病。

4. 准广泛耐药结核病（pre – extensively drug resistance – tuberculosis，Pre – XDR TB） 是指结核病患者感染的结核分枝杆菌体外 DST 证实在耐多药的基础上对一种氟喹诺酮类或一种二线注射类抗结核药物耐药。

5. 广泛耐药结核病（extensive drug resistance – tuberculosis，XDR – TB） 是指结核病患者感染的结核分枝杆菌体外 DST 证实除至少同时对异烟肼和利福平耐药外，还对任何氟喹诺酮类抗菌药物产生耐药；以及 3 种二线注射剂（阿米卡星、卡那霉素或卷曲霉素）中的至少 1 种耐药的结核病。

6. 利福平耐药结核病（Rifampicin resistance – tuberculosis，RR – TB） 是指结核病患者感染的结核分枝杆菌体外 DST 证实对利福平耐药的结核病，包括任何耐利福平的结核病，即利福平单耐药结核病、利福平多耐药结核病、利福平耐多药结核病、利福平广泛耐药结核病。

《2020 年全球结核病报告》显示：2019 年全球估算新发 MDR – TB/RRTB 患者数约为46.5 万，其中 MDR – TB 占78%。近50% 的病例发生在印度（27%）、中国（14%）和俄罗斯（8%）。新发和复治患者中 MDR – TB/RRTB 占比分别为3.3% 和18%。2020 年报告在既往内容的基础上也强调了异烟肼耐药的现状，据估算2019 年新发异烟肼耐药患者数约为140 万，其中近110 万例患者对异烟肼耐药但不伴有对利福平耐药。新发和复治患者中异烟肼耐药占比分别为13.1% 和17.4%，这部分患者在目前优先检测利福平耐药性的诊断流程中很容易被漏诊。我国耐药结核病疫情形势严峻，主要凸显在我国新发患者中 MDR – TB/RRTB 占比（7.1%）远高于全球平均水平（3.3%）。此外，我国新发和复治患者中异烟肼耐药率分别为16% 和38%，MDR – TB/RRTB 患者氟喹诺酮类药物耐药占比约为27%，均高于全球平均水平。由此可见，我国无论是单一耐药、MDR – TB/RRTB，还是广泛耐药情况，都不容乐观，由于耐药结核病病程迁延不愈，治疗需要的疗程漫长，往往需要18 ~ 24 个月的治疗，严重者甚至需要36 个月，且必须启用二线抗结核药物治疗，其治疗的不良反应往往更多更严重，患者不容易接受，容易造成患者依从性差、治疗不规律、失访等，随着治疗周期的延长耐药结核病的传染期必然延长，同时患者流动求医的现象也比比皆是，耐药菌传播机会增多，传播范围扩大，传播力度增强，导致耐药结核病波及人群更加广泛，对健康人群造成严重威胁，很有可能导致结核病再次成为"不治之症"。此外耐药结核病的治愈情况不容乐观，治愈率仅仅有50% ~ 60%，因此对耐药肺结核患者的健康教育尤为重要。

一、健康教育评估

1. 评估患者年龄、知识层次、文化背景及学习需求。

2. 评估患者有无耐药结核病接触史。

3. 评估患者既往有无结核病，是否应用过抗结核药物。

4. 患者如服用过抗结核药物，评估患者服用抗结核药的种类及用法。

5. 评估患者既往治疗史及病程、治疗期间服药的依从性、是否全程规律服药等。

6. 评估患者是否合并其他疾病，如 HIV 感染是耐药结核产生与传播的加速剂。

7. 评估患者家庭经济状况。

8. 评估患者社会支持水平、亲属关系是否和睦、是否能得到很好的照顾。

9. 应用营养风险筛查表（NRS2002）评估患者的营养状态。

二、健康教育计划

根据评估结果制定有针对性的健康教育计划，由于耐药肺结核患者治疗周期长，药物不良反应多，治疗效果不理想，患者常有焦虑、恐惧、抑郁、自卑等心理问题。所以护理人员在制定健康教育计划时需要充分了解患者的疾病现状及治疗，并制定出切实可行的教育计划。通过实施达到健康教育的目的。

三、健康教育目标

1. 满足患者及家属的学习需求。

2. 患者了解耐药肺结核规范治疗的重要性，掌握药物治疗的知识。

3. 患者能积极配合医护人员，坚持完成规范治疗。

4. 取得家属的支持及配合，协助患者建立信心，坚持完成治疗。

5. 患者及家属掌握耐药肺结核的用药注意事项及药物不良反应的处理。

6. 患者及家属掌握耐药肺结核的消毒隔离知识。

7. 患者能够及时调整心理状态，树立战胜疾病信心。

8. 患者掌握科学的饮食，营养状况改善。

四、健康教育实施

（一）健康教育形式

1. 线上健康教育　由于耐药肺结核治疗周期较长，治疗期间出现的问题较多，为便于及时解决患者的问题，通过线上咨询解答的方式及时给予患者健康教育。

2. 同伴教育　由于耐药肺结核患者治疗效果的不确定性，患者往往会有焦虑、抑郁、多疑等表现，同伴教育者通过现身说法，使未接受治疗的患者和不规范治疗的患者接受正规的治疗，同时作为同伴教育者需要具备一定的专业知识，在同伴教育中也能从中获得更多的益处。

3. 个体化健康教育　全面评估患者生理、心理、社会等方面存在的问题，采取有针对性的个体化教育。

4. 发放宣传资料　宣传手册应图文并茂、通俗易懂，以便最大程度提高健康教育效果。

5. 其他形式　可以使用微信群、QQ 群、手机 APP 等形式进行患者的健康教育。

（二）健康教育要点

1. 心理指导

（1）耐药肺结核病治疗时间长及药物带来的不良反应都会增加患者忧郁、焦虑等不良情绪，而不良的精神心理因素又影响疾病的治疗和康复，因此，应根据患者的性格特征进行有针对性的健康教育，使患者情绪稳定，远离悲观消极，保持乐观、积极、增强战胜疾病的信心。告知家庭成员应关注患者的心理变化，为患者创造一个温馨轻松的家庭氛围，与患者一起多了解耐药肺结核的防治知识，使其感受到家庭的温暖与支持。

（2）耐药肺结核患者传染期需隔离治疗，患者会产生被遗弃及自卑心理。耐药肺结核的诊断无论对患者还是他们的家庭都是巨大的打击，会造成患者被歧视。给予患者提供情感上的支持可以避免患者自卑及被社会遗弃心理；发挥家庭的支持作用，经常关心安慰患者，对患者的需要及时给予满足，消除患者的顾虑；鼓励患者认识自己的能力和潜力，使患者积极配合治疗促进疾病的早日康复。

2. 用药指导　化疗是结核病首选治疗方法，药物可以干扰结核分枝杆菌的代谢过程，削弱其繁殖能力，达到杀菌、灭菌的目的。虽然目前多项研究正在探索"更少药物，更短疗程"的全口服短程方案，药物组成、适应证及患者负担等方面也不尽相同，但是不管何种方案，耐药肺结核患者的治疗一样需要遵守抗结核治疗的"十字方针"，坚持"早期、联合、适量、规律、全程"的原则，尤其是要向患者讲解不规则治疗的危害性及对预后的影响，使患者在今后的治疗中能积极主动地接受治疗、配合治疗、规范治疗和完成治疗。嘱患者及家属切记服药要求和谨遵医嘱，做到按时按量，不自行改变药物剂量和种类，不能漏服。对年龄偏大或记忆力减退患者，家属或者是照护者需要全面了解所用药物的治疗作用及不良反应，做好监督服药工作。

3. 消毒隔离指导

（1）为防止耐药肺结核在医院内的传播，尽量安排耐药患者单间居住，与其他患者分开治疗，给予患者解释取得患者的配合，并告知患者做到住院期间不去其他病房。

（2）耐药肺结核患者住院期间减少探视，确需探视者探视人员需佩戴 N95 口罩，患者佩戴一次性普通口罩，并注意手卫生。

（3）住院期间患者将痰吐在双层卫生纸内放入黄色医疗垃圾袋统一焚烧处理。

（4）告知患者不能随地吐痰，咳嗽、打喷嚏时要用手帕或者肘部遮住口鼻，减少耐药结核菌的传播。

（5）耐药肺结核患者要与家人分室居住，居室内定时开窗通风，以降低居室内结核菌的浓度，居室保持适宜的温、湿度。

（6）家属要掌握消毒隔离方法，掌握痰液的处理方法和简便易行的消毒隔离措施，避免感染耐药结核菌。

（7）耐药肺结核患者应尽量少去公共场所，外出自觉佩戴口罩。

（8）耐药肺结核患者被褥、衣物消毒，可采用阳光下暴晒，餐具煮沸消毒。

4. 饮食指导

（1）耐药肺结核患者疗程较长，不易治愈，治疗期间需要充足的营养以增强机体抵抗力，促进康复。

（2）耐药肺结核患者应进食高热量、高蛋白、富含维生素、易消化食物，如瘦肉、鸡蛋、牛奶、豆制品、新鲜蔬菜和水果等。

（3）耐药肺结核患者还要及时补充人体所需的矿物质如钙、铁、锌、铜、碘等。

（4）耐药肺结核患者服药种类较多，为避免及减少过敏反应，在患者开始服药时，尽可能减少或禁吃海鲜类食物。

5. 日常生活指导　嘱患者戒烟、戒酒，保证充分的营养，合理安排休息，适当运动，避免劳累，保持乐观的心态，预防感冒，避免呼吸道感染。

6. 定期复查　耐药肺结核要遵医嘱定期复查，检查痰、血常规、肝肾功能、X线胸片、CT 等，便于了解治疗效果和病情变化。

五、健康教育评价

1. 评价患者是否了解耐药结核病相关知识。

2. 评价患者的治疗依从性，能否主动配合药物治疗。

3. 评价患者掌握消毒隔离知识情况。

4. 评价患者心理健康状况有无改善，是否能以乐观的心态对待疾病。

5. 评价患者能否做到科学膳食，评估患者营养状况有无改善。

6. 评估健康教育目标是否实现，对于未能实现的部分目标，应寻求原因并采取相应的对策，努力使所有患者都能达到教育的预期目标。

第三节　老年肺结核患者的健康教育

我国老龄化发展迅速，2019 年我国 60 岁以上老年人口 25388 万人，占总人口的 18.1%，其中 65 周岁及以上人口 17603 万人，占总人口的 12.6%，老年结核病近年来也有增加趋势，我国第五次全国结核病患病率调查结果显示老年结核病患者占一半以上，其中年龄大于 60 岁组肺结核患病率最高，其活动性、涂阴和菌阳肺结核的患病率分别 1097/10 万、177/10 万和 323/10 万，均高于总体水平 459/10 万、66/10 万和 119/10 万。老年人由于机体衰弱，常患多种慢性疾病如糖尿病、恶性肿瘤等，临床表现和胸部 X 线改变往往不典型，不仅易使潜伏感染复燃或重新感染，也增加老年肺结核的诊断和治疗难度。由于误诊率较高，抗结核治疗的效果不如年轻人满意，老年排菌肺结核患者成为重要的感染源，由此看来，我国老年群体中，结核病问题相当严重，老年人肺结核患者的健康教育工作显得十分重要。

一、健康教育评估

1. 评估患者的文化程度及对疾病的认知。

2. 评估患者既往身体健康状况，有无肿瘤、糖尿病、慢性阻塞性肺疾病、胃大部切除、合并 HIV 感染等。

3. 评估患者近期有无反复感冒迁延不愈、咳嗽咳痰 2 周以上和（或）痰中带血等。

4. 评估患者是否有结核病接触史，尤其是与排菌肺结核患者的密切接触史。

5. 评估患者既往饮食习惯和卫生习惯。

6. 评估患者家庭照顾情况，独居还是由其他家属照顾。

7. 评估患者有无跌倒（坠床）的风险　患者跌倒/坠床风险评估表见附录。

8. 评估患者皮肤情况，有无发生压力性损伤的风险　皮肤评估表见附录。

9. 评估患者有无静脉血栓栓塞症（venous thromboembolism，VTE）的风险
Padua 评分量表见附录。

10. 运用营养风险筛查表（NRS2002）评估患者的营养状况。

二、健康教育计划

根据老年肺结核患者的特点，充分评估老年肺结核患者的状况后，护士应根据患者的评估结果，制定有针对性的健康教育计划，不仅要关注老年肺结核患者疾病的治疗，还应该特别注意患者的营养状况，预防压力性损伤、跌倒/坠床、误吸等不良事件的发生，同时要做好 VTE 防治的相关健康教育。

三、健康教育目标

1. 患者及家属了解肺结核规范治疗的重要性，掌握药物治疗的知识。

2. 患者能积极配合医护人员，坚持完成规范治疗。在家属的配合下，患者能建立信心，完成治疗。

3. 患者及家属掌握消毒隔离知识。

4. 患者能够调整心理状态，树立战胜疾病信心。

5. 患者掌握科学饮食原则，营养状况改善。

6. 患者在治疗肺结核的同时避免不良事件的发生。

7. 患者能够掌握预防 VTE 的相关措施，积极主动配合，减少 VTE 发生的风险。

四、健康教育实施

（一）健康教育形式

由于老年肺结核患者的感知认知能力下降，要耐心讲解、反复强调，采用图文并茂的形式，便于患者疾病知识的掌握，同时注重患者家属或者陪护人员的健康教育，以利于提高健康教育的效果。

（二）健康教育要点

1. 疾病知识的健康教育

老年肺结核有以下特点。

（1）老年肺结核患者表现多不典型，无症状者高达 26%，患有继发性肺结核和血行播散性肺结核患者数量多。

（2）结核病中毒症状不明显，老年人免疫功能低下，全身症状大多不明显，出现最多和最早的症状是咳嗽；据文献统计，老年肺结核按症状出现多少的顺序

为：咳嗽、咯血、胸痛、气急和发热。建议老年人咳嗽持续 2 周以上者，应做胸部 X 线检查以鉴别是否为肺结核。

（3）粟粒性肺结核和其他肺外结核老年人比年轻人常见，且误诊率很高，肺外结核常症状隐匿，无特异性，如食欲不振、衰弱无力、倦怠等，常被认为是其他慢性病或衰老所致。

（4）老年肺结核患者常伴发其他疾病，有文献报道，老年肺结核合并非结核性疾病者高达 82.8%，明显多于中年组 44.4% 和青年组 28.6%，其中以合并呼吸系统疾病最为多见，占 45.0%，其次为心血管病 14.4%，糖尿病 8.5%。老年肺结核合并呼吸系统疾病或糖尿病时，因缺乏原发疾病的典型表现且多就诊于综合性医院，易造成老年肺结核延误诊断、漏诊、误诊。

（5）老年肺结核病变范围广泛，空洞患者多。有报道老年肺结核 X 线表现中，空洞者占 53%。

（6）老年肺结核病程长，治疗难度大。老年肺结核多由青年期患病迁延而来，或青年时期已治愈老年时由于免疫功能低下而引起复发。

2. 用药指导

（1）遵守个体化全疗程服药方案　老年患者的服药方案依据患者的病情、全身状况以及既往用药史来选择，治疗原则为安全、有效和合理用药，酌情放宽二线药品的使用范围，如氟喹诺酮类药品、利福喷丁等，但是慎用氨基糖苷类和多肽复合物抗结核药品如链霉素、阿米卡星和卷曲霉素等，以防耳毒性及肾毒性。向患者讲解治疗方案取得患者配合使患者完成全疗程服药。

（2）关注药物不良反应　将抗结核药带来的不良反应提前告知患者及家属，由于老年患者胃肠道吸收能力下降；体液减少，器官血流量减慢、减少；肝脏功能减退，对药物的代谢能力降低；肾脏功能减退，用药的安全的幅度变窄。因此老年患者比青年人更容易出现不良反应。60 岁以上的老年人对药品的不良反应发生率是年轻人的 2 倍，80 岁以上者约为 50 岁以下者的 2 倍，老年患者用药个体剂量差异也较大，同龄老年人的药品剂量可相差数倍之多，同样一种方案治疗，反应可明显不同，因此老年患者需要增加监测频率，应为每 2 ~ 4 周一次，出现不良反应时要随时检查。

（3）重视并发症的治疗　在治疗结核病的同时，不能忽略各种并发症的治疗。对同时伴有肺部继发感染、肺源性心脏病、呼吸衰竭者应配合抗感染等对症治疗。对合并冠心病、高血压等均应进行相应的治疗，并注意药品间的相互作用。

（4）做到安全用药　老年人记忆力减退、对药物不了解或者一知半解会造成患者漏服、误服、忘服、多服和不按时乱服，因此要仔细向患者讲解药物的名称及用药目的，讲解药物的作用及不良反应，讲解服药的时间及间隔的时间、用药的方法、疗程及用药的禁忌证等。以醒目的颜色标示用药注意事项，以达到安全用药的目的。

（5）训练自我服药能力　老年患者服药可使用形象标记法，在服药容器上利用不同的标记符号代表口服药的方法、次数、剂量等；也可使用服药标记法，利用不同的颜色，如红、黄、绿、蓝等颜色代表空腹及早中晚的服药，并用闹钟提醒服药。

3. 安全指导 老年肺结核患者常见的安全问题如下。

（1）跌倒（坠床） 患者跌倒或坠床是非故意事件，指人体从高处坠落到低处或在走动时突然倒地。美国医疗机构联合委员会统计数据显示每年约有 1/3 的 65 岁或以上的老年人经历坠床或跌倒，其中 10%～25% 发生损伤，而且大约每年有 1 万美国人死于坠床或跌倒；70 岁以上老年人的意外死亡中 2/3 是坠床或跌倒导致的，而成为该人群第五大死亡原因。老年人发生跌倒与行动迟缓，思维能力减退，肢体平衡功能减退，大脑反应迟钝及环境因素等有关。我国 65 岁以上老年人跌倒发生率约 30%，其中发生过跌倒的老年人人均跌倒次数为 1～5 次，表明发生过跌倒的老年人有可能再次跌倒。反复跌倒导致老年人因为担心跌倒造成的伤害而限制活动，可进一步加剧身体功能下降和功能退化，增加再次跌倒的发生率。

（2）误吸、误食 由于老年人吞咽功能减退神经活动反射减退导致，吞咽功能障碍会直接影响患者的进食，影响患者的营养状况和免疫功能，还可导致患者发生吸入性肺炎、噎食、呛咳等误吸的发生，增加患者的死亡风险；还有些老人因为视力减退还会误食非食品类物质。

（3）走失 老年患者记忆、理解、判断等多种认知功能减退，可出现时间、人物、地点及定向障碍等，有些老人常常表现为毫无目的的四处乱走，缺乏自我保护意识而经常迷失方向。

为了预防影响患者安全问题的发生，患者的居住环境要光线明亮，空间宽敞，保持空气流通，物品尽量固定位置放置，根据情况放置床档。卫生间要有扶手，地面要有防滑垫，鞋选择软底防滑鞋等。评估患者的进食行为，纠正饮食时聊天、看电视、思索问题及进食时间过长、进食后立即躺平等不良习惯。佩戴联系卡防走失，联系卡上填写家庭地址、联系人电话，大小以刚好能放在患者的口袋中为宜，或者将联系卡佩戴于胸前。

4. 皮肤安全指导

（1）老年肺结核患者由于皮肤感知能力减退，末梢神经不敏感容易引起烧伤、烫伤、冻伤、擦伤、刮伤等，在使用热水袋时，温度适宜，定期观察，避免使用电热宝等。

（2）老年肺结核患者活动受限和长期卧床，皮肤组织萎缩弹性差，血液循环不良或护理不当易导致压力性损伤的发生。住院患者要认真评估患者的皮肤情况，对高危患者要重点保护，严密观察，防患于未然，以防止压力性损伤的发生，卧床患者要勤翻身，每 2 小时左右 30°交替翻身，保持床单位清洁，做好晨晚间护理，患者在出院之前要将患者皮肤评估的结果告诉患者及家属，避免在居家治疗期间发生压力性损伤。

5. 静脉血栓栓塞症（VTE）的健康教育 护士关注 VTE 的评估结果，根据 Padua 评分结果，遵医嘱采取有针对性的措施，每个老年患者入院当日给予 VTE 基础预防相关知识的健康教育，指导患者戒烟、戒酒，进低脂高纤维素食物，注意保暖，多饮水等，指导患者做踝泵运动，背屈、内翻、跖屈、外翻、环绕，10秒/次，10~30次/组，8组/日。对于中/高危患者，除了基础预防之外，遵医嘱给予物理预防，使用梯度压力弹力袜（GCS）、间歇充气加压装置（IPC）、足底静脉泵、弹力绷带等，高危患者评估无出血风险者遵医嘱给予药物预防，观察有无出血症状，并做好观察及记录。

6. 饮食指导 老年结核患者在无禁忌证的情况下一样需要高蛋白、高热量、富含维生素的食物，由于患者胃肠道功能减退，老年患者服用抗结核药物后，常会感到胃部不适、反酸、恶心、食欲减退、进食少，造成营养摄入不足。可嘱患者饭后服用对胃肠道有刺激的药物；进食细软易消化的食物，同时做到心情愉快、细嚼慢咽、少量多餐，以减轻胃肠负担。

7. 心理指导 老年肺结核患者基础病多，生活质量差，部分患者经济条件差，部分患者配偶离去，倍感孤单，肺结核又是一种慢性疾病，治疗周期长，因而患者特别渴求帮助，尤其是需要子女对自己的陪伴和照顾，当心理需要得不到满足时，会产生异常心理反应，向内投射的结果会产生抑郁、淡漠、丧失信心甚至自杀，向外投射可表现为烦躁、愤怒、无端反抗。因此要给予患者心理支持减少患者的不良情绪，使患者更好地配合治疗，首先要调动患者的积极性激起他们康复的迫切愿望，解除患者对治疗康复的疑虑，端正患者的态度树立战胜疾病的信心；同时使患者认识到心理与疾病康复的关系，协助患者克服习惯依赖心理、急于求成心理、固执保守心理、悲观恐惧心理、重防轻治心理；还需要患者家属多与患者沟通及陪伴，在关注患者生理健康状态的同时，密切关注患者的心理需求，营造和谐的家庭氛围，给予患者心理支持措施。

8. 生活指导

（1）嘱患者要密切注意气候与疾病的关系，随着气候变化及时增减衣物以防受凉感冒。

（2）患者病情稳定，身体状况允许的情况下，可适当运动，夏季锻炼宜在阴凉处散步、练太极拳、做健身操等，避免剧烈运动。体质虚弱期间可静养，听音乐、听广播、看电视等。

（3）养成良好生活习惯，戒烟戒酒，睡眠充足。

五、健康教育评价

1. 评价患者是否知晓肺结核治疗相关知识，能积极配合治疗。

2. 评价家属或者照顾者是否熟悉抗结核治疗的方案，能否督促或者协助患者服药，患者治疗的依从性是否好。

3. 评价患者营养摄入是否充足，体重有无增加，营养状况是否改善。

4. 评价患者心理健康状况有无改善，是否能以积极的心态对待疾病。

5. 评价患者及家属是否掌握避免跌倒、坠床、误吸等的相关知识。

6. 评价卧床老年肺结核患者及家属是否掌握预防压力性损伤的措施。

7. 评价患者是否掌握 VTE 预防的相关知识，并执行到位。

8. 评估健康教育的目标是否实现，对于未能实现的部分目标，应寻求原因并采取相应的对策。

第四节　儿童肺结核患者的健康教育

儿童肺结核是初次感染结核菌后发生的原发感染，多发生于 5 岁以下儿童，主要以原发性肺结核和血行播散性肺结核多见，而继发性肺结核和结核性胸膜炎明显少于成人。

儿童结核病主要传染源为生活中密切接触的排菌结核病患者，如家庭成员、幼托人员、学校同学或老师等，传播途径主要为呼吸道传播，即儿童吸入带有结核菌的空气飞沫感染；或食入混有结核菌食物如未消毒牛奶、使用被结核菌污染的食具，经消化道传播。孕妇如患结核病可通过胎盘或产道传染胎儿，导致出生后婴儿出现结核病症状。儿童处于生长发育阶段，各器官功能以及免疫功能发育尚未成熟，免疫力较低，对结核菌抵抗力亦低，易感染结核病。儿童结核病临床症状不典型，主要表现有低热、疲乏、盗汗、食欲减退、体重减轻等，呼吸系统症状多不明显，如出现咳嗽、多痰、咯血或呼吸困难等，多为病情严重表现。体格检查可表现浅表淋巴结轻度或中度大，当气管支气管旁肿大淋巴结压迫气道时，可出现喘息、呛咳和气促等表现。儿童肺结核病灶内结核菌含量少，病原学检测阳性率低，极易导致发现和诊断延迟而引发较严重的肺和肺外结核病、严重并发症和后遗症，甚至危及生命。

对于儿童群体，院外居家以及公共场所的结核病防控工作极其重要，家庭中主要照护者在预防儿童结核感染方面亦担当重要角色。因此需要通过健康教育，宣传普及儿童结核病防治知识，使患病儿童及家长积极配合医生进行规范治疗，提高治愈率、有效控制结核菌在社会人群中的传播。

一、健康教育评估

1. 评估患儿的年龄及认知和学习能力。

2. 评估患儿的健康史，询问有无结核病患者密切接触史；近期有无患过急性传染病，如麻疹、百日咳等；患儿是否接种过卡介苗。

3. 评估患者的身体状况及辅助检查结果。

4. 评估患者的心理状况。

5. 评估患儿配合程度。

6. 评估患病儿童及照护者对结核病认识、用药、隔离防护等知识掌握情况。

7. 评估照护者对患病儿童关心程度、家庭成员情况等。

二、健康教育计划

根据健康教育的评估结果，制定有针对性的健康教育计划。讲解儿童结核病知识，如儿童结核病发病机制、易患类型及临床表现；儿童结核病治疗原则、抗结核药物主要不良反应及用药注意事项；儿童结核病治疗、预后。讲解儿童结核病消毒隔离知识，如儿童结核病消毒隔离防护措施；儿童结核病生活指导；儿童结核病预防。做好患病儿童及照护者的心理疏导，讲解规范治疗、定期复诊的重要性，树立治疗信心，提高依从性，促进疾病康复。

三、健康教育目标

1. 儿童及照护者掌握结核病治疗相关知识。
2. 儿童及照护者掌握肺结核消毒隔离相关措施。
3. 儿童及照护者依从结核病治疗原则。

四、健康教育实施

（一）健康教育形式

健康教育内容要具有针对性、实用性，做到因人施教。从受教育对象视角，以其完全能够接受的方式，语言通俗易懂，便于理解记忆，最大程度地提高健康教育效果。其形式可以采用面对面授课、小游戏、手抄报、发放卡通图册、个体答疑或手机 APP、网络平台形式，方便家长随时问询及查阅。

（二）健康教育要点

1. 讲解儿童结核病知识

（1）儿童结核病发病机制、易患类型及临床表现如下。

结核病是由结核分枝杆菌引起的一种慢性呼吸道传染病，其传染程度决定于肺结核患者痰中结核菌数量，咳嗽症状的严重程度、接触密切程度以及接触者自身抵抗力。人与人之间呼吸道传播是本病传播的主要方式，由于结核病患者通过咳嗽向空气中释放肺部结核菌，当儿童将含有结核菌飞沫吸入肺部，结核菌就会驻足并开始繁殖形成原发结核感染。原发结核感染后 4～6 周即产生特异性免疫反应来阻止结核菌生长繁殖，使其成为潜伏感染者，但有一些免疫反应较弱儿童，不能够有效阻止结核菌的繁殖生长就会导致患结核病。

儿童结核病多数于发生结核感染后 1 年内发病，其结核病类型与年龄有关，婴幼儿主要为原发性肺结核，年长儿童则容易发生继发性肺结核。原发性肺结核常见症状有发热、咳嗽、乏力、盗汗、食欲减退、体重下降等，其特点为一般状况较好，呼吸道症状较轻，肺部体征多不明显，与肺内病变不成比例，浅表淋巴结和肝脾可轻度肿大。当气管支气管旁肿大淋巴结压迫气道时，可出现喘息、呛咳和气促等表现。此外，原发性肺结核是儿童初次感染结核杆菌引起，易发生如疱疹性结膜炎、结节性红斑和多发性浆膜炎等过敏表现。

原发性肺结核具有病变中结核菌含量少、呼吸道症状轻、咳嗽无力等特点，不能形成直径 $2\mu m$ 左右飞沫，结核菌不能被吸入下呼吸道，因此，儿童结核病传染性较低。年长儿童所患肺结核多为继发性肺结核，与成年人相似，容易形成空洞和支气管播散，痰涂片结核菌阳性率高，因此具有较大传染性。

（2）儿童结核病治疗原则、抗结核药物主要不良反应及用药注意事项如下。

儿童结核病治疗原则如下。

①早期治疗　早期病变细菌生长繁殖迅速，代谢活跃，药物易发挥作用。

②剂量适宜　既能发挥有效杀菌或抑菌作用，同时患儿耐受程度好，毒性反应小，剂量不足易导致治疗无效产生耐药性，剂量过大易发生药物不良反应。

③联合用药　联合使用两种以上药物，以增强和确保疗效，同时通过交叉杀菌作用减少或防止耐药性的产生。

④规律服药　即患者严格按照化学治疗方案规定的用药方法，按时服药，未经医生同意不可随意停药或自行更改方案，以免产生耐药性。

⑤全程治疗　指患者必须按治疗方案，坚持完成规定疗程，是提高治愈率和减少复发率的重要措施。

大多数儿童对抗结核药物耐受良好，不良反应少见。最常见副作用为肝毒性，异烟肼、利福平和吡嗪酰胺均可引起肝毒性，需要定期监测肝功能，如出现肝损害、肝大及黄疸时，应停用引起肝损害药物，给予保肝治疗。异烟肼剂量较大时可引起末梢神经炎，必要时补充维生素 B_6。服用利福平后尿液、汗液及眼泪可呈橙红色，为药物的代谢物所致，无须处理。吡嗪酰胺可引起尿酸升高和关节疼痛。乙胺丁醇可引起视神经炎，但在推荐剂量内发生率很低。

提高治疗依从性，对儿童结核病患者治疗预后意义重大。最好的依从性指标包括：痰涂片从阳性转为阴性、症状发生改善、临床相关检查结果好转。因此，家长需要严格遵医嘱按时给予患儿服用抗结核药物，避免因孩子哭闹影响服药，可将药片分开，避免影响孩子吞咽，保证用药剂量准确，坚持全程规律用药，做好定期复诊工作。家长切不可因治疗情况好转而擅自停药，否则极易造成结核菌耐药，一旦发生耐药，不仅治愈率低，治疗费用高，而且对社会危害大。

（3）儿童结核病治疗预后　儿童结核病多数为原发性肺结核，病灶内结核菌含量少，诊断后经规范抗结核治疗，多数预后良好，症状消失，病灶吸收或发生钙化，达到临床治愈。少数儿童治疗效果差，引起各器官系统后遗症或死亡，与以下因素有关：诊断和治疗延误；感染耐多药结核菌；治疗依从性差；化疗方案不规范，治疗剂量不正确；有伴存疾病，如原发免疫缺陷病、糖尿病、HIV 感染等。

2. 讲解儿童结核病消毒隔离防护措施

（1）房间内需要定时开窗通风换气，保持空气清新。通风可改善室内污浊空气，从而降低空气中细菌数量，减少呼吸道疾病传播。通风时需做好保暖，避免受凉并发呼吸道感染而加重病情。有条件的家庭，居室可安装紫外线灯或空气消毒机进行空气消毒。

（2）家庭成员应避免在家庭内吸烟。烟雾常可引起咳嗽、咳痰表现，不仅加重呼吸道症状，还会掩盖家庭其他成员的结核病症状，不易被早期发现。当家庭其他成员出现发热、咳嗽、乏力、盗汗、食欲减退、体重下降等表现，应及时就诊。

（3）结核病患者需自觉佩戴口罩，避免到人群拥挤、人群接触频繁场所活动或工作。出入公共场所不仅自觉佩戴口罩，同时做到咳嗽、打喷嚏时要使用手帕或肘部遮掩口鼻，不要面对他人大声说话，与对方交谈要保持距离。

（4）保持个人卫生，做到勤洗手、勤更衣。不随地吐痰，要将痰液吐在有消毒液的带盖容器里。

（5）家庭成员实施分餐制，结核病患者餐具、洗漱用具专人专用，定期进行消毒。根据结核菌耐寒冷、耐干热但不耐湿热特点，可将患者使用过的餐具、毛巾等物品煮沸消毒，也可用消毒液浸泡消毒；对书籍、棉被等不能水煮物品，可在阳光下暴晒 4～6 小时或用紫外线灯照射消毒，均可有效杀灭结核菌。

（6）居家治疗的结核病患者，如条件具备应当选择与家人分室居住。条件不具备，可采取分床或分头睡眠，佩戴口罩并注意开窗通风，避免家人被感染。痰菌阳性的结核病患者传染性较强，需要隔离治疗。

3. 儿童结核病生活指导

（1）保证休息和充足睡眠，避免熬夜，规律生活起居，合理安排作息时间，尤其学龄儿童，做到劳逸结合。

（2）结核病是一种慢性消耗性疾病，需要加强营养来提高机体抵抗力，避免偏食或为减肥而造成营养不良。应进食高蛋白、高维生素及富含钙质饮食，注意饮食种类多样，促进食欲。

（3）加强运动训练，增强体质，预防反复的呼吸道感染。训练中可配合音乐，提高训练兴趣，保持良好情绪，促进疾病康复。

4. 儿童结核病预防

（1）控制传染源　结核病控制对儿童来说重在预防，关键是保护儿童免受结核菌感染，即及时发现和彻底治愈传染源，痰菌阳性的肺结核患者绝大多数均具有不同程度的症状，如咳嗽、咳痰、咯血、低热、乏力、盗汗、体重下降等，应及时就诊。如发现儿童患结核病，除积极抗结核治疗外，还应对家庭内其他成员进行预防性体检，以及时发现家庭内的结核病传染源，防止继续传染给其他儿童。

（2）接触者观察和管理　对于接触儿童要做好筛查工作，利于对儿童结核病做出及时诊断。筛查对象包括：咳嗽和发热超过 2 周或出现不明原因消瘦、盗汗、乏力、食欲减退等症状患者；家庭内发现有活动性肺结核患者；同班、同宿舍等集体单位发现有活动性肺结核患者；患有免疫功能缺陷或长期使用激素、免疫抑制剂治疗的儿童。新生入学体检也是结核病筛查的重点环节，学校一旦暴发结核病，易呈现群体性患病，不利于儿童身心健康成长。

定期对接触儿童进行结核菌素皮肤试验检查和随访。5 岁以下儿童，尤其未接种过卡介苗者，即使结核菌素皮肤试验阴性，无任何症状、胸部 X 线检查无异常，也应接受异烟肼预防性治疗 3 个月；预防性治疗结束后再次进行结核菌素皮肤试验，如皮试仍为阴性，方可停止治疗；如转阳则按结核潜伏感染治疗，并需除外有无活动性结核病，结核菌素皮肤试验阳性，亦需除外卡介苗接种后反应，才可确定结核潜伏感染。儿童结核感染一般无症状，查体及胸片 X 线检查均可正常，治疗目的是清除体内结核菌，防止日后进展到活动性结核病。预防性治疗是防治结核病的有力措施。

母亲孕期如患结核病可通过胎盘或产道传染胎儿，出生后新生儿无论有无症状，均应进行结核病相关检查。新生儿如无结核表现，胸片正常，应延缓接种卡介苗并接受预防治疗至少6个月。如新生儿生后1~2周内出现发热、咳嗽、喂养困难、气促和呼吸困难等，胸片符合结核病表现，应考虑结核病，给予抗结核治疗。痰菌阳性母亲应当与婴儿隔离。

（3）普及卡介苗接种　卡介苗接种是预防儿童结核病的有效措施。卡介苗是一种牛型结核菌减毒活疫苗，接种卡介苗后可使未受结核菌感染者对结核菌产生抵抗力及免疫力，可以预防严重结核病，如结核性脑膜炎的发生。国内外所报道的因卡介苗播散并死亡的患者中，大多数有先天性免疫缺陷病，如先天性低丙种球蛋白血症、联合免疫缺陷病、慢性肉芽肿病等。

5. 患病儿童及家长的心理疏导　结核病具有传染性、迁延性，治疗周期长特点。大多数患病儿童及家长会产生恐惧甚至绝望心理，迫切希望得到家庭内成员以及社会力量的支持。患病儿童可能会因不能与小朋友或同学共同玩耍，或担心被歧视、被孤立出现性格变化，如焦虑、烦躁或易怒等。

健康教育者要高度重视患病儿童及家长心理变化，介绍治疗成功案例，使患病儿童及家长明白结核病是可防可治疾病，以减轻恐惧绝望心理，正确对待疾病，树立治疗信心；同时，鼓励家长为患病儿童创造轻松康复环境，多与患病儿童交流，增加其被关爱感，减少孤独感，解除心理压力。良好的情绪及精神状态有利于疾病康复。

五、健康教育评价

1. 儿童结核病健康教育对象既包括儿童自身、也包括儿童主要照护者。采取具体评价方式，如结核病知识水平测试问卷、交流提问、定期电话或网络随访等；评价儿童及照护者对结核病治疗及防护知识的掌握及执行情况。

2. 评价患儿和照护者对消毒隔离知识掌握情况。

3. 评价患儿及照护者对于疾病治疗的依从性。

4. 评价教育者的健康教育能力，及时了解教育者结核病健康教育知识和能力水平。

4. 定期进行结核病健康教育工作汇报，根据测评结果分析健康教育存在的薄弱点，采取头脑风暴方法探讨可行解决方案，进一步完善现有健康教育形式。

第五节　重症肺结核患者的健康教育

重症肺结核是结核病防治的重点和难点，具有病情重、进展快、死亡率高的特点，充分认识重症肺结核的危害性和难治性，采取针对性护理措施，开展有效健康教育，对提高患者治愈率及患者生存质量具有重要意义。

重症肺结核的成因是多方面的，部分病例起病即重症表现，如大咯血、血行播散性肺结核、结核性脑膜炎所致昏迷等，但主要原因还是在防治方面，如患者治疗依从性差、经济困难、药物副作用等多种原因导致的不规则化疗及过早停药；化疗方案不合理，表现为菌阳及空洞病例的杀菌药种类不够，剂量不足，用法不当，导致肺结核的复治和难治，发展至一侧或多个肺野肺损毁，代偿性肺气肿、肺源性心脏病、呼吸衰竭、心力衰竭等。重症肺结核的治疗和护理除了结核本病的治疗和护理外还要考虑到其他相应临床问题的处理。

重症肺结核患者排菌量大，病变活动，病损广泛，机体免疫力低下，随着干酪坏死空洞的形成，肺纤维化、肺气肿和损毁肺等不可逆性病变的增多（即可合并肺感染、咯血、自发性气胸等），极易发生呼吸衰竭。常见以下几类。

1. 肺结核导致的呼吸衰竭、肺性脑病甚至多器官功能衰竭 血行播散性肺结核、继发慢性纤维空洞性肺结核、干酪性肺炎、支气管结核、原发性肺结核多发肺门或纵隔淋巴结肿大、耐多药或广泛耐药肺结核等。

2. 肺结核导致的出血性休克 肺结核导致大咯血、肺结核支气管扩张大咯血、肺结核血管畸形或血管瘤破裂。

3. 肺结核合并严重感染 肺结核感染、肺结核合并耐药菌或真菌感染、肺结核合并混合感染。

4. 肺结核并发症或后遗症 慢性阻塞性肺疾病、呼吸衰竭、肺源性心脏病等。

5. 肺外结核导致的器官功能衰竭 如结核性脑膜炎或脑膜脑炎所致脑积水、脑疝、椎管阻塞或狭窄；胸腔积液、心包积液、腹腔积液导致脓胸、气管－支气管瘘合并严重感染、心力衰竭、腹腔粘连撕裂伤导致大出血；淋巴结核；消化系统结核；骨结核以及抗结核治疗过程中严重不良反应所导致的器官衰竭。

一、健康教育评估

1. 评估患者年龄、知识层次及文化背景。
2. 评估患者一般情况，包括患者的意识状态、症状和体征。
3. 评估患者的营养状态。
4. 评估患者的心理状态。
5. 评估患者皮肤状态。
6. 评估患者自我管理能力及家庭经济状况。
7. 评估患者既往接受结核病防治知识程度。
8. 评估患者亲属关系情况，是否能得到很好的照顾。
9. 评估患者是否合并其他疾病，有无肿瘤、糖尿病、慢性阻塞性肺疾病等。
10. 评估患者是否有发生 VTE 的风险。

二、健康教育计划

护理人员是患者健康教育的主要实施者，在整个教育过程中扮演着关键角色，需要与患者及家属进行交流，收集与患者有关的信息。重症结核患者病情危重，患者不仅身体上陷于危机状态，精神上也承受应激的刺激。为使患者能尽快熟悉病房环境、设施、制度，护理人员首先应以良好的素质、热情诚恳的态度、体贴入微的关心对待患者，消除其紧张情绪。正确评估患者的身体状况、心理状态、社会文化背景、以往学习经历、学习能力及健康需求，掌握交流技巧，善于引导捕捉有关信息，为下一步制定计划提供依据。

三、健康教育目标

1. 患者能够调整心理状态，积极配合治疗。
2. 患者营养状况改善。
3. 患者在 ICU 治疗期间不发生压力性损伤。
4. 患者在 ICU 治疗期间不发生深静脉血栓形成。

四、健康教育实施

重症肺结核患者健康教育周期通常较短，灵活性较大，影响因素较多，为保证教育工作落实，需制定行之有效的计划，使之重点突出、具有针对性和指导性。为保证健康教育效果，避免因护理人员健康教育水平参差不齐导致结果出现的差异性，可对重症肺结核患者进行全面分析、评估，找出共性和个性的健康教育问题，进行教育内容的计划，拟订标准教育计划，方便护理人员制定某病例教育计划时参考，再根据教育对象的个人差异进行选择、增减，最后根据影响健康的危害性及重要性，确定优先解决的问题，合理安排教育内容。

（一）健康教育形式

1. 口头讲解　是最基本也是最主要的教育方式，针对患者的病情，讲解疾病过程中可能出现的症状、用药、危险因素处理、使用各种监测仪器的目的、注意事项、积极配合医护人员治疗工作的重要性、恢复期肺功能锻炼等，需随着病情发展程度有计划实施。

2. 提问回答　重视教育信息沟通的双向性，一方面鼓励患者提出问题，由护士给予解答，另一方面选择已经讲过的内容进行提问或者相互讨论，从而加深对讲解知识内容的认识与理解。从中可评价出患者接受健康教育后的掌握程度及效果。对于不能进行言语交流的患者（如气管插管、气管切开接受呼吸机辅助治疗的患者），神志清楚、手可以活动的，通过患者的表情、肢体语言、口型可判断所要表达的意图，利用卡片、写字板等进行文字交流，如"我想喝水""我感觉有点憋气""我有痰，请帮我吸痰""我想解大便"等与患者沟通交流。

3. 健康教育图册　对于有一定文化程度的患者，可采取健康教育小册子、宣传卡片、图文相册等书面形式，将教育内容交给患者自己阅读学习，对于需进行书面教育的患者，护士应给予必要的解释，使其正确掌握健康教育内容。

（二）入住 ICU 时患者及家属的健康教育

1. 告知患者　患者入住 ICU 后，及时给予安抚，告知患者护士 24 小时床前监护，不需要家属陪护。每天固定探视时间。入室探视时需穿隔离衣、戴口罩、帽子、换鞋或穿鞋套，探视时不要拥挤，保持安静。疫情期间按照相关规定执行。

2. 患者入室后所有的基础护理和专业护理均由护士承担。请患者家属提供生活物品，物品用完及时补充。

3. 根据医嘱为患者及家属做好患者的饮食指导，指导家属按照要求为患者提供食物。

4. 告知患者及家属，根据患者病情及治疗需要，以防患者在无意中拔除气管插管发生生命危险，可能会使用约束带约束患者肢体限制活动。约束期间护士会与患者交流，及时解决患者所需，取得患者及家属对于约束带使用的知情同意。

5. 患者和家属需提供两个家属电话号码并确保电话 24 小时畅通，如遇病情变化或需补充生活、护理物品，护士会及时联络家属。

（三）患者入住 ICU 后的健康教育

1. 患者入住 ICU 后，告知患者和家属责任护士姓名及 ICU 的特殊性和相关制度，建立护患彼此之间的信任感让患者尽快适应监护室环境，树立信心。

2. 向患者和家属介绍所用仪器的目的、用途、安全性、注意事项及特殊诊疗检查项目的目的、意义、具体方法和注意事项以获得患者和家属的配合。

3. 主动与患者及家属交流，及时了解患者和家属需求，同时向患者及家属告知目前的措施及治疗效果。

4. 指导患者了解疾病的特点及疾病各阶段的注意事项。

5. 机械通气患者的健康教育重点。

机械通气是利用呼吸机把气体送入及排出肺部，从而预防和纠正患者诸多原因所致的急、慢性呼吸衰竭的一种措施。

（1）维持安全及有效的通气治疗

①告知患者机械通气时最重要的是维持连续性及紧密性，以确保能够获得足够的供氧和通气，因此不要抻拉呼吸机管路，避免管路滑脱，影响抢救及治疗。

②确保重症患者在发生意外时及早得到抢救，护士要在床旁监测，以防发生意外，并密切观察患者是否因病情恶化或机械障碍引起呼吸窘迫和呼吸衰竭；告知患者呼吸机报警系统要保持启动以取得患者理解；病床旁设有简易呼吸器，吸痰装置及其他急救用品，以便急救使用。

③告知家属并取得家属理解，躁动的患者，必要时要给予保护性约束，以防患者在无意中拔除气管插管、静脉通路、鼻胃管等管路而发生生命危险。

（2）提供人工气道有关的健康教育

①告知患者及家属保持呼吸道通畅的重要性，患者气道不通畅时，医护人员会及时给予解除梗阻，吸引呼吸道分泌物并给予拍背，以保证呼吸道通畅。

②告知患者咳嗽、疼痛或缺氧等刺激可引起不适，发生自主呼吸与机械呼吸对抗，应及时安抚患者并对因治疗或遵医嘱给予镇静，必要时可使用肌松剂控制患者通气。

③导管中积水反流至患者呼吸道，可引起窒息，应及时倾倒并观察有无气道痉挛，必要时镇静。

（3）维持足够的心脏输出及组织灌注

①间歇正压通气能够令胸腔内的压力增大，导致心脏受压，心脏回流、输出以至组织灌流减少。

②告知患者出现心慌等不适及时通知护士，同时护士密切观察患者的血压、脉搏、心电活动、尿量及外周组织灌流，及早发现病情变化。

（4）维持正常的胃肠道功能及提供足够的营养

①向患者讲解尽早留置鼻胃管的重要性，取得患者配合。

②遵医嘱应用胃黏膜保护剂。

③护士应该确保患者能够摄取足够的营养，协助患者肢体锻炼，适度活动促进胃肠蠕动。

④如不能采用鼻胃管鼻饲者，尽早全肠外营养，告知患者留置深静脉置管的目的，并取得患者配合。

（5）预防感染

①严格执行手卫生规范，减少院内感染。

②向清醒患者讲解咳痰以及痰液的正确处理，告知院内感染的危害。

③医务人员严格执行无菌操作技术。

④使用密闭式吸痰管，避免结核菌的播散。

（6）心理支持

①为患者提供舒适的环境，保持病室安静，光线柔和，温湿度适宜。

②钟表放在患者视线所及范围内并告知患者，帮助患者建立准确的时间定向力。

③与患者保持沟通，不能说话患者给纸和笔或利用眼神及肢体语言交流。

④患者焦虑时，护士应给予适当的心理安慰和支持。情况允许的情况下，增加探视次数。

（四）转出 ICU 患者的健康教育

1. 指导患者及家属康复管理，积极进行功能锻炼促进早日康复。

2. 对依从性差的患者或家属进行专科知识指导，告知不规范的抗结核治疗，易使结核分枝杆菌产生耐药性，增加治疗难度，并用成功案例进行鼓励，及时纠正不遵医行为。

五、健康教育评价

1. 评价患者的心理状况有无改善，能否正确面对疾病。

2. 评价患者能否积极配合治疗，营养摄入充足，体重增加。

3. 评价患者住院期间是否发生院内压力性损伤。

4. 评价患者住院期间是否发生跌倒、坠床。

5. 评价患者住院期间是否发生深静脉血栓。

6. 评价能否进行自主有效咳嗽，有效排出气道内分泌物，保持呼吸道通畅。

第六节　肺结核合并糖尿病患者的健康教育

随着全球经济的飞速发展和人民生活水平的日益提高，糖尿病的发病率和患病率逐年提高。据国际糖尿病联盟（International Diabetes Federation）统计，2019 年世界范围内已有 4.63 亿成年糖尿病患者。若不采取任何措施，到 2030 年预计将有 5.784 亿人患有糖尿病。糖尿病代谢紊乱可致结核病迅速恶化，结核病进展又可加重糖尿病的代谢紊乱，二者相互影响，因此，糖尿病不仅成为严重威胁人类健康的世界性公共卫生问题，也是结核病重要的相关性疾病之一。为加强结核病合并糖尿病患者的治疗管理，不仅要使两种疾病得到有效药物治疗，科学的健康教育也显得尤为重要。良好的健康教育可以提高患者对疾病的认知，消除不必要的忧虑，调动患者的主观能动性，增强战胜疾病的信心，使其积极配合治疗，从而防止各种并发症的发生和发展，有益于疾病防治的同时也提高患者的生活质量。

一、健康教育评估

1. 评估患者的知识水平及学习需求。

2. 评估患者近期的临床表现：有无体重明显下降，不能用饮食和治疗不当或其他原因解释；有无不能用其他原因解释的长期发热、盗汗、食欲减退；有无咳嗽、咳痰症状 2 周以上，经抗感染治疗无效者。

3. 评估患者相关的辅助检查结果。

4. 评估患者既往的饮食习惯。

5. 评估患者的血糖水平。

6. 评估患者的自我管理能力。

7. 应用营养风险筛查表（NRS2002）评估患者的营养状态。

8. 评估患者的心理状况。

二、健康教育计划

健康教育计划的实施应在患者病情平稳、情绪良好，具备能够接受并理解疾病相关知识的条件下，由医护人员选择适宜的时机和环境开展健康教育。同时，健康教育者必须熟练掌握专业知识和交流技巧，才能取得患者的信任，使患者对自己所患疾病的发生、发展与日常生活习惯、饮食卫生、心态情绪、疾病预后等相关知识有一个正确的理解和认识，从而提高健康教育效果，达成健康教育的目的。

1. 讲解结核病与糖尿病的疾病特点及相互影响。

2. 讲解结核病合并糖尿病的饮食原则。

3. 介绍结核病与糖尿病的用药指导及血糖监测的意义及方法。

4. 进行心理指导与生活指导。

三、健康教育目标

1. 满足患者及家属的学习需求，规范治疗。

2. 帮助患者知晓认识到肺结核与糖尿病的关系及积极控制糖尿病的意义。

3. 帮助患者掌握结核病及糖尿病的用药知识，能够积极配合医护人员。

4. 帮助患者掌握科学饮食原则，营养状况改善。

5. 帮助患者及家属掌握居家治疗期间的用药知识。

6. 帮助患者能够调整心理状态，树立战胜疾病信心。

四、健康教育实施

（一）健康教育形式

健康教育内容要具有针对性、实用性，做到因人施教。从受教育对象视角，以其完全能够接受的方式，使用通俗易懂的语言，便于患者及家属理解记忆，最大程度地提高健康教育效果。其形式可以采用面对面授课、发放健康教育图册、个体答疑或手机 APP、网络平台形式，方便出院患者及其家属随时问询及查阅。

（二）健康教育主要内容

1. 饮食指导 糖尿病为慢性代谢性疾病，饮食治疗上需严格控制；而结核病为慢性消耗性疾病，患者常常存在消瘦、贫血甚至低蛋白血症等营养不良状况，宜给予高热量、高蛋白、富含维生素的易消化饮食以增强机体抵抗力，补偿因疾病引起的消耗。因此，糖尿病和肺结核两种疾病之间存在着饮食要求上的差异，不仅要解决严格控制饮食与保证足量营养供给之间的矛盾，使之既能有效控制血糖，又要适当增加营养，以利于结核病康复，同时还能合理地控制饮食，减轻胰岛 B 细胞的负荷，有利于血糖水平的控制。

（1）补充热量 针对肺结核合并糖尿病患者，若患者的食欲、精神状况良好，可按糖尿病患者的饮食原则进行控制，比单纯糖尿病患者热量高 10% 左右，原则应该是在控制食物成分比例和总能量比例的基础上，补充足够的膳食纤维、维生素、无机盐以及微量元素等。合理配制膳食，选择易消化吸收，富含足够的热量、蛋白质及维生素的营养物质，如优质蛋白（以乳类、豆制品、鱼类和瘦肉为主），肺结核合并糖尿病的患者应在医护人员的指导下采取正确的血糖控制措施，并密切监测血糖变化，为改善饮食和治疗提供依据。

（2）补充蛋白质 蛋白质是生命和机体的物质基础，机体的所有组成成分都需要蛋白质的参与。肺结核合并糖尿病的患者应该倡导高蛋白饮食，适量放宽对摄入蛋白质的限制，提高蛋白质的供热比，可按一日 1.2～1.5g/kg 计算，因为蛋白质是参与组织代谢和修复结核病灶不可或缺的原料。可食用奶类、豆制品、瘦肉、蛋类等。肺结核患者不能食用的鱼类一般为无鳞鱼类和不新鲜的海鱼、淡水鱼，无鳞鱼类包括金枪鱼、鲐鲅鱼、马条鱼、竹荚鱼、鱿鱼、沙丁鱼等，淡水鱼包括鲤鱼等。因为患者在服用异烟肼治疗结核病过程中，食用这些鱼类易发生过敏反应。有肝衰竭的患者根据患者的千克体重减少蛋白质的摄入量，可按一日 0.6～0.7g/kg 计算。

（3）补充维生素 维生素 A 可提高人体抵抗力，B 族维生素和维生素 C 不仅参与机体代谢，还可增进食欲、促进肺部和血管等组织恢复。维生素 D 可促进钙的吸收。可食用各色新鲜蔬菜及苹果、梨、桃、草莓、番茄等低糖水果和菌类、粗杂粮等。

（4）补充膳食纤维　膳食纤维可有效控制餐后血糖上升幅度，并可控制脂类代谢紊乱。

（5）补充微量元素　肺结核合并糖尿病的患者还应该注意增加铁的补充，因为铁是机体制造血红蛋白的必备原料，尤其咯血、便血者，可食用菠菜、猪肝、蛋黄等含铁物质。此外，这类患者还应禁酒，因少数服用磺酰脲类降糖药的患者饮酒后易引起低血糖。

2. 用药指导　结核病合并糖尿病的患者在共同治疗两种疾病时需特别注意一些药物副作用的叠加及一种疾病的治疗方案对另一种疾病的影响。比如利福平可以直接或通过与口服降糖药相互作用间接引起高血糖；糖尿病引起神经炎时不宜使用异烟肼，否则可使神经炎加重，影响糖代谢。由于糖尿病对肺结核的影响相比肺结核对糖尿病的影响更大，因此首先要积极控制糖尿病，才能促进抗结核的疗效。

（1）口服降糖药的注意事项　联合应用降糖药，任何一类口服降糖药中的一种都可以与另一类口服降糖药中的一种合用，且某一种药量加倍不如两种药搭配使用，但是同类口服降糖药不适宜合用，任何一类口服降糖药均可与胰岛素合用。妊娠女性不可口服降糖药，因其可导致胎儿畸形、胎儿乳酸性酸中毒及新生儿低血糖。遵医嘱采用胰岛素降糖治疗。

（2）注射胰岛素的注意事项　遵医嘱注射胰岛素，严格遵守时间，保证剂量准确，在注射胰岛素后15～30分钟进食，如出现低血糖反应，及时报告医师予以相应处理，适当调整胰岛素剂量。注射部位应经常更换，防止皮下脂肪硬化萎缩和纤维增生。一般情况下，注射胰岛素应首选腹部，因为腹部对胰岛素吸收速度较为均衡，可避免血糖波动幅度过大；同时腹部相对于其他部位活动量较小，也可减少运动对胰岛素吸收速度的干扰；腹部注射范围大，便于患者自行注射胰岛素。另外应考虑到其他因素对胰岛素的影响，如运动、按摩、日光浴、热水浴，均可增加局部血流，加速胰岛素在该部位的吸收，故在患者运动时或运动后，应避免对该部位注射，以免引起低血糖。

（3）应用抗结核药物的注意事项　因抗结核药物有一定的不良反应，其中对肝脏有着不同程度的影响，因此如果患者服药后出现恶心、呕吐、食欲不振等反应，首先复查肝功能，避免延误病情；此外，患者可以设立专用册子记录用药后的不良反应，若发现异常及时与医师联系。在抗结核病治疗期间应注意定期到结核病及糖尿病专科门诊随访，定期检查血常规、肝肾功能、X线胸片、痰菌、尿常规。

（4）血糖监测的注意事项　结核病患者多对降糖药物较敏感，特别是在强化治疗时要注意低血糖的出现，及时监测血糖，根据血糖情况及时调整胰岛素用量。比如患者可设立自我监测血糖记录本，内容可包括血糖测量日期、时间、血糖值，使用降糖药物的种类、时间和剂量等患者能够自行操作的项目；另外，在胰岛素治疗及口服降糖药后要及时就餐，以防低血糖的发生。低血糖是可以预防的，患者应随身携带糖果、饼干等食物，以防低血糖发生。

3. 生活指导 预防感染是肺结核合并糖尿病患者需关注的重要环节。糖尿病并发结核病时，患者机体具有保护功能的 T 淋巴细胞数低于健康人，且淋巴细胞转化功能降低，免疫功能下降。

（1）每日增加开窗通风次数，保持室内空气清新。

（2）对长期卧床、消瘦的患者，要加强皮肤护理，详细为患者讲解注意个人卫生的重要性，指导患者或家属经常用温水擦身，勤换内衣内裤，保持床铺整洁舒适，保证皮肤清洁干燥。

（3）尽量避免到公共场所，不要接触有传染性疾病的患者。

（4）颈部淋巴结肿大、有皮疹者，建议穿宽松棉质内衣，不要穿高领、紧身衣服及用手搔抓，以免擦破皮肤导致感染。

4. 心理指导 由于肺结核合并糖尿病的患者两种慢性消耗性疾病并存，需要长期服药，病情迁延反复以及不断的饮食控制加重了患者的经济负担及心理压力，影响患者的生活质量。患者易产生焦躁、沮丧、孤独、抑郁等消极情绪，此时，护理人员给予其人文关怀能够起到至关重要的调控作用。和蔼的态度，亲切的话语，主动关注、理解患者，争取患者的信任；患者一经确认存在否认、愤怒、焦虑、悲观、绝望等心理反应，护理人员则要耐心地开导患者，向患者解释其病情及治疗意义，在此过程中应平等待人，不歧视任何患者，帮助患者坚定战胜疾病的信念，使其配合治疗，从而减少和延缓并发症的出现。

五、健康教育评价

1. 患者及家属的学习需求得到满足。

2. 患者认识到肺结核与糖尿病的关系及积极控制糖尿病的意义。

3. 患者掌握结核病及糖尿病的用药知识，能够积极配合医护人员。

4. 患者掌握科学饮食原则，营养状况改善。

5. 患者及家属掌握居家治疗期间的用药知识。

6. 患者能够调整心理状态，树立战胜疾病信心。

第七节　肺结核合并艾滋病患者的健康教育

艾滋病是获得性免疫缺陷综合征，艾滋病由于机体抵抗力下降，感染结核的概率加大，故临床中出现结核合并艾滋病的患者较为常见，因此，对结核合并艾滋病患者的健康教育具有重要的意义。随着艾滋病科学研究的深入，已经证实艾滋病通过规范的抗病毒治疗，可抑制病毒复制，达到病毒载量下降，CD_4 细胞数上升，延长生命周期，故对患者进行健康教育，提高用药依从性尤为重要。

一、健康教育评估

1. 评估患者年龄、职业、相关知识水平、文化背景及获取结核病、艾滋病防治知识的途径。

2. 评估患者结核病合并艾滋病的类型、治疗阶段及对相关知识的了解程度。

3. 评估患者对肺结核合并艾滋病的消毒隔离知识了解和掌握程度。

4. 评估患者心理状态及家庭、社会支持。

5. 评估患者症状、体征和相关的检查结果。

6. 评估患者工作、生活及卫生习惯等。

二、健康教育计划

1. 肺结核并发艾滋病的发病和治疗知识的讲解 患者了解肺结核合并艾滋病的发病原因、症状体征、诊断依据，主要实验室检查结果以及治疗原则，提高患者治疗的依从性。

2. 介绍抗结核、抗病毒药物的作用及不良反应 由于长期用药及药物的不良反应，常常引起不适，使患者难以坚持治疗，故应告知患者哪些表现是药物的不良反应，以便及时发现和治疗，保证用药过程的安全和顺利；同时，采用对症治疗减轻身体不适，使患者积极配合，坚持规范治疗。

3. 针对患者的心理问题进行指导 一旦患结核会产生孤独、自卑等心理，再加上合并艾滋病会使患者更加焦虑，产生绝望、厌世等严重心理问题。通过健康教育，调整患者心理状态，坚定战胜疾病的信心。

4. 介绍消毒隔离知识 讲解消毒隔离相关知识，使患者掌握知识的原理和实际操作方法，避免疾病的传播。

5. 生活指导 讲解教授饮食起居注意事项和锻炼方法，使患者知道根据自己的病情怎样劳逸结合，指导患者合理膳食，注意营养搭配。

三、健康教育目标

1. 患者了解肺结核合并艾滋病的症状等相关知识，了解抗结核、抗病毒药物的作用及不良反应。

2. 患者能积极配合医护人员，坚持完成规范治疗。

3. 家属能给予患者支持，协助患者建立信心，完成全程治疗。

4. 患者及家属掌握居家消毒隔离知识。

5. 患者能够及时调整心理状态，树立战胜疾病信心。

6. 患者掌握科学饮食原则，营养状况改善。

四、健康教育实施

艾滋病一般在感染科门诊就诊，由经过专业培训的医务人员和志愿者进行指导，但由于个人喜好和性格原因，存在患者是否愿意接受面对面咨询指导的问题，决定了健康教育工作存在一定的难度。因此，健康教育计划的实施应采取多种形式、因人、因病、因需、因时而异，健康教育可伴随医疗活动的全过程，主动、不失时机地，以通俗易懂、易接受的健康教育语言方式，借助信息化的手段，通过微信群、关注公众号等形式，做好肺结核合并艾滋病患者的健康教育工作。

（一）健康教育形式

1. 讲课　以大讲堂和小讲课的形式向就诊患者做肺结核合并艾滋病的相关知识讲座，现场提问互动，耐心回答患者提出的各种问题。

2. 健康教育宣传栏、海报　以图文并茂的形式宣传肺结核合并艾滋病相关知识内容，使患者候诊期间了解结核合并艾滋病的防治知识。

3. 视频　以视频滚动播放的形式向就诊患者宣传肺结核合并艾滋病相关知识，使患者形象地了解相关信息及防病治病的方法。

4. 图文资料　以健康教育处方和手册的形式向就诊患者介绍肺结核合并艾滋病相关病症知识，让患者根据自己的需求获取相关有针对性的健康教育处方或手册。

5. 个体教育　对特殊肺结核合并艾滋病患者，如耐多药和广泛耐药肺结核合并艾滋病患者，尤其在心理、治疗、家庭生活、消毒隔离等方面，针对个体情况进行针对性教育。

（二）健康教育要点

1. 肺结核合并艾滋病知识　首先以多种形式，通俗易懂、生动形象地给患者讲解肺结核病和艾滋病是传染病，两者传播途径不同。肺结核的结核菌传播是空气传播，排菌的肺结核患者通过咳嗽、打喷嚏、大声说话等，将含有结核菌的微滴核传播到空气中而传染给他人；艾滋病病毒是体液传播，性传播不在少数，讲解艾滋病的临床症状、所需要做的相关检查等。讲解各项检查的相关事宜，让患者能够接受和配合治疗。

2. 用药指导　艾滋病抗病毒治疗需要终身服药。结核合并艾滋病病毒（HIV）感染的患者要同时服用 HIV 抗病毒和抗结核两类药物，这两类药物无论是药物长、短期的不良反应，还是对服药依从性的严格要求都给患者带来了很大的挑战。因此，用药指导和依从性支持对于结核合并 HIV 感染的患者尤为重要。向患者及家属强调抗结核药物早期、联合、适量、规律、全程化学治疗的重要性，指导患者必须按医嘱服药；告知患者服用 HIV 抗病毒药物要保持大于 95% 的依从性，漏服、错服、更改服用剂量都有可能导致耐药的发生；指导患者知晓所服用药物的名称，并掌握准确的服用方法。当患者出现药物不良反应时，不能自行停药；应及时与医生联系或告知主管护士，在医生的指导下减量、停药或者更换治疗方案；告知患者提高服药依从性的策略，如使用药盒分装药物，避免因药物种类繁多，服用频次不一，而导致错服或漏服；使用闹钟设定服药时间提醒，建议家人提醒等；不同的药物对饮食和时间有不同的要求，因此护士应在全面了解药物特殊要求的情况下给予患者正确的宣教。

3. 行为干预　指导患者在发生性行为时，要全程正确使用安全套；预防性病及 HIV 的二代传播；积极开展性病的筛查和治疗；告知患者不要随地吐痰；咳嗽、打喷嚏时要用手帕或肘部遮住口鼻，减少结核杆菌的传播；结核杆菌痰涂阳性患者的痰液应放入含氯消毒液中处理，或将痰液吐在纸内，包好后放入黄色垃圾袋统一处理；指导患者每次接触痰液后，均需认真洗手；患者应尽量少到公共场所，外出自觉佩戴口罩，既防止结核杆菌的传播，又预防其他病原体导致的呼吸道感染；动员 HIV 感染者的配偶、性伴侣进行 HIV 抗体检测；对于有生育需求者，应转到 HIV 母婴阻断门诊进行咨询，并在专家指导下有计划地进行备孕；告知产后的患者不能母乳喂养婴儿，要选择人工喂养；告知患者不能进行献血、身体组织器官的捐献等。

4. 心理干预 做好患者的隐私保护，未经患者同意，不能将其感染的情况告知他人；对患者进行一对一咨询，鼓励其说出自己的感受，减轻心理压力；向患者及家属讲解目前 HIV 感染和结核病的治疗进展，使其对治疗充满信心；鼓励患者将感染 HIV 的情况告知信任的家人或者朋友，建立有力的社会支持系统；建议亲情陪伴，减轻患者的焦虑和无助感；对于存在抑郁倾向的患者，到心理、精神科门诊接受专业的干预和治疗。

5. 消毒隔离

（1）HIV 耐药结核患者要与家人分室居住，居室每日开窗通风，以降低居室内结核杆菌的浓度。

（2）家属要掌握消毒隔离方法，掌握痰液的处理方法和简便易行的消毒隔离措施。

（3）教会家庭成员掌握自身防护的知识和方法，直接参与护理者皮肤有破损时要对破损的部位做好防护。

（4）患者生活中发现皮肤、黏膜损伤要妥善处理，防止 HIV 血液传播。

6. 免疫严重缺陷 $CD_4^+ T$ 淋巴细胞 < 200 个/μl 的患者要预防其他机会性感染的发生。

（1）保护性隔离，进行其他机会性感染的筛查。

（2）注意口腔卫生，饭后及时漱口，防止口腔念珠菌感染的发生。

（3）不食用未煮熟的肉类食物，水果、蔬菜一定要清洗干净方可食用。

（4）饲养宠物者，清理宠物粪便后要彻底清洁双手。

（5）颈部淋巴结肿大、有皮疹者，不要穿高领、紧身衣服及用手搔抓，以免擦破皮肤导致感染。

7. 生活休养知识 让患者养成良好的日常作息和饮食卫生习惯非常重要。患者可根据身体情况适当运动，劳逸结合；良好的营养支持能降低各类艾滋病相关或非相关疾病的患病率，饮食要营养搭配均衡，不仅要高热量、高蛋白和富含维生素，还要增加含钙食物的摄入。有数据证明补充硒可缓解艾滋病病程进展，改善 $CD_4^+ T$ 淋巴细胞计数，指导患者适量食用含硒多的食物，如肉、蛋、奶和大豆类等食品。尽可能保证食物的多样化，进食细软、便于消化吸收的食物，少食多餐，每日至少 5~6 餐，必要时请营养师会诊，根据患者食欲、进食受限情况、胃肠道功能评估、饮食习惯、经济条件、依从性等进行合理设计营养餐。

8. 社会支持

（1）建议患者加入病友微信平台，以方便有问题时寻求帮助。

（2）提供疾病相关主题的社区活动资讯。

（3）尽早将患者纳入关怀系统，给予持续关怀。

（4）开展 HIV 反歧视宣传，为患者提供平等的就医环境。

（5）鼓励患者提高自我管理的能力。

五、健康教育评价

1. 采取问候与交流的方式，也可制作问卷，扫码答题，评价患者对疾病知识的掌握程度。

2. 评价患者与家属是否掌握消毒隔离知识。

3. 评价患者心理健康状况是否良好，能否保持乐观积极的心态。

4. 评价患者服药依从性，是否能积极配合治疗。

对于问题较多的患者，可请艾滋病个案治疗师针对患者具体问题，设定个体化健康教育目标，加大追踪回访的频次等多种方式，使患者受益，达到肺结核合并艾滋病健康教育的效果。

（矫晓克　迟巍　尹子福　聂菲菲　王秀军　任珍　安丽）

参考文献

［1］Mitchson DA. The action of anti – tuberculosis drug in short coursechemotherapy［J］. Tubecle, 1985, 66（3）: 219 –225.

［2］王秀华. 现代结核病护理学［M］. 北京: 中国医药科技出版社, 2017: 34.

［3］李琦, 李亮. 耐多药或利福平耐药结核病长程化疗方案与短程化疗方案的利与弊［J］. 中华结核和呼吸杂志, 2019, 42（5）: 333 –334.

［4］中国营养学会"艾滋病患者营养指导"工作组. 艾滋病患者营养指导专家共识［J］. 营养学报, 2019, 41（3）: 209 –215.

［5］Webb AL, Aboud S, Furtado J, et al. Effect of vitamin supplementation on breast milk concentrations of retinol, carotenoids and tocopherols in HIV – infected Tanzanian women［J］. Eur J Clin Nutr, 2009, 63: 332 –339.

［6］焦伟伟, 孙琳, 肖婧, 等. 国家结核病规划指南——儿童结核病管理［J］. 2版. 中国循证儿科杂志, 2016, 11（01）: 65 –74.

［7］World Health Organization. Guidance for national tuberculosis programmes on the management of tuberculosis in children. 2nd ed. WHO/HTM/TB/2014. 03.

［8］成诗明, 周林, 赵顺英. 中国儿童结核病防治手册［M］. 2版. 北京: 人民卫生出版社, 2017.

［9］张玉兰. 儿科护理学［M］. 3版. 北京: 人民卫生出版社, 2014.

［10］江载芳, 申昆玲, 沈颖. 诸福棠实用儿科学［M］. 北京: 人民卫生出版社, 2015.

［11］王秀华, 聂菲菲. 结核病护理新进展［M］. 北京: 北京科学技术出版

社，2017.

[12] 段俊霞. 延庆区部分学生肺结核防治核心信息知晓率的调查分析 [J]. 中国社区医师，2019，35（2）：174-176.

[13] 丁松宁，李晨，杨晨，等. 南京市公众结核病防治知识现况分析 [J]. 现代预防医学，2019，15：2856-2859.

[14] 盛捐专. 呼吸内科重症结核病患者护理干预的效果研究 [J]. 现代诊断与治疗，2017，28（7）：1349-1350.

[15] 刘淑媛，陈永强. 危重症护理专业规范化培训教程 [M]. 北京：人民军医出版社，2006.

[16] 严碧涯，端木宏谨. 结核病学 [M]. 北京：北京出版社，2003.

[17] 徐丽华，钱培芬，重症护理学 [M]. 北京：人民卫生出版社，2008.

[18] 陈红琴. 实用 ICU 护理手册 [M]. 北京：人民军医出版社，2006.

[19] 张波，高和. 实用机械通气治疗手册 [M].2 版. 北京：人民军医出版社，2006.

[20] 苏鸿熙，重症加强监护学 [M]. 北京：人民卫生出版社，1996.

[21] 周建新，席修明. 机械通气与呼吸治疗 [M]. 北京：人民卫生出版社，2007.

[22] 马屿，朱莉贞，潘毓萱. 结核病 [M]. 北京：人民卫生出版社，2006.

[23] 王保国，周建新. 实用呼吸机治疗学 [M].2 版. 北京：人民卫生出版社，2005.

[24] 谈光新. 结核病现代诊疗 [M]. 江苏：江苏科学技术出版社，2000.

[25] 刘又宁. 机械通气与临床 [M]. 北京：科学出版社，1998.

[26] CaioJM, Pilbeam SP. Mosby's respirstory care equipment [M] .7th ed. Missouri：Mosby Inc，2004.

[27] BurtonGG, HodgkinJE, ward JJ. Respiratory care：a guide to clinical practice [M]. Philadelphia：JB Lippincott，1997.

[28] 解立新等. 机械通气技术治疗呼吸衰竭的临床应用进展 [J]. 武警医学，2007，18（8）：623-625.

[29] 张丹. 结核病合并糖尿病的护理探讨 [J]. 中国卫生标准管理，2016，7（21）：170-171.

[30] 高雪梅，王璇，高江莉. 糖尿病合并结核病患者的健康教育 [J]. 山西医药杂志，2013，42（08）：954.

[31] 康丽. 肺结核合并糖尿病患者的饮食指导 [J]. 航空航天医学杂志，2011，22（12）：1516-1517.

[32] 沈建新，王秀芳，陈国庆. 糖尿病合并肺结核的用药指导 [J]. 临床肺科杂志，2006（01）：109.

[33] 高静韬，刘宇红.2020 年世界卫生组织全球结核病报告要点解读 [J]. 河北医科大学学报，2021，42（1）：1-6.

[34] 郦忠，叶志弘，盛洁华. 坠床与跌倒的风险因素分析及预防对策 [J]. 中华医院管理杂志，2008，24（9）：646－647.

[35] 何炼英，张苟芳，徐亚琴. 项目管理在预防老年痴呆住院患者走失中的应用 [J]. 中华现代护理杂志，2016，22（28）：4077－4088.

[36] 张莹，左右君，解家平，等. 吞咽功能评估联合早期护理干预对康复科老年患者误吸风险及满意度的影响 [J]. 国际护理学杂志，2021，40（9）.

第四章 常见肺外结核患者的健康教育

肺外结核是发生在肺部以外各部位结核病，占结核病的15%～20%。常见肺外结核有以下几种：淋巴结结核、骨结核、结核性脑膜炎、结核性胸膜炎、结核性心包炎、结核性腹膜炎、泌尿生殖系结核等；此外还有肠结核、皮肤结核、肝脾结核、眼结核、胰腺结核、乳腺结核、肾上腺结核等。根据肺外结核的疾病特点，应用护理程序，系统地进行健康教育，提高患者治疗依从性，促进疾病康复。

第一节　淋巴结结核患者的健康教育

淋巴结结核是淋巴结受到结核分枝杆菌感染后出现的一系列疾病的总称，淋巴结分布于全身，包括体表和深部淋巴结结核，是肺外结核的好发部位，目前统计淋巴结结核居肺外结核的首位，儿童和青少年发病多见，其中体表淋巴结结核以颈部淋巴结结核最为常见（68%～90%），腋窝淋巴结结核次之（10%～15%）；深部淋巴结结核包括胸腔、腹腔及盆腔淋巴结结核。

一、健康教育评估

1. 评估患者年龄、知识层次、文化背景。
2. 评估患者自我形象紊乱的程度、心理及精神状态。
3. 评估患者症状、体征和相关检查结果。
4. 评估患者淋巴结结核相关知识及结核药物知识掌握情况。
5. 评估患者营养状况及皮肤破溃情况。
6. 评估患者及家属的学习需求。
7. 评估患者自我管理能力及家属的照护能力。
8. 评估患者及家属居家治疗时用药及消毒隔离知识掌握情况。

二、健康教育计划

护理人员在制定健康教育计划时，根据患者年龄、知识层次、文化背景、学习需求及评估结果，同时注意结合淋巴结结核治疗时间长、皮肤破溃等特点，制定出切实可行的健康教育计划，通过有效的实施，达到健康教育的目的。

1. 入院当天介绍入院须知，患者熟悉病房环境。
2. 根据患者的心理社会状况及文化程度，做好心理护理，尤其对淋巴结皮肤破溃、有自我形象紊乱的患者更要做好心理指导。
3. 给予讲解淋巴结结核的相关知识。

4. 给予结核药物的副作用及服药注意事项等的健康教育。

5. 给予淋巴结结核皮肤破溃患者生活方面的健康教育。

6. 给予腹内淋巴结结核合并肠梗阻患者饮食的健康教育。

7. 出院前介绍居家服药及复诊的注意事项。

三、健康教育目标

1. 满足患者学习需求。

2. 患者能够调整心理状态，树立战胜疾病信心。

3. 患者了解淋巴结结核规范治疗的重要性，掌握药物治疗的知识。

4. 患者能积极配合医护人员，坚持完成规范治疗。

5. 患者掌握科学饮食原则，营养状况改善。

6. 患者掌握淋巴结破溃处皮肤的护理。

7. 患者及家属掌握居家治疗用药的相关知识。

8. 在家属的配合下，患者具备良好的自我照护能力。

四、健康教育实施

（一）健康教育形式

健康教育的形式有个人宣教、小组式宣教和患者座谈会等。健康教育的方法有很多，可以采用语言教育、文字教育、音频教育等，通过知识讲座、有奖问答、同伴教育、发放宣传册、手机 APP 或者网络平台等形式，形式应具有趣味性、多样性、实用性，以便最大程度提高健康教育效果。

（二）健康教育要点

1. 心理指导　淋巴结结核属于慢性消耗性疾病，服药时间比肺结核长，服药、检查均会增加患者治疗费用；浅表淋巴结结核经常有皮肤破溃，定时去医院换药增加患者的就医次数；患者颈部淋巴结破溃会影响形象等。因此护理人员根据患者的年龄、性格、知识层次、文化背景用真诚、平和、关切、和蔼的沟通态度与患者进行沟通，告知患者淋巴结结核是可以治愈的，消除患者消极、恐惧的心理，树立战胜疾病的信心。

2. 疾病知识指导　淋巴结结核是由于机体细胞免疫功能下降，可通过淋巴或血行途径而感染发病；腹内淋巴结结核主要通过淋巴道播散和邻近器官直接侵犯。

3. 皮肤护理　洗澡前有条件的患者可以用防水贴膜贴敷覆盖，没有条件的也可以使用保鲜膜将伤口包扎严密，洗澡后及时更换所用敷料或保鲜膜；穿衣时可穿高领衣服，避免衣服反复摩擦敷料引起脱落。

4. 消毒隔离知识的健康教育　淋巴结结核虽然不具有传染性，但合并肺结核时应注意做好消毒隔离，保持室内空气新鲜，尽量采用自然通风方式进行通风；在大声说话、咳嗽、喷嚏时要用纸巾遮掩并及时洗手；如果患者有痰将痰吐到纸内包好并放入黄色痰袋内，按医疗垃圾处理。

5. 饮食健康教育 腹内淋巴结结核病情较重时可有食欲减退、营养不良、贫血、长期发热及其他中毒症状，良好的营养状态对结核病的恢复起着至关重要的作用。向患者讲解保持良好营养状态对疾病恢复的重要性，如无合并症建议食用高热量、高蛋白、高维生素等丰富的食物，多食鱼、瘦肉、蛋、牛奶、豆制品等动、植物蛋白，如合并肠梗阻、肠瘘、消化道出血等症状时，请营养师会诊给予相应的饮食指导，给予少渣流质饮食，如大米粥、面片、牛奶、藕粉等；对合并糖尿病患者给予糖尿病饮食。

6. 用药指导

（1）用药常识的指导 介绍结核病的治疗原则为"早期、联用、适量、规律、全程"。早发现、早治疗，才能获得满意的治疗效果。联合用药可减少耐药菌的产生，药量不足、种类不够、组织内不能达到有效杀菌浓度，不仅疗效不佳，且易产生继发性耐药。滥用药物或药量过大，不但造成浪费，且极易出现不良反应。规律、全程用药是化疗成功的关键，讲解用药基本常识，使患者了解坚持治疗原则的重要性，并严格遵照化疗方案，避免漏服药、间断服药、擅自停药。讲解所用药物的作用、副作用，指导患者正确用药，做到发药到手、服药到口，服药期间禁止饮酒，避免加重对肝脏的损害。指导患者密切观察用药后的不良反应，发现不适及时告知。

（2）药物副作用监测指导 告知口服利福平可使尿、便、汗液、眼泪和唾液变为红色或橘黄色，出现这些情况不要紧张，是药物正常代谢现象；异烟肼的主要副作用是外周神经炎，特别是糖尿病、慢性肾衰竭、营养不良和嗜酒者更为明显；口服吡嗪酰胺者易出现关节痛，并可能影响正常的肝功能；应用乙胺丁醇时，可产生视神经炎，导致视力障碍，出现药物不良反应应及时告知医护人员。

7. 出院健康教育

（1）家庭生活指导 指导患者养成良好的生活习惯，要禁止吸烟、喝酒、避免降低抗结核药物的疗效。室内保持良好的通风，衣服、被褥、在烈日下暴晒4～6小时以上进行消毒处理。避免情绪波动及呼吸道感染，适当的户外锻炼，增加抗病能力，以不感觉累为宜。讲解睡眠的重要性，高质量充足的睡眠对调节人体免疫力具有重要的作用，指导患者要保持每日充足的睡眠8小时，以保证足够体力及良好的精神状态。

（2）复诊指导 告知患者出院后定期复查的项目，出院后2周复查血常规、肝肾功能及尿常规，如无异常以后每月复查血常规、肝肾功能及尿常规，一般3个月左右复查胸部CT，特殊情况遵医嘱执行，如果身体出现不适症状及时来医院就诊。

五、健康教育评价

1. 评价患者对淋巴结结核相关知识的掌握程度。

2. 评价患者是否掌握了结核药的主要不良反应，能否主动、规律服药。

3. 评价患者能否做到科学膳食、规律生活，特别是腹内淋巴结结核患者的饮食注意事项。

4. 评价患者的心理状况有无改善，是否能以积极的心态对待疾病。

5. 评价患者是否掌握消毒隔离知识，如结核病的主要传播途径、患者房间和衣服如何消毒、如何与健康人隔离等。

6. 评价患者是否掌握了淋巴结破溃处皮肤的护理。

7. 对于患者出院后的随访评价可通过随访记录、移动互联网手机 APP 信息平台、微信等进行。

8. 对于健康教育未能实现的部分目标，应寻求原因并采取相应的对策，努力使所有患者都能达成教育的预期目标。

第二节　结核性脑膜炎患者的健康教育

结核性脑膜炎是由结核分枝杆菌侵入蛛网膜下隙引起软脑膜、蛛网膜，进而累及脑实质和脑血管的非化脓性炎症疾病，是最常见的神经系统结核病，常继发于体内其他器官的结核病灶。在肺外结核中大约有 5%～15% 的患者累及神经系统，其中又以结核性脑膜炎最为常见，约占神经系统结核的 70% 左右。

一、健康教育评估

1. 评估患者年龄、知识层次、文化背景及学习需求。

2. 评估患者症状，如意识、神志、瞳孔及对光反射、头痛程度等。

3. 评估患者检查结果。

4. 评估患者结核性脑膜炎相关知识掌握情况。

5. 评估患者的生活能力、VTE、皮肤、坠床等风险。

6. 评估患者及家属对结核性脑膜炎居家护理以及患者康复锻炼知识的了解情况。

7. 评估患者自我形象紊乱、精神及心理状态。

二、健康教育计划

护理人员在制定健康教育计划时，根据患者年龄、知识层次、文化背景、学习需求及评估结果，同时注意结合结核性脑膜炎的疾病特点，制定出切实可行的健康教育计划，通过有效的实施，从而达到健康教育的目的。

1. 入院当天介绍入院须知，患者熟悉病房环境。

2. 根据患者的心理社会状况及文化程度，做好心理指导。

3. 入院后根据风险评估内容给予针对性安全防范措施教育，如坠床、皮肤、VTE、压力性损伤等。

4. 给予激素药物、结核药物的副作用及服药注意事项等的健康教育。

5. 给予腰椎穿刺的目的及穿刺后注意事项的健康教育。

6. 给予卧床功能锻炼方法的指导。

7. 出院前介绍居家服药、锻炼及复诊的注意事项。

三、健康教育目标

1. 满足患者学习需求。

2. 患者了解结核性脑膜炎及抗结核药物的相关知识。

3. 患者了解结核性脑膜炎规范治疗的重要性。

4. 患者掌握卧床的目的及意义，积极配合医护人员，坚持完成规范治疗。

5. 患者掌握科学饮食原则，营养状况改善。

6. 患者掌握预防压力性损伤、坠床及 VTE 等相关知识。

7. 患者及家属能够掌握居家护理及康复的相关知识。

8. 为患者提供心理支持，达到使患者树立战胜疾病信心的目的。

四、健康教育实施

（一）健康教育形式

健康教育的形式有个人宣教、小组式宣教和患者座谈会等。健康教育的方法有很多，可以采用语言教育、文字教育、音频教育等，通过知识讲座、有奖问答、同伴教育、发放宣传册、手机 APP 或者网络平台等形式，形式应具有趣味性、多样性、实用性，以便最大程度地提高健康教育效果。

（二）健康教育要点

1. 心理指导 医务人员根据患者的年龄、性格、知识层次、文化背景用真诚、平和、关切、和蔼的沟通态度与患者进行沟通，使患者有安全感，有利于患者配合治疗。告知患者结核性脑膜炎早期治疗可获良好疗效，消除患者消极、恐惧的心理，树立战胜疾病的信心。告知患者服用激素药物出现的副作用停用后症状会消失，减轻患者的心理压力。

2. 疾病知识指导 结核性脑膜炎是一种严重的继发性结核病，绝大部分原发病灶分布在肺部和气管、支气管淋巴结，也可以是肠系膜淋巴结及泌尿生殖器的结核或骨结核，这些病灶中的结核菌通过病灶内或附近的破损微血管进入血流引起菌血症，若进入中枢神经系统则有机会引起结核性脑膜炎；另外，结核菌还可以从颅骨或脊椎骨的结核病灶直接进入颅内或椎管内引起结核性脑膜炎。结核菌侵入中枢神经系统的血流后并不是每个患者都发生结核性脑膜炎，与机体的免疫力、反应性和抵抗力有密切关系；血-脑屏障的完善与否和发病也有关系，血-脑屏障完整的患者可能不易发病，而血-脑屏障有损伤的患者，结核菌则易进入脑内引起病变；除此之外是否发病也与侵入的结核菌的数量、毒力的强弱有密切关系。

3. 卧床指导 向患者讲解结核性脑膜炎高颅压期间卧床的意义，如果下床活动有可能引起脑疝的发生，提高患者的遵医行为，配合治疗。

4. 肢体功能锻炼指导 卧床期间指导患者及家属掌握肢体功能锻炼的方法，下肢的锻炼可以做抬腿、床上蹬自行车等运动，上肢的锻炼可以做上肢伸展、扩胸等运动，手臂的锻炼也可以采用手握有弹力的重力球等，时间和次数以不感觉累即可。

5. 腰椎穿刺的健康教育

（1）告知患者腰椎穿刺的目的

①降低脑压，缓解疼痛。

②测脑压，抽取脑脊液进行实验室检查。

③椎管内注入药物，治疗结核性脑膜炎。

④脑脊液置换。

⑤了解椎管有无梗阻。

（2）腰椎穿刺的操作要点

①医护人员操作时应严格按照防护措施执行，戴 N95 口罩、护目镜、一次性圆帽，穿隔离衣，戴手套。

②必要时根据医嘱术前 30 分钟快速静脉滴注 20% 甘露醇 250ml 降低颅内压，以避免因脑脊液压力梯度差过大诱发脑疝形成。

③协助患者去枕侧卧于硬板床沿，背部与床面垂直，头向前胸部屈曲，双臂抱膝紧贴腹部，使脊柱尽量后凸以增宽椎间隙，便于进针。

④协助医生皮肤消毒、铺洞巾并核对药物。穿刺点一般为第 3~4 腰椎棘突间隙或第 4~5 腰椎棘突间隙。两侧髂骨最高点连线与脊柱中线相交处为第四腰椎棘突，其上为第 3~4 腰椎间隙，其下为第 4~5 腰椎间隙。

⑤医生局部麻醉成功后，协助测颅压、收集脑脊液（CSF）2~5ml 后应立即送检；如需做培养时严格按照无菌操作留取标本；根据需要协助医生抽取药液，进行椎管内注药。

⑥观察患者呼吸、脉搏、面色，穿刺后有无头痛、呕吐、穿刺点出血等，有异常及时通知医生处理。

⑦术后穿刺针眼无菌敷料覆盖。

（3）腰椎穿刺的健康教育

①腰椎穿刺前做好解释工作，向患者说明腰椎穿刺的重要性和必要性、操作方法、操作中可能出现的情况以及如何配合，使患者消除紧张情绪。

②腰椎穿刺的体位必须正确，告知患者在医生操作时不能动，以防止针尖损伤神经或针头断裂造成严重后果。

③指导患者去枕平卧 4~6 小时，卧床期间不可抬高头部，可适当转动身体，以免引起术后低颅压头痛。

④指导患者术后保持穿刺部位的纱布干燥，防止感染。

6. 预防压力性损伤的指导 对于意识不清的患者要做好皮肤的护理：①防止局部组织长期受压。每隔 1~2 小时给患者翻身一次，患者侧卧时，使人体与床成 30°角，以减轻局部所承受的压力；②注意保护患者的骨隆突处，可使用软垫、气垫床等。避免使用环状器材（如圈状垫），因为其可使压力分布在圈状物衬垫的皮肤组织上，导致单位面积上组织压力增大，使发生压力性损伤的部位及周围组织血液循环不足、营养缺乏而延误压力性损伤部位的修复；③避免对局部发红皮肤进行按摩，按摩可导致局部损伤加重；④保持皮肤清洁干燥，做到勤翻身、勤擦洗、勤整理、勤更换、勤检查、勤交代等，预防压力性损伤的发生。

7. 预防深静脉血栓的健康指导　根据危险因素对患者进行 VTE 评估，对高危患者应采取有针对性地预防措施。指导患者行踝泵运动，以促进下肢静脉血液回流，减轻血流淤滞；根据病情选择适宜的机械预防方法并指导患者如何使用抗血栓袜、间歇气压装置、足底静脉泵等；遵医嘱正确使用药物预防深静脉血栓，注意观察药物的不良反应。

8. 饮食指导　鼓励患者正常进食，如无合并症建议食用高蛋白、高维生素及含钙丰富的食物，忌食辛辣、刺激性食物，多食鱼、瘦肉、蛋、牛奶、豆制品等动、植物蛋白，对合并糖尿病患者给予糖尿病饮食；对于服用激素引起的食欲增加和饥饿感，建议患者可多食蔬菜和水果，还可以预防便秘。

9. 用药指导

（1）用药常识指导　介绍结核病的治疗原则为"早期、联用、适量、规律、全程"。早期发现、早期用药，才能获得满意的治疗效果；联合用药可减少耐药菌的产生，药量不足、种类不够、组织内不能达到有效杀菌浓度，不仅疗效不佳，且易产生继发性耐药；滥用药物或药量过大，不但造成浪费，且极易出现不良反应；规律、全程用药是化疗成功的关键，讲解用药基本常识，使患者明白坚持治疗原则的重要性，并严格遵照化疗方案，避免遗漏和间断，服药期间禁止饮酒，避免加重对肝脏的损害。肾上腺皮质激素药物具有抗炎、抗过敏、抗纤维化、减轻脑水肿等作用，可以出现库兴综合征（向心性肥胖、满月脸、多血质外貌、皮肤有紫色纹、微血管脆性增加、骨质疏松等）。

（2）药物不良反应监测指导　告知口服利福平可使尿、便、汗液、眼泪和唾液变为红色或橘黄色，出现这些情况不要紧张，是药物正常代谢现象；异烟肼的主要不良反应是外周神经炎，特别是糖尿病、慢性肾衰竭、营养不良和嗜酒者更为明显，异烟肼可以通过血－脑屏障，结核性脑膜炎患者异烟肼用量高于其他结核病患者，所以更容易出现药物不良反应；口服吡嗪酰胺者易出现关节痛，并可能影响正常的肝功能；应用乙胺丁醇时，可产生视神经炎，导致视力障碍；肾上腺皮质激素类药物不能突然停药，要在医生指导下逐渐减量，指导患者出现药物不良反应及时告知医务人员。

9. 出院健康教育　患者完成住院期间的治疗，医务人员应给予恰当及时的出院教育，它将直接关系到患者继续治疗期服药的依从性及疾病的预后。

（1）家庭护理指导　个别结核性脑膜炎患者回家后仍要继续卧床，生活上需要家人照顾，告知家属在情感与行动上的支持对患者疾病恢复起重要作用，以取得家属的合作。

（2）日常生活指导　指导患者养成良好的生活习惯，要禁止吸烟、喝酒、避免降低抗结核药物的疗效或延长疗效。活动以不感疲劳为宜，活动后要适当休息，重症恢复期患者活动要循序渐进。高质量充足的睡眠对调节人体免疫力具有重要的作用，讲解睡眠的重要性，指导患者要保持每日充足的睡眠 8 小时，以保证足够体力及良好的精神状态。

（3）复诊指导　告知患者出院后复查的项目，定期复查头部 CT 或磁共振、肝肾功能、血常规、尿常规等化验检查，定时做腰椎穿刺检查，了解颅内压力及脑脊液生化、常规情况。

五、健康教育评价

1. 评价患者对结核性脑膜炎相关知识的掌握程度，如疾病治愈的关键、结核药、激素的主要不良反应，能否主动配合药物治疗。

2. 评价患者是否掌握了肢体功能锻炼的方法。

3. 评价患者是否掌握了高颅压期间卧床的目的及意义。

4. 评价患者能否做到科学膳食、规律生活。

5. 评价患者住院期间是否掌握了预防压力性损伤、坠床及 VTE 等相关知识。

6. 评价患者是否掌握了居家康复的相关知识。

7. 评价患者的心理状况有无改善，是否能以积极的心态对待疾病。

8. 对于健康教育未能实现的部分目标，应寻求原因并采取相应的对策，努力使所有患者都能达成教育的预期目标。

第三节　结核性胸膜炎患者的健康教育

结核性胸膜炎是临床上常见的肺外结核病，是结核分枝杆菌及其代谢产物进入高度敏感状态的胸膜腔引起的胸膜炎症，结核性胸膜炎可发生于结核分枝杆菌原发感染后，亦可发生在结核病病程的任何阶段。结核性胸膜炎的发病与结核分枝杆菌感染及机体的免疫状态密切相关。

一、健康教育评估

1. 评估患者年龄、知识层次、文化背景及学习需求。

2. 评估患者既往健康状况及个人卫生习惯。

3. 评估患者是否存在胸痛、胸闷、憋气、呼吸困难等症状。

4. 评估患者相关检查结果。

5. 评估患者结核性胸膜炎相关知识和抗结核药物的掌握情况。

6. 评估患者皮肤、跌倒、坠床、生活能力及营养状况。

7. 评估患者精神、心理状态。

二、健康教育计划

护理人员在制定健康教育计划时，根据患者年龄、知识层次、文化背景、学习需求及评估结果，同时注意结合结核性脑膜炎的疾病特点，制定出切实可行的健康教育计划，通过有效的实施，从而达到健康教育的目的。

1. 入院当天介绍入院须知，患者熟悉病房环境。

2. 根据患者的心理社会状况及文化程度，做好心理指导。

3. 入院后根据风险评估内容给予针对性安全防范措施教育，如跌倒、坠床、管路等。

4. 给予结核药物的副作用及服药注意事项等的健康教育。

5. 给予胸腔闭式引流管的健康教育。

6. 给予体温增高的注意事项的健康教育。

7. 出院前介绍居家服药及复诊的注意事项。

三、健康教育目标

1. 根据患者的具体情况制定健康教育目标，满足患者学习需求。

2. 患者了解结核性胸膜炎规范治疗的重要性，掌握药物治疗的知识。

3. 患者掌握预防跌倒、坠床及管路滑脱等相关知识。

4. 患者能积极配合医护人员，坚持完成规范治疗。

5. 患者掌握科学饮食原则，营养状况改善。

6. 患者能够调整心理状态，树立战胜疾病信心。

四、健康教育实施

（一）健康教育形式

健康教育的形式有个人宣教、小组式宣教和患者座谈会等。健康教育的方法有很多，可以采用语言教育、文字教育、音频教育等，通过知识讲座、有奖问答、同伴教育、发放宣传册、手机 APP 或者网络平台等形式，形式应具有趣味性、多样性、实用性，以便最大程度提高健康教育效果。

（二）健康教育要点

1. 心理指导　医务人员根据患者的年龄、性格、知识层次、文化背景用真诚、平和、关切、和蔼的沟通态度与患者进行沟通，消除患者消极、恐惧的心理，使患者有安全感，有利于患者配合治疗，树立战胜疾病的信心。在应用抗结核药之前评估患者的心理、精神状态，观察用药后患者的精神状态及心理反应，使心理问题对治疗的影响降到最低。

2. 疾病知识指导　机体在高敏状态下，结核分枝杆菌和其代谢产物进入胸膜腔时，就会迅速引起胸膜的炎症反应。结核分枝杆菌到达胸膜的途径有淋巴播散、血行播散和直接蔓延。胸膜受到结核分枝杆菌感染后，随即产生充血、水肿和纤维蛋白的渗出这就造成了干性结核性胸膜炎。随着病程的发展可有两种转归，一是病灶消散或造成胸膜增厚、粘连；二是由于机体对结核分枝杆菌和其代谢产物呈高度过敏状态，病情进展导致胸膜发生大量渗出性改变，渗出逐渐增多，而发展为渗出性胸膜炎。

3. 体温过高的健康指导　告知患者体温升高的原因，减轻患者的焦虑，并及时采取降温措施，并进行体温监测。

4. 呼吸困难的指导 呼吸困难时指导患者取半卧位或患侧卧位，出现呼吸急促不能平卧时应立即通知医生。

5. 胸腔闭式引流管的健康指导 告知患者留置胸腔闭式引流管的目的和注意事项，告知患者活动时不要将引流袋高于胸腔，以免引起引流液倒流入胸腔引起胸腔感染；妥善固定引流管，并告知患者在穿脱衣服时要注意保护引流管，防止管路滑脱。

6. 饮食指导 如无合并症建议食用高热量、高蛋白、高维生素及含钙丰富的食物，忌食辛辣刺激性食物，胸腔积液可导致纤维蛋白的流失，多食鱼、瘦肉、蛋、牛奶、豆制品等动、植物蛋白。蛋白质不仅能提供热量，还可以增加机体的抗病能力及机体修复能力，对食欲减退者，可以增加食物的色、香、味和锻炼的时间来提高食欲，对合并糖尿病患者给予糖尿病饮食。

7. 用药指导

（1）用药常识指导 介绍结核病的治疗原则为"早期、联用、适量、规律、全程"。早期发现、早期用药，才能获得满意的治疗效果；联合用药可减少耐药菌的产生，药量不足、种类不够、组织内不能达到有效杀菌浓度，不仅疗效不佳，且易产生继发性耐药；滥用药物或药量过大，不但造成浪费，且极易出现不良反应；规律、全程用药是化疗成功的关键，讲解用药基本常识，帮助患者建立正确的遵医行为，并严格遵照化疗方案，坚持按规定疗程完成治疗，避免遗漏和间断，切忌自行停止治疗。讲解所用药物的作用、副作用，指导患者正确用药，做到发药到手，服药到口。禁止饮酒，减轻药物对肝脏的损害，指导患者密切观察用药后的不良反应，发现不适及时告知医务人员。

（2）药物不良反应监测指导 告知口服利福平可使尿、便、汗液、眼泪和唾液变为红色或橘黄色，出现这些情况不要紧张，是药物正常代谢现象。异烟肼的主要不良反应是外周神经炎，特别是糖尿病、慢性肾衰竭、营养不良和嗜酒者更为明显。口服吡嗪酰胺者易出现关节痛，并可能影响正常的肝功能，应用乙胺丁醇时，可产生视神经炎，导致视力障碍，指导患者出现药物不良反应及时告知医务人员。

8. 出院健康指导 患者完成住院期间的治疗，医务人员应给予患者一个恰当及时的出院指导，它将直接关系到患者继续治疗期服药的依从性及疾病的预后。

（1）居家生活指导 指导患者养成良好的生活习惯，要禁止吸烟、喝酒、避免降低抗结核药物的疗效或延长疗效。室内保持良好的通风，合理安排休息与适当活动相结合合积极预防呼吸道感染，活动以不感疲劳为宜，活动后要适当休息，重症恢复期患者活动要循序渐进。高质量充足的睡眠对调节人体免疫力具有重要的作用，讲解睡眠的重要性，指导患者要保持每日充足的睡眠8小时，以保证足够体力及良好的精神状态。

（2）家庭护理指导 向患者家属讲解家庭成员在情感与行动上的支持对患者疾病恢复的重要作用，以取得家属的合作。

（3）复诊指导 告知患者出院后复查的项目，出院后2周复查血常规、肝肾功能及尿常规，如无异常以后每月复查血常规、肝肾功能及尿常规，一般3个月左右复查胸部 CT，如果身体出现不适症状及时来医院就诊。

五、健康教育评价

1. 评价患者是否掌握了结核性胸膜炎相关知识。

2. 评价患者是否掌握了结核药的主要不良反应。

3. 评价患者是否掌握了预防跌倒、坠床及管路滑脱等相关知识。

4. 评价患者是否能做到科学膳食、规律生活。

5. 评价患者住院期间是否能够积极配合医务人员完成规范化治疗。

6. 评价患者的心理状况有无改善，是否能以积极的心态对待疾病。

第四节　骨与关节结核患者的健康教育

骨与关节结核是骨骼或关节感染结核分枝杆菌后引起的肺外结核病，发病缓慢，病程长，合并症多，常因骨骺与关节的损伤而影响骨发育生长和关节功能，严重者甚至导致终生残疾。结核分枝杆菌进入人体内经血液循环到达骨与关节部位，不一定会立刻发病，它可以潜伏多年，待机体或局部抵抗力下降，潜伏的结核菌就活跃起来而出现临床症状。其中脊柱结核是最为常见的骨与关节结核，约占全部骨与关节结核的 50%，以腰椎最为常见，其次为胸椎、颈椎，骶椎少见。脊柱结核的常见临床表现为结核全身中毒症状、局部疼痛、寒性脓肿和窦道、脊柱畸形、脊髓损伤等。骨关节结核好发部位是膝关节、髋关节与肘关节，患者临床表现除了结核全身中毒症状外，一般病变关节有肿、痛、活动障碍等。目前骨与关节结核的治疗方案是在规范的抗结核化疗的基础上辅以手术治疗。

一、健康教育评估

1. 评估患者年龄、职业、文化程度、宗教信仰、心理社会状况。

2. 评估患者的既往健康状况、个人卫生习惯以及自理能力。

3. 评估患者目前疾病和身体整体状况，如症状、体征和相关的检查结果。

4. 评估患者的营养、皮肤、VTE、疼痛、跌倒、坠床等风险。

5. 评估患者骨结核病相关知识的掌握情况。

6. 评估患者及家属对结核病消毒隔离、居家防护以及患者康复锻炼知识的了解程度。

二、健康教育计划

骨关节结核是一种慢性消耗性疾病，长期低热、盗汗、食欲减退，患者更容易出现消瘦、贫血、低蛋白血症等情况，体质较差，同时伴随有疼痛，活动受限，甚至瘫痪，患者可出现暂时或终生的劳动力丧失或下降。术后规范的功能锻炼是患者康复的关键，由于患者出院后仍然需要较长时间的康复训练，所以对患者及其家属的健康教育尤为重要。医护人员应选择适宜的时机、方式及场所开展健康教育，教育者需要熟练掌握专业知识和交流技巧才能取得患者的信任，从而能更好地配合治疗。护理人员在制定健康教育计划时要注意结合骨与关节结核健康教育的特点，制定出切实可行的教育计划。

1. 入院当天介绍入院须知，患者熟悉病房环境。

2. 根据患者的心理社会状况及文化程度做好心理护理。

3. 入院后根据风险评估结果给予有针对性地安全防范措施教育，如跌倒、坠床、营养、疼痛、VTE、压力性损伤等。

4. 给予结核药物的副作用及服药的注意事项等健康教育。

5. 手术前完成术前宣教。

6. 讲解、示范康复功能锻炼的方法及注意事项。

7. 根据病情需要讲解相关支具的使用注意事项。

8. 出院前介绍居家康复及随访的相关内容。

三、健康教育目标

1. 给予患者讲解骨与关节结核的相关知识以及住院治疗期间的注意事项，达到提高患者的治疗护理依从性、促进患者康复、缩短住院时间的目的。

2. 给予患者心理社会支持，使其树立战胜疾病的信心。

3. 通过对患者高风险内容的健康教育，达到避免不良事件发生的目的。

4. 为患者讲解药物相关知识，提高患者服药依从性，降低骨结核复发率及耐药率。

5. 通过术前宣教，使患者了解手术流程及术后注意事项，降低患者对手术的恐惧心理。

6. 通过对患者及家属的健康教育，使患者熟练掌握功能锻炼的方法及康复支具使用的注意事项，以促进患者肢体功能恢复，提高患者生活质量。

7. 通过出院健康教育的有效落实，达到促进患者康复、早日回归社会的目的。

8. 通过对患者及其家属开展各种形式的健康教育，达到满足患者需求，提高患者满意度。

四、健康教育实施

（一）健康教育形式

骨与关节结核的健康教育贯穿于整个护理活动，责任护士从患者入院、手术到出院，结合患者的身、心、社会的需求，向患者讲解疾病的知识，用药的注意事项及饮食活动、休息、功能锻炼方法等。健康教育可以采用面对面健康教育、发放宣传册、手机 APP 或者网络平台等形式。内容要有实用性，语言通俗易懂，便于理解记忆，以便最大程度提高健康教育效果。

（二）健康教育要点

1. 入院后的健康教育

（1）入院须知的介绍　患者入院时责任护士热情接待，耐心、详细的介绍病区环境、主管医生及责任护士；介绍探视、陪住及作息等相关制度，及时通知主管医生尽早诊查患者，使患者积极调整好心态，尽快适应医院环境，配合相关检查和治疗。

（2）住院患者安全措施的健康教育　入院时进行跌倒、坠床相关评估，对于高风险患者给予相关健康宣教，如床头有相应标识；病床抬起床栏防止患者坠床；地面保持干燥，穿防滑鞋等预防跌倒；躁动患者适当给予保护性约束等。

（3）住院期间化验检查的健康教育　详细向患者介绍入院后、手术前及出院前常规检查内容、检查的目的及注意事项等，使患者能充分了解并能积极配合。

（4）饮食的健康教育　骨与关节结核为慢性消耗性疾病，且良好的营养状态对结核病的恢复起着至关重要的作用。向患者讲解保持良好营养状态对疾病恢复的重要性；鼓励正常进食，如无合并症建议食用高热量、高蛋白、高维生素及含钙丰富的食物；禁止吸烟、喝酒；对食欲减退者，为患者提供喜好的饮食，对肺结核合并糖尿病患者给予糖尿病饮食。

（5）抗结核药物的健康教育　强调早期、规律、适量、全程、联合用药原则的重要性，规律服药可有效降低复发率及结核药物的耐药情况；告知患者整个服药疗程大致所需时间及各种药物的副作用，如有耳鸣、恶心、呕吐等应及时通知主管医生，需空腹的抗结核药物应在服药后2小时后才可以进餐；患者在服用利福平后尿液、唾液等可呈橙红色，属正常现象，不必担心；告知患者一般术前规律服药2周方可手术治疗。

（6）骨与关节结核相关知识的健康教育　如脊柱结核应绝对卧床休息最大限度地防止后凸畸形发生和发展，防止截瘫的发生；关节结核应保持患肢肢体的功能位，下肢需要皮牵引患者，给予相关的健康教育；骨结核瘘患者的换药及保持伤口局部敷料清洁干燥的注意事项等。

（7）预防压力性损伤的健康教育

①保持皮肤清洁干燥。要做到勤翻身、勤擦洗、勤整理、勤更换、勤检查、勤交代。

②防止局部组织长期受压。每隔1～2小时给患者翻身一次，患者侧卧时，使人体与床成30°角，以减轻局部所承受的压力。

③注意保护患者的骨隆突处，可使用软垫、气垫床等。

④避免出现剪切力。当床头过高时容易发生剪切力和骶尾部受压，因此，患者采取半坐卧位时床头抬高不应超过30°，并注意不超过30分钟。

⑤避免对局部发红皮肤进行按摩，按摩可导致局部损伤加重。

2. 手术前的健康教育

（1）嘱患者放松心情，建立对疾病恢复的信心。

（2）用物准备中单、尿垫、支具、胸带、大小便器等。

（3）协助患者做好个人卫生（更衣洗澡，修剪指甲等），免疫力低下患者可以使用抗菌清洁用品，以降低手术感染风险。

（4）指导患者术前练习床上大小便。

（5）术前进行药物过敏试验及交叉配血，术前一日为患者备皮。

（6）术前 6 小时禁食，2 小时禁水，以保证麻醉安全；为保证睡眠，失眠的患者可服用镇静催眠药物，如术前出现发热、咳嗽、女性月经来潮应及时报告护士及医生，术晨患者取下义齿、首饰，交家属保存。

（7）术前患者呼吸功能锻炼的健康教育　麻醉以及气管插管后，患者气管分泌物增多；术后长时间都不能活动（尤其是脊柱手术的患者），加上手术的创伤都会使呼吸功能减弱，造成患者咳嗽排痰无力，故手术前指导患者进行腹式呼吸、缩唇呼吸、有效咳嗽等呼吸功能锻炼，以改善肺功能、增加呼吸肌力、促进肺膨胀，有利于术后痰液排出，并嘱患者禁烟。

3. 手术后的健康教育

（1）向患者介绍术后护理的观察内容及注意事项　使患者能积极配合治疗，如观察患者的生命体征，包括呼吸、脉搏、血压及神志，注意观察其肢体的感觉，运动有无障碍，肢体结核患者患肢持续抬高，并保持功能位，以减轻肿胀引起的疼痛等。

（2）患者术后引流管护理的健康教育　如如何保持引流管通畅，勿挤压、扭曲、打折，翻身时注意保护引流管避免脱出等。

（3）患者术后呼吸道康复教育　保持患者呼吸道通畅，避免肺部并发症的发生。如病情允许者，应尽量取半坐位，鼓励患者有效咳嗽；卧床患者应做扩胸训练，鼓励患者做深呼吸运动，加强自主活动；遵医嘱进行雾化吸入治疗；开胸患者进行缩唇呼吸或吹气球，促进肺复张。

（4）患者术后饮食指导　术后患者遵医嘱进食水，开始以清淡流食为主，禁食牛奶、豆浆及含糖高的食物，逐渐改为半流食，之后进食高蛋白、高热量、高维生素的普食。

（5）指导患者腹部按摩运动　每日进行腹部顺时针的按摩，可增加胃肠蠕动，减少腹胀、便秘及拔出尿管后尿潴留的发生。

（6）患者术后卧床的健康教育　颈椎结核患者头颈置颈托固定，保持头颈部中立位，防止颈部侧屈，仰卧时需将头部垫高与脊柱保持同一水平。脊柱结核患者应给予轴线翻身，每 1～2 小时翻身一次。具体方法：两名护士站在病床两侧，使用翻身布将患者平移至与翻身相反的方向，利用翻身布将患者轴向翻转至侧卧位，嘱患者身体前倾，将一软枕置于上腿膝下，上腿膝关节呈自然弯曲状；颈椎结核患者注意翻身保护头颈部；患者卧床期间要注意皮肤护理，预防压力性损伤的发生。

（7）做好疼痛相关的健康教育　使患者正确认识疼痛，以保证疼痛治疗的有效性；介绍止痛药物的常见副作用及处理方法；嘱患者在康复训练期间应遵医嘱按时应用镇痛药物，避免患者因为怕疼而不能坚持康复训练。

（8）术后患者预防深静脉血栓的健康教育　根据危险因素对患者进行 VTE 评估，对高危患者应采取有针对性地预防措施；指导患者行踝泵运动、抬高患肢，以促进下肢静脉血液回流，减轻血流淤滞；根据病情选择适宜的机械预防方法并指导患者如何使用抗血栓袜、间歇气压装置、足底静脉泵等；遵医嘱正确使用药物预防深静脉血栓，注意观察药物的不良反应。

①踝泵运动　卧床、清醒后或麻醉作用消失后，指导患者主动踝泵运动，通过做主动屈伸踝关节动作，起到像泵一样的作用，促进下肢的血液循环和淋巴回流，防止双下肢深静脉血栓，减轻身体水肿。指导患者根据实际情况躺或坐于床上，大腿放松，然后缓慢但用力地，在没有疼痛或者只有微微疼痛的限度之内，尽量大角度地勾脚尖（向上勾脚，让脚尖朝向自己）之后再向下踩（让脚尖向下），在最大位置保持10秒左右，然后放松，以踝关节为中心，脚趾做360°绕环，尽力保持动作幅度最大绕环，可以使更多的肌肉得到运动。10秒/次，10～30次/组，至少8组/日。

②梯度压力袜（GCS）　梯度压力袜可以包裹下肢，踝关节周围压力高于近端压力，形成梯度压力，减少静脉的横截面积，从而增加血流速度，促进血液循环，消除静脉瘀滞，从而达到抗血栓的目的，具体方法如下。

a. 患者平卧或坐于床上，脱掉或卷起裤腿。

b. 一手伸入梯度压力袜中直至脚后跟部，捏住梯度压力袜脚后跟中央部位将梯度压力袜翻出至脚后跟部。

c. 两手拇指撑开袜子，拉至脚背并调整好脚后跟部位，注意脚后跟部对准梯度压力袜后跟处。

d. 把袜筒往上翻，拇指在内四指在外，逐步向上以"Z"字形上提，穿好后将弹力袜贴身抚平。

弹力袜使用要注意以下事项。

a. 使用的过程中，如果发现皮肤有红、肿、痛、皮疹、角质变蓝或压力带经常脱落，请移除压力袜并请主管医生或护士检查压力袜的大小是否合适。

b. 对于腿长型压力袜织法变化的地方应位于膝盖以下2.5～5cm处，要将压力袜平拉至大腿根部，防滑带应位于大腿根部，以防袜套滑脱。对于膝长压力袜，袜跟应位于脚踝以下2.5～5cm。

c. 任何情况下请勿翻转袜跟，请勿将压力袜任何其他的部分覆盖在膝盖上。

d. 不能折叠，否则压力加倍。

e. 对于患有糖尿病或血管病的患者，请告知护士，须经常进行皮肤检查。

f. 避免扭转或过度拉扯袜子。

g. 更换袜子时，间隔的时间不要超过半小时。

（9）患者术后功能锻炼的健康教育　根据不同患者的病情、功能评定制定个体化功能锻炼措施；康复锻炼应循序渐进，逐渐增量；注意坚持并以患者主动锻炼为主；实施训练过程中，应保证治疗的安全性。锻炼方法如下。

①脊柱结核患者术后功能锻炼健康教育

a. 鼓励并协助患者进行肢体康复锻炼，定时为患者做肢体肌肉按摩或给予预防静脉血栓仪治疗，每天2～3次，每次20～30分钟；预防关节僵直、肌肉萎缩、静脉血栓等并发症的发生；加强关节主动、被动活动，有助于保护关节功能和促进关节功能修复。

b. 术后 1～2 日进行双下肢的肌肉按摩，进行足趾、踝、膝关节的屈伸、旋转活动，股四头肌的等长收缩练习，每日 2～3 次，每次 10～20 分钟；同时指导并督促患者进行床上抬头、深呼吸及上肢的自主活动。

c. 3 天后逐步增加活动量，可主动伸屈各关节，指导患者进行双下肢直腿抬高练习。

d. 术后拍片根据内固定及骨质情况穿支具下床活动，以增加脊柱的稳定性，保持胸腰部肌肉的肌力；为防止由于长期卧床突然改变体位引起的不适症状，指导患者可以按以下方法进行。

· 先将床头摇起，在腰部垫一软枕靠坐约 20 分钟，以适应体位的改变。

· 如无心慌、恶心等不适症状，可以臀部为中心，在床边空坐。

· 如无不适，可在护理人员或家属的帮助下站立片刻，也可借助习步架的力量原地抬腿。

· 如无心慌或站立不稳等情况，可在家属的搀扶下行走。

· 下肢及腰部肌肉有力量后，方可逐渐独立行走。

· 下床时正确佩戴胸、腰围，避免活动时造成脊柱扭曲，以加强胸、腰部保护。

e. 颈椎结核患者视病情允许，戴颈托下床活动，给予助行器扶行，应有专人看护，注意保证周围环境的安全，预防意外。

②关节结核患者术后功能锻炼健康教育

a. 应根据患者病情选择体位　避免不正确的体位和姿势所导致的畸形，维持肢体功能位，减少关节挛缩、变形、肢体失用或畸形的发生率。

b. 髋关节结核患者　髋关节置换术患者保持患侧肢体功能位，维持患髋屈曲 5°～10°，外展 40°～45°；术后及早行膝、踝关节的屈伸和足部活动，给予患肢肌肉按摩。

c. 膝关节结核患者　术后早期进行踝关节和足部活动；指导患者练习股四头肌等长收缩，防止股四头肌粘连、萎缩、伸膝无力，逐步进行负重练习。

d. 肘关节结核患者　术后早期练习握拳、伸指及腕关节的各种活动，术后第 2 天开始练习肩关节各种活动。

4. 出院健康教育

（1）讲解出院后定期复查的项目及用药注意事项　如嘱患者规律服药，不得随意停药、减药，每月监测血沉、血常规、肝功能、X 线片、CT、MRI 等。

（2）讲解饮食注意事项　如饮食应以清淡为主，多吃高蛋白、低脂、高热量、高纤维、高维生素食物，以保证营养，尽量少进食刺激性大的食物；抗结核治疗期间禁止饮酒，以免诱发或加重药物性肝损害发生。

（3）指导患者保持伤口周围的清洁干燥，如伤口出现红、肿、热、痛或体温升高超过 38.5℃ 及时就医。

（4）指导患者正确使用辅助器具并进行康复功能锻炼，注意循序渐进，不可操之过急。

（5）脊柱结核患者以卧床休息为主，卧硬板床为宜，睡眠时选择合适的枕头，保证充足的睡眠时间。

（6）向患者介绍佩戴颈托、腰围及其他支具的重要性和注意事项，取得患者的配合。

颈托的佩戴方法及注意事项如下。

①卧位佩戴方法。

a. 双手托住枕部并轻轻抬起枕部。

b. 将后垫通过近侧颈部向对侧插入或从枕部向下插入，使后垫下缘至肩颈部，上缘应低于两侧耳郭，注意暴露患者耳郭皮肤，以防发生压力性损伤。

c. 将前托两侧稍微外展，从胸骨柄处将前托向上推移，直到下颌部完全放入前托的下颌窝内为止。

d. 从后面向前拉紧双侧粘胶带，并调节至适宜松紧度，粘好粘扣。

坐位佩戴方法。先妥善放置好前托位置，一手托住并固定下颌，另一手将后垫置于枕颈部中央位置，从后面完全将前托包裹向前拉紧双侧粘扣，注意松紧度的调节，并粘好粘扣。

②佩戴注意事项

a. 颈托的松紧要适宜，佩戴后患者应无气紧、头晕等不适，以能放入1个手指为宜。

b. 使用时应注意观察患者的颈部皮肤状况，防止颈部及耳郭、下颌部皮肤破损。

c. 颈托一定要先佩戴好后，患者再坐起或下床，直到卧床后方可去掉颈托。

d. 长期使用颈托可能会引起患者颈背部肌肉萎缩、关节僵硬，所以颈托佩戴时间不是越久越好，应遵医嘱进行。

五、健康教育评价

1. 评价患者对骨关节结核相关知识的掌握程度以及对治疗、护理的依从性。

2. 评价患者的心理状况有无改善。

3. 评价患者的安全防范措施是否落实到位。

4. 评价患者功能锻炼掌握情况。

5. 评价患者的康复状况以及生活自理能力等。

6. 评价患者的满意度。

（王亚红 雷国华 王倩）

参考文献

［1］王秀华. 现代结核病护理学［M］. 北京：中国医药科技出版社，2017.

［2］王秀华，聂菲菲. 结核病护理新进展［M］. 北京：北京科学技术出版

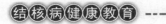

社，2017.

[3] 王丽娟.实用结核病护理学［M］.北京：科学出版社，2009.

[4] 李亮，李琦，许绍发，等.结核病治疗学［M］.北京：人民卫生出版社，2013.

[5] 慕迎成，孟桂云.结核病感染控制［M］.北京：人民卫生出版社，2013.

[6] 宁宁，成冀娟，李继平.骨科护理手册［M］.北京：科学出版社，2012.

[7] 秦世炳.正确认识骨结核［M］.北京：科学出版社，2021.

[8] 秦世炳.脊柱结核手术失败病例荟萃分析［M］.北京：科学出版社，2019.

[9] 中国加速康复外科专家组.中国加速康复外科围手术期管理专家共识（2016）［J］.中华外科杂志，2016，56（6）：413-418.

第五章 常见结核病围术期患者的健康教育

第一节 肺结核围术期患者的健康教育

外科治疗是肺结核的重要治疗方法之一，尤其对于空洞性肺结核、结核球、损毁肺、反复咯血等，外科治疗起着不可替代的作用。健康教育是肺结核外科治疗护理工作中的一项重要工作，为患者提供外科治疗相关知识，提高患者依从性，对患者做好术前身心准备及促进术后康复都起着十分重要的作用。

一、健康教育评估

1. 评估患者年龄、文化程度、理解能力、获取疾病和手术相关知识的需求。

2. 评估患者疾病状况　如：肺结核的分型、有无排菌、咯血情况、并发症等情况。

3. 评估患者术前健康状况　如既往病史、营养状况等。

4. 评估患者手术方式、术中出血情况及生命体征变化等。

5. 评估患者术后病情　如生命体征、引流、咳嗽、咳痰、疼痛、进食、活动等情况。

6. 评估患者对肺结核病相关知识，如服药原则、消毒隔离等内容的了解和掌握程度。

7. 评估患者的心理状况　对疾病及手术的态度、家庭社会支持等。

二、健康教育计划

肺结核外科治疗的适应证主要包括空洞性肺结核、结核球、大块干酪病灶、损毁肺、反复咯血或感染、痰菌阳性、合并有合并症（如支气管狭窄/扩张、淋巴结结核、血气胸、脓胸等）、不能排除肿瘤等，针对以上疾病及胸科手术特点，制定肺结核外科治疗围术期健康教育计划如下。

（一）术前健康教育计划

1. 咯血时的健康教育。

2. 痰菌阳性患者的消毒隔离。

3. 呼吸道准备的健康教育。

4. 营养支持的健康教育。

5. 术前准备工作相关内容　如消化道准备、皮肤准备等。

6. 心理指导。

（二）术后健康教育计划

1. 讲解正确的咳嗽咳痰方法。

2. 讲解饮食治疗的重要性。

3. 讲解术后活动的方法。

4. 指导患者肢体功能锻炼。

5. 讲解预防 VTE 相关知识。

6. 讲解携带引流瓶的注意事项。

7. 讲解雾化吸入的方法及注意事项。

8. 讲解手术疼痛的相关知识，如疼痛的原因、程度、治疗等。

三、健康教育目标

1. 患者能够了解咯血时的注意事项、消毒隔离方法、术前呼吸道及消化道准备方法、术前营养准备、术前活动方法。

2. 缓解患者术前紧张情绪。

3. 掌握正确的咳嗽咳痰方法、术后早期活动方法、术后肢体功能锻炼、预防 VTE 相关知识、携带引流瓶的注意事项。

4. 通过对患者开展各种形式的健康教育，满足患者需求，提高患者就医获得感。

四、健康教育实施

（一）健康教育形式

1. 讲课　以小讲课的形式向患者做肺结核病的相关知识及术前准备用物等讲座，同时解答患者提出的疑问。

2. 宣传板　以挂板形式向患者宣传手术相关知识内容，如肢体功能锻炼。

3. 视频和演示　将呼吸功能锻炼、咳嗽排痰方法、踝泵运动、胸腔闭式引流的注意事项等拍摄成短视频，以电视滚动播放、手机 APP 播放等形式向患者传递相关知识的影像，同时进行演示，让患者形象的了解实施方法。

4. 图文资料　将小讲课重点内容印制于纸上，在小讲课时发给患者，加深患者记忆。

（二）健康教育要点

1. 入院后的健康教育

（1）咯血　咯血易引起结核病灶散播，特别是中量或大咯血时，所以咯血患者要采取患侧卧位，咯血时不能屏气，及时将血咯出，避免窒息；咯血严重时应禁食，咯血停止后饮食应有足够热量，进富含维生素和易消化的温凉饮食（半流食或流食为宜），禁止进辛辣刺激性的食物；同时保持大便通畅，防止排便用力，腹压增加，再次发生咯血。

（2）消毒隔离　肺结核病手术治疗的适应证中，包括痰菌阳性的患者，排菌的肺结核患者通过咳嗽、打喷嚏、大声说话等，将含有结核菌的微滴核传播到空气中而传染给他人，对患者和家属进行消毒隔离知识的健康教育显得尤为重要。

①口罩的使用　排菌的肺结核病患者是传染源。向排菌的肺结核患者和家属讲解肺结核的传播途径，告知患者在公共场所或在与人交谈时都应佩戴口罩，以减少疾病的传播；家属与患者密切接触时也要佩戴口罩，减少被传染的机会。

②痰液的处理　指导患者将咳出的痰液吐在纸里，如果在医院，将痰纸扔到黄色垃圾桶内；如果在家中，将痰纸放入固定耐热的容器（如带盖的铁痰盂）中焚烧处理；如果在外面，将痰纸放入垃圾袋中，带回家处理。

③习惯的养成　向患者讲解如果在排菌期，1次咳嗽可使具有传染性的微滴核增加到3500个，1次喷嚏可排放高达100万个具有传染性的飞沫核。因此，传染性肺结核患者在咳嗽、喷嚏、大笑、大声谈话时一定要以纸巾遮住口鼻，以减少含有结核菌的飞沫排到空气中，用后的纸巾不要随手丢弃，应集中焚烧处理。

④空气的清洁　开窗通风使空气流通，是减少室内空气中菌量的有效方法，每天不少于2次，每次不少于半小时，通风不好的房间可安装换气扇或空气消毒机。天冷时通风要注意为患者保暖或暂时避开通风的房间，以免发生受凉感冒。

⑤接触的防护　有条件的家庭，要做到分室居住；没有条件分室居住，要做到分床睡；餐具要单独使用，并定期煮沸消毒；衣物和被褥定期晾晒，阳光紫外线消毒；物品和地面每天清洁。

（3）戒烟　说服患者于术前戒烟，否则会导致呼吸道黏膜内的腺体遭到破坏，分泌大量的黏液，纤毛运动受到限制；气道阻力增大、纤毛变短而不规则，引起纤毛运动障碍。因此住院患者应及早戒烟，改善肺的呼吸功能。

（4）心理指导　患者对肺结核往往缺乏正确认识，生病后怕影响生活和工作。又因结核病是慢性传染病，由于住院隔离治疗，家人和朋友不能与患者密切接触，加上疾病带来的痛苦，病史较长，且由于反复多次治疗后病情仍未得到控制，故对治疗效果产生怀疑常出现自卑、多虑、悲观等情绪，对手术能否成功、能否度过手术危险期、术后是否会影响身体正常形态和生活质量以及工作、学习等存有疑虑，耐心细致的做好解释工作，并告诉患者肺结核是可以通过手术方式治愈的，向患者介绍手术方法，使患者建立信心。护士及时了解患者的心理变化，采取以开导及讲解为主的措施，做好心理疏导，列举成功实施手术的病例鼓励患者。

2. 手术前的健康教育

（1）呼吸道的准备　胸部结核病程长，消耗大，心肺功能及全身状况均有不同程度下降，因此术前鼓励并协助患者做好呼吸道的准备工作。

①指导患者进行呼吸功能锻炼　可以增强呼吸肌肌力和耐力，改善肺功能，加大呼吸幅度，减少解剖死腔，提高肺泡通气量和血氧饱和度。包括腹式呼吸、缩唇呼吸、呼吸功能锻炼器等方法。

a. 腹式呼吸指吸气时腹部凸起，吐气时腹部凹陷的呼吸法。让患者取坐位或平卧位、半卧位，屈膝，放松腹部肌肉，将双手分别放在上腹部和前胸部，来感觉胸腹部的运动。用鼻较慢、较深的吸气，此时膈肌松弛、腹部膨隆，坚持几秒钟，呼气时，腹肌收缩，腹部的手有下降感。患者可每天进行练习，每次做 5 ~ 15 分钟，每日训练以 5 ~ 7 次为宜，逐渐养成平稳而缓慢的腹式呼吸习惯。需要注意的是，呼吸要深长而缓慢。训练腹式呼吸有助于增加通气量，降低呼吸频率，还可提高咳嗽、咳痰能力。

b. 缩唇呼气法就是以鼻吸气、缩唇呼气，即在呼气时，收腹，胸部前倾，口唇缩成吹口哨状，使气体通过缩窄的口型缓缓呼出。吸气与呼气时间比为 1 : 2 或 1 : 3，要尽量做到深吸慢呼，缩唇程度以不感到费力为适度。每分钟 7 ~ 8 次，每天锻炼 2 次，每次 10 ~ 20 分钟。

c. 指导患者正确使用呼吸功能锻炼器　训练时患者紧紧含住吸气嘴，吸气时进入三球仪的空气将 3 个球在各自的小室里依次向上推。首先靠近试管连接处的第 1 个球会向上走直达顶端，然后中间小室里的球会向上走，最后第 3 个球也会被吸起来。当吸气停止后，球会落下回到最初的位置。

②雾化吸入　对合并支气管扩张、气管、支气管内膜结核病变应做雾化吸入治疗，病变治愈或好转后再行手术治疗。对防止术后并发症具有积极意义。

（2）消化道准备　按全麻术前消化道准备。告知患者术前禁食水的目的及时间：术前 6 小时禁食，术前 2 小时禁水，以防因麻醉手术过程中的呕吐而引起窒息或吸入性肺炎。目前快速康复发展迅速，对全麻术前禁食水时间要求有所缩短，提倡禁饮时间术前 2 小时，之前可口服清流质，包括清水、糖水、无渣果汁、碳酸类饮料、清茶及黑咖啡（不含奶），不包括含酒精类饮品；禁食时间术前 6 小时，之前可进食淀粉类固体食物（牛奶等乳制品的胃排空时间与固体食物相当），但油炸、脂肪及肉类食物则需要更长的禁食时间。具体禁食水时间还应根据患者病情、手术方式等遵医嘱执行。

（3）全身状况准备

①告知患者做好全身重要器官功能检查的重要性。评估患者对手术耐受力；影像学的检查可以确定结核病的范围、程度、治疗效果、目前病变是否稳定，了解健侧肺的情况，是术前不可缺少的检查手段。

②改善全身状况　对于贫血、营养不良的患者应纠正贫血，补充蛋白质、碳水化合物、脂肪及维生素，以保证患者有足够的体力接受手术。告知患者应进食高蛋白、易消化食物，注意食物的色、香、味，增加患者的食欲，以满足机体营养的需求，并储存能量，达到耐受手术的目的。

③控制感染　肺结核常合并其他感染或其他疾病（糖尿病、支气管扩张等）术前应合理使用抗生素，预防术后呼吸道感染。

④抗结核药物的应用　需向患者讲解一般情况下应系统服用抗结核药物 6 个月后方可行手术治疗。术前应保留 1 ~ 2 种患者未使用过且对结核菌敏感药物以备术后抗结核用。

（4）手术区皮肤准备　术前一日备皮，术晨更换清洁病服。

（5）适当运动　术前鼓励患者做上下楼运动，时间以患者耐受程度为准，一天 2 次；早晚室外散步或慢跑，两项活动交替进行；原地蹲起运动，每次从 5 个开始逐渐增加，每日 3 次。增加患者对运动的耐受度，为术后康复打好基础。

（6）营养支持　结核病为慢性消耗性疾病，导致营养不良，应给予高热量、高蛋白饮食，在基本饮食的基础上加餐 2 次，增加富含蛋白质的食物，尤其是优质蛋白，如黑鱼、猪瘦肉、鸡蛋、鸭蛋、牛肉、羊肉等。贫血患者还应适当增加含铁食物的摄入，如牛肉、羊肉、动物肝脏、动物血、蛋黄、蘑菇、菠菜、黑木耳、黑芝麻等。长期高蛋白膳食会使维生素 A 需要量增加，且营养不良者一般肝脏中维生素 A 贮存量下降，所以要及时补充。动物肝脏、鱼肝油、蛋、奶及其制品、绿叶蔬菜、黄色蔬菜及水果类含维生素 A 较高，宜食用。多食含维生素丰富的食物如水果、坚果。必要时遵医嘱使用营养补充剂。

（7）预防 VTE 的健康教育　患者术前应高纤维素饮食，在病情允许情况下应增加饮水量。能下床的患者，保证每日下床活动。

（8）做好疾病知识讲解　护士应及时评估患者对疾病知识的需求、文化程度、接受能力，采用形式多样的方法为患者提供结核病及其治疗的相关知识和信息。外科治疗是通过手术治疗那些经内科药物和其他方法不能治愈的肺部结核病，手术使得相当一部分的难治性肺结核和重症肺结核以及肺结核治疗中产生严重并发症的患者获得了痊愈。因此，护士要充分讲解规范治疗的重要性和注意事项，将手术治疗的信息及时传达给患者；另外，治疗过程中要加强沟通，及时满足患者需求，从而提高患者依从性，坚定患者治愈的信心。

3. 术后健康教育

（1）咳嗽排痰方法　手术后第 1 日上午开始进行，向患者讲解咳嗽排痰的方法，指导患者配合护士操作，达到有效咳嗽排痰的目的。

①两步咳痰法　取舒适体位，先行 5~6 次深呼吸后，于深吸气末保持张口状，连续咳嗽数次使痰到咽部附近，再用力咳嗽将痰排出。

②辅助咳嗽排痰法　将手空心握拳，适度拍打震动患者背部，由下及上、由两侧至中央，避开手术切口，反复进行 8~10 分钟。然后让患者做有效咳嗽，咳嗽前嘱其深吸气，之后用力咳出痰液。具体方法是：当患者在呼气期或咳嗽时，护士用两手固定其胸部两侧给予辅助，患者深吸气时护士双手放松，长呼气时加压，以加强咳嗽效果；指压咳痰：护士站在患者术侧，一手放在患者颈后稍向前用力抵住患者，另一手食指和中指放在胸骨上窝气管处，先让患者轻咳后深吸气用力做暴发性咳嗽，吸气末食指和中指给予压力刺激气管使其咳嗽。刺激的效果与患者反应程度、耐受情况有关。此法常用于咳嗽反应弱的患者。

③振动排痰机　机械震动的瞬间施加合适的压力，可以减少疼痛，利于咳嗽排痰；同时还能促进局部血液循环，加速淋巴回流，消除水肿，使肺通气阻力减少。此操作简单、效果确切、不受患者体位影响，解决了危重患者的拍背问题。向患者解释行此操作的方法及目的，取得患者配合。

④气管镜吸痰　对于咳嗽无力、反应迟钝或上述协助咳嗽排痰无效的患者早期进行纤维支气管镜吸痰。气管镜吸痰前需禁食 6 小时、禁水 2 小时。向患者解释行此操作的方法及目的，取得患者配合。

（2）胸腔闭式引流的注意事项

①保持引流通畅　活动时注意引流管不要弯折、扭曲、受压、阻塞、脱出等，造成引流不畅。

②鼓励患者咳嗽及深呼吸运动　促使胸膜腔内气体及液体排出，使肺复张。

③引流管要妥善固定　患者活动时应避免牵拉引流管，以防疼痛或引流管脱出。下床活动时，引流瓶位置应放置在低于引流口 60 厘米的位置，一般低于膝关节，同时应保持引流瓶直立状态，不能倾斜，以免液体逆流入胸膜腔。若引流瓶倒地或不慎脱出，应立即通知医务人员。

（3）雾化吸入　患者由于术前术后禁食、术后呼吸幅度变浅、过度换气使呼吸道分泌物黏稠不易咳出，雾化吸入可改善因气道炎症而恶化的微环境、稀释痰液，利于排出。雾化吸入时，鼓励患者进行深而慢的呼吸，即缓慢吸气 2~4 秒，然后屏气 2~3 秒，缓慢呼气 3~4 秒，呼吸 6~8 次/分；患者取坐位，使膈肌下移，增大通气量，减少雾滴惯性嵌顿、增加重力沉降，提高雾滴在肺部的沉积。

（4）术后疼痛　由于开胸患者手术切口大，切断肌纤维较多，术后置胸腔引流管刺激肋间神经等多种原因，患者疼痛较为剧烈。疼痛会影响咳嗽、食欲、睡眠等，伤口疼痛限制了其咳嗽活动，因此术后及时有效的镇痛是做好呼吸道管理的前提。向患者解释术后疼痛的原因，打消患者使用止疼药物成瘾等顾虑。教会患者使用自控镇痛（PCA）设备。

（5）指导患者如何肢体功能锻炼　术后指导患者活动术侧手臂，先从握拳、活动肘关节、活动肩关节，手臂上举，爬墙及肩关节向前活动，拉绳运动，以使肩关节活动范围恢复至术前水平，预防肩关节废用性萎缩。

（6）术后进行循序渐进的运动

①当日全麻清醒后即可在床上活动肢体，如松拳握拳、踝泵运动、膝关节屈伸等动作。

②术后第 1 日按如下顺序活动：先坐于床上，然后再坐在床边，将下肢垂于床边，站在床边，原地踏步，床边行走。如活动过程中出现心慌、头晕、憋气等不适时，即刻停止活动，取半卧位休息并吸氧。

③术后第 2 日，如患者无不适可在病房步行活动，一般上下午各一次，每次约 10~15 分钟，有任何不适立即停止活动并休息，视患者身体情况适当增加活动时间。

④术后第 3 日以后，视患者身体状况可到楼道内活动，并逐渐增加活动时间及频率，在楼道内活动时注意保暖、穿防滑鞋等。

（7）术后患者遵医嘱进食水　能进食的患者，应保证营养的摄入，开始以清淡流食为主，逐渐改为半流食，以后进食高蛋白、高热量及高维生素饮食，少食多餐，必要时摄入营养补充剂。

（8）预防 VTE 的健康指导　根据危险因素对患者进行 VTE 评估，对高危患者应采取有针对性地预防措施。患者术后应尽早开始下肢功能锻炼，对于麻醉未清醒的患者，应进行被动运动，如自下而上人工挤压腓肠肌、踝关节被动运动等。患者麻醉清醒后可进行主动运动，如踝泵运动、膈肌运动等。在病情允许的情况下尽早下床活动。对于 VTE 中高危患者，应遵医嘱给予物理预防如梯度压力袜、间歇充气加压装置、足底静脉泵等及药物预防的相关健康教育。

①踝泵运动 指导患者主动踝泵运动，通过做主动屈伸踝关节动作，起到像泵一样的作用，促进下肢的血液循环和淋巴回流。指导患者躺或坐于床上，大腿放松，然后缓慢但用力地，在没有疼痛或者只有微微疼痛的限度之内，尽量大角度地勾脚尖（向上勾脚，让脚尖朝向自己）之后再向下踩（让脚尖向下），在最大位置保持 10 秒左右，然后放松，以踝关节为中心，足部做 360°绕环，尽力保持动作幅度最大绕环，可以使更多的肌肉得到运动。10 秒/次，10 ~ 30 次/组，至少 8 组/日。如病情允许可做膝关节屈伸运动。

②膈肌运动 指导术后患者行深呼吸，每小时 10 ~ 20 次，增加膈肌运动，促进血液回流。

4. 出院健康教育

（1）讲解抗结核药物注意事项 肺结核病术后应继续服用敏感的抗结核药物，嘱患者遵医嘱规律服药，不得随意停药、减药，注意药物的不良反应和应对方法，一旦出现及时就诊。

（2）指导患者观察伤口愈合情况 如出现伤口肿胀、渗出等情况及时就诊。

（3）讲解饮食注意事项 如进食高热量、高蛋白、高维生素饮食，必要时摄入营养补充剂，以利于机体功能恢复。

（4）告知患者抗结核药治疗期间禁止饮酒 以免诱发或加重药物性肝损害发生。

（5）嘱咐患者定期复查 做好居家消毒隔离，预防疾病传播。

五、健康教育评价

1. 评价患者肺结核相关知识的掌握程度。

2. 评价患者肺功能是否改善。

3. 评价患者对术后有效咳痰的掌握情况。

4. 评价患者对雾化吸入方法的掌握情况。

5. 评价患者疼痛是否减轻。

6. 评价患者手术后肢体功能锻炼的程度。

7. 评价患者是否科学饮食，营养状况是否得到改善。

8. 评价患者是否能够遵医嘱正确服用抗结核药物，防止疾病的复发。

第二节 气管、支气管内膜结核围术期患者的健康教育

气管、支气管结核是发生在气管、支气管黏膜或黏膜下层的结核病，亦称气管、支气管内膜结核（EBTB）。活动性肺结核中大约 10% ~ 40% 伴有 EBTB。气管、支气管内膜结核女性多于男性，男女比例为 1∶4.2，各年龄组均可发生。20 ~

29 岁年龄组占多数。多数气管、支气管内膜结核常继发于肺结核，少数继发于支气管淋巴结核，经淋巴和血行播散引起支气管内膜结核者极少见。气管、支气管结核只要早发现、及时正确治疗，基本上可以内科治愈。因延误诊断、治疗不当或者临床重症支气管结核合并所属气道狭窄、闭锁，造成末梢肺叶和肺段不张甚至毁损肺，导致通气功能不良及反复阻塞性感染，合并支气管扩张伴咯血等，在全身抗结核治疗的基础上加强支气管内局部介入治疗仍不能取得满意疗效者，均应考虑外科手术治疗。

一、健康教育评估

1. 评估患者的年龄、知识水平、文化背景、学习需求及接受能力等。

2. 评估患者对所患疾病的认识、顾虑及所造成的心理反应。

3. 评估患者的经济状况、家庭支持及社会支持等情况。

4. 评估患者既往有无结核病史、是否接受过正规治疗；近期周围环境中有无结核患者以及是否有密切接触史。

5. 评估患者目前的疾病状况　是否有乏力、盗汗、午后低热、纳差、体重下降等；是否有刺激性咳嗽、咳痰、支气管喘鸣、呼吸困难及胸痛等。

6. 评估患者疾病和治疗相关的检查情况。

7. 评估患者的营养状况。

8. 评估患者的手术方式、术中情况（出血量、生命体征变化等）。

9. 评估患者术后情况　如生命体征、咳嗽、咳痰、疼痛、引流、进食、活动等情况。

二、健康教育计划

1. 向患者介绍病区环境、规章制度等。

2. 讲解术前辅助检查的内容、目的、配合方法等。

3. 根据患者的心理状况及文化程度实施心理指导。

4. 讲解气管、支气管内膜结核的发病原因、症状、体征、诊断以及治疗原则；讲解抗结核药物的正确使用及抗结核药物的不良反应。

5. 讲解呼吸道准备的方法、重要性；指导患者进行呼吸功能炼锻及雾化吸入方法。

6. 讲解气管、支气管内膜结核手术方式、术前准备的内容、方法。

7. 讲解术后可能出现的不适及应对措施。

8. 讲解气管、支气管内膜结核外科治疗术后的颈部体位及术后的各项治疗护理配合方法。

9. 讲解饮食治疗的重要性，指导患者合理膳食增加营养。

三、健康教育目标

1. 患者熟悉病区环境及各项规章制度。

2. 患者了解术前检查的内容、目的、积极配合。

3. 患者情绪稳定，主动学习健康教育知识。

4. 患者了解气管、支气管内膜结核的相关知识及治疗原则；遵医嘱正确使用抗结核药物；了解抗结核药物的不良反应。

5. 患者掌握呼吸功能锻炼及雾化吸入的方法。

6. 患者了解气管、支气管内膜结核的手术方式，积极配合完成术前准备的内容。

7. 患者了解术后可能出现的不适及应对措施；无并发症或并发症得到及时发现和处理。

8. 患者对术后颈部体位的改变给自己带来的不适有充分的心理准备，掌握术后颈部体位的配合方法、注意事项及术后的各项治疗护理配合方法。

9. 患者掌握科学饮食原则，营养状况改善。

四、健康教育实施

（一）健康教育形式

1. 讲课 以小讲课的形式向患者做气管、支气管内膜结核疾病相关知识及术前准备用物等讲座，同时解答患者提出的疑问。

2. 宣传板 以挂板形式向患者宣传手术相关知识内容，如术后颈部体位的改变。

3. 视频和演示 将呼吸功能锻炼、咳嗽排痰方法、踝泵运动、胸腔闭式引流的注意事项等拍摄成短视频，以电视滚动播放、手机 APP 播放等形式向患者传递相关知识的影像，同时进行演示，让患者形象的了解实施方法。

4. 图文资料 将小讲课重点内容印制于纸上，在小讲课时发给患者，加深患者记忆。

（二）健康教育要点

1. 入院后的健康教育

（1）入院须知的介绍 患者入院时责任护士热情接待，耐心、详细的介绍病区环境、主管医生及责任护士；介绍探视、陪住及作息时间等相关制度，及时通知主管医生尽早诊查患者，使患者积极调整好心态，尽快适应医院环境，配合相关检查和治疗。

（2）住院患者安全措施的健康教育 入院时进行跌倒、坠床相关评估，对于高风险患者给予相关健康教育，如床头有相应标识；病床抬起床栏防止患者坠床；地面保持干燥，穿防滑鞋等预防跌倒。

（3）术前检查的健康教育 讲解术前检查的内容、目的、配合方法及注意事项等，使患者能充分了解并能积极配合；支气管镜检查可直接观察气管、支气管以及叶、段、亚肺段乃至次亚肺段支气管的解剖结构，包括各级支气管的开口是否通畅、管腔大小、黏膜情况等；直观判断病变的范围、性质，同时可取标本做病理学、细菌学、细胞学检查。

（4）饮食指导　向患者讲解术前营养支持的重要性，改善患者的全身状况。对于贫血、营养不良的患者应纠正贫血，补充蛋白质、碳水化合物、脂肪及维生素，以保证患者有足够的体力接受手术。指导患者进食高蛋白、高热量、高维生素、低脂肪饮食以及易消化食物，注意食物的色、香、味，增加患者的食欲，每天进食适量的水果和蔬菜，提供多种维生素和矿物质，以增强身体的抵抗力，满足机体营养的需求，并储存能量，达到耐受手术的目的。

（5）心理指导　负性情绪如恐惧、焦虑、抑郁等影响疾病的治疗和康复。鼓励患者表述关心的疾病问题，表达恐惧、焦虑、抑郁等情绪，耐心倾听，提供指导。患者病史较长，由于反复多次治疗后病情仍未得到控制，故对治疗效果产生怀疑。对手术能否成功、能否度过手术危险期、术后是否会影响身体正常形态和生活质量以及工作、学习等存有疑虑，因此情绪低沉；同时又因呼吸困难等症状严重、生活质量受到严重影响、社会交往明显减少而希望尽快手术。护士及时了解患者的心理变化，采取以开导及讲解为主的措施，做好心理疏导，列举成功实施手术的病例鼓励患者。

（6）疾病相关知识和治疗指导

①指导患者正确认识疾病　向患者讲解疾病的相关知识、讲解规范治疗的重要性、必要性和注意事项。

②向患者讲解疾病的治疗原则　结核病治愈的关键是全程遵医嘱服药，严格遵守"早期、联合、适量、规律、全程"的原则。遵医嘱正确服用抗结核药物，讲解抗结核药物的不良反应。对患者讲明不遵医嘱服药的后果，尤其是经短期治疗后症状减轻或消失的患者，加强教育和管理，说明症状改善不是治愈的客观标准，引起患者的高度重视，提高患者的治疗依从性，从而提高气管、支气管内膜结核病的治愈率。

（7）用药指导　向患者讲解术前抗生素、抗结核药物的正确使用；气管、支气管内膜结核常合并其他感染或其他疾病（如糖尿病、支气管扩张等），术前使用抗生素，预防术后呼吸道感染；一般情况下应系统服用抗结核药物6个月后方可行手术治疗。

（8）运动指导　指导患者每日适当运动，鼓励患者做上下楼运动，时间以患者耐受程度为准，一天2次；早晚室外散步或慢跑，两项活动交替进行；原地蹲起运动，每次从5个开始逐渐增加，每日3次。

2. 手术前的健康教育

（1）讲解气管、支气管内膜结核的手术方式　向患者讲解手术方式、手术的大致过程、介绍治疗护理的内容、配合方法、注意事项及术后可能出现的不适等，使患者对疾病的治疗有一个客观、全面的认识，消除患者对疾病和治疗的不必要的恐慌心理；允许和鼓励患者参与治疗方式的选择，以增强信心。

（2）讲解呼吸道准备的方法、重要性

①术前鼓励并协助患者做好呼吸道的准备工作　耐心说服患者于术前戒烟。因

呼吸道在烟雾和有毒物质的刺激下，呼吸道黏膜内的腺体遭到破坏，分泌大量的黏液，纤毛运动受到限制；气道阻力增大、纤毛变短而不规则，引起纤毛运动障碍，所以住院患者应及早戒烟。

②指导患者进行呼吸功能锻炼　呼吸功能锻炼可以增强呼吸肌肌力和耐力，改善肺功能，加大呼吸幅度，减少解剖死腔，提高肺泡通气量和血氧饱和度。方法包括腹式呼吸、缩唇呼吸、呼吸功能锻炼器。

③讲解并指导患者正确雾化吸入　气管、支气管内膜结核患者术前应做雾化吸入，待病变感染控制后再行手术治疗，对防止术后并发症的发生具有积极意义。指导患者雾化吸入时尽量用深吸气，慢呼气，以达到局部药物治疗、净化气道的目的。

（3）讲解术后 Pearson 固定的相关知识、指导患者体位练习　告诉患者术后呼吸困难的症状可以得到改善。讲明术后初期的 Pearson 固定对日常生活会有影响，但手术后 3 个月即可正常抬头，对日后正常的工作、学习不会有影响，并指导患者练习在 Pearson 固定下进食、咳嗽的方法，使患者对术后的改变有足够的心理准备。

（4）讲解手术区皮肤准备　术前一日备皮，术晨更换清洁病服。

（5）讲解消化道准备　按全麻术前消化道准备。遵医嘱指导患者禁食水。

3. 手术后的健康教育

（1）全麻苏醒后 6 小时内的健康教育　因术后 Pearson 固定所以给予患者给枕平卧位，告知患者家属如发现患者舌后坠或出现鼾声时，立即通知医护人员或用手托起下颌，使下颌切牙咬合于上颌切牙之前，鼾音即消失，解除呼吸道梗阻；必要时置入口咽或鼻咽通气导管。

（2）全麻后患者及其家属的健康教育　多数全麻大手术患者体温过低，应注意保暖。如无休克，宜给予 50℃以下的热水袋，用布包好，以防烫伤；少数患者，全麻后可有高热甚至惊厥，应给予吸氧，物理降温。

（3）全麻后防止意外损伤的健康教育　全麻苏醒前，应安排专人守护；对小儿及躁动不安者需加床栏，必要时予以适当约束，以免拔出静脉输液管和各种引流管，防止撕抓伤口敷料或坠床造成意外损伤。

（4）术后颈部体位的健康指导

①讲解颈部体位的意义　术中切除病变气管环，导致气管长度缩短，术后气管吻合口张力过大，容易发生吻合口瘘甚至吻合口撕裂。

②讲解术后颈部体位的配合方法　术后患者采用 Pearson 固定，将下颌与前胸部皮肤用丝线缝吊固定，使颈前倾前屈呈 30°；全麻术后给枕平卧位，麻醉清醒后改半卧位；嘱咐患者不可猛然抬头或仰头，以防固定缝线撕裂进而导致吻合口漏；告诉患者避免做回头动作，需要回头时采用转身的方法；休息、睡觉时摇高床头30°或给高枕抬高头部，以降低吻合口的张力，并请家属协助监督。

③给予患者颈部按摩　由于长时间颈部前屈位可造成颈部肌肉疲劳，每 2 小时帮助患者按摩颈部肌肉一次，每次 5～10 分钟，以加快血液循环，增加舒适感。

④讲解颈部固定线的护理方法　为防止固定缝线处感染需每日用安尔碘消毒后

用无菌纱布覆盖皮肤缝线处，保持颈部皮肤干燥。Pearson 固定缝合线于术后 3 周拆除。

（5）留置胸腔闭式引流管期间的健康教育　向患者讲解留置胸腔闭式引流管的目的及意义；告知患者留置胸腔闭式引流期间要防止引流管弯折、扭曲、受压、阻塞、脱出等；鼓励患者咳嗽及深呼吸运动，促使胸膜腔内气体及液体排出，使肺复张。下床活动时，引流瓶位置应低于膝关节，引流瓶不可倒置，应安放在低于胸膜腔 60 厘米的位置；如发现引流管脱出应立即用手捏闭伤口处皮肤，如引流瓶破裂或连接部位脱开，应立即夹闭引流管，并及时告知医护人员做进一步处理。

（6）咳嗽咳痰方法的指导

①向患者讲解术后呼吸道并发症的主要原因，及时清除呼吸道分泌物，告知患者术后早期排痰的重要性。

②指导并协助患者咳嗽、咳痰。术毕患者清醒后即鼓励其咳嗽，咳出咽喉部及气管分泌物，以促进肺复张。讲解叩背辅助咳嗽排痰的方法。告知患者两步咳痰法：患者取舒适体位，先行 5～6 次深呼吸后，于深吸气末保持张口状，连续咳嗽数次使痰到咽部附近，再用力咳嗽将痰排出。告诉患者避免做连续的剧烈咳嗽，以免增加吻合口张力，影响吻合口愈合；还可以用振动排痰机代替叩背帮助患者排痰，对于咳痰无力的患者向其讲解电子气管镜吸痰的配合方法，吸痰时要配合医生不要随意摆动头颈部。

（7）讲解雾化吸入的意义、指导患者按时雾化吸入　由于术中切除气管和广泛的气管、支气管游离松解，导致肺迷走神经部分切断，支气管失去迷走神经支配后张力降低，小气道萎陷，加之 Pearson 固定、手术创伤及疼痛，患者无法进行有效咳嗽，排痰较为困难，而肺内分泌物排出不畅可进一步加重呼吸困难，易造成肺内感染及吻合口瘘，进而导致呼吸衰竭。指导患者按时充分雾化吸入以控制感染和稀释痰液。

（8）术后饮食指导　术后 12 小时后可进流食，24 小时后进半流食，48 小时后进普食，以高蛋白、高维生素饮食为佳。术后指导患者选择富含营养素、易消化的软食，指导患者进食时不要过急、过快，进食时也需保持颈前屈位。当进流质饮食或饮水时保持坐位，头稍前倾并使用吸管，以防发生误吸。鼓励患者少量多次饮水，每次约 30～50ml，日间每 10～20 分钟饮水一次，以增加体内水分，防止气道干燥、痰液黏稠而加重肺部感染。

（9）指导患者应用自控镇痛泵止痛　由于开胸患者手术切口大，切断肌纤维较多，术后置胸腔引流管刺激肋间神经等多种原因，患者疼痛较为剧烈。患者可以选择自控镇痛泵自主镇痛。自控镇痛是一项新的镇痛技术，能保持体内有效的止痛药物浓度，镇痛效果好，常用有硬膜外和静脉自控镇痛两种。在运用过程中，教会患者使用自控镇痛泵技术，并注意观察镇痛效果。

（10）预防 VTE 的健康教育

①向患者及家属讲解 VTE 的危害及常用预防方法，以得到患者及家属的配合。

②告知患者下肢 VTE 的症状，做到早发现、早处理。下肢深静脉血栓主要症

状为患肢肿胀（双下肢同一部位的周径差大于 1 厘米以上有意义）、疼痛或压痛，行走后患肢易疲劳或肿胀加重等。嘱患者如有下肢肿胀、不适及时告知医护人员。

③指导患者主动踝泵运动。

④指导患者膈肌运动。深呼吸运动可增加膈肌运动，促进血液回流。嘱患者用力吸气后再用力呼气，呼气时间是吸气时间的 2 倍。一般是每小时 10～20 次。

⑤向患者及家属讲解梯度压力弹力袜的使用方法及注意事项。

⑥指导患者早期活动，尽早下床活动。术后第 1 日起即协助患者床旁站立原地踏步走，活动时要监测生命体征，无不适后可室内行走 5～10 分钟/次，3～4 次/日。术后第 2 日起可协助患者病区走廊内行走，10～20 分钟/次，3～4 次/日；活动量逐步增加，循序渐进。活动时间分别为晨起、上午、下午及睡前。活动过程中如有不适及时告知医护人员，活动计划根据患者的具体情况随时调整，活动方案应遵守因人而异的原则。

⑦协助患者被动运动。对于年老体弱或因疾病原因等双下肢不能自主活动的患者，协助其被动运动。方法是给予按摩比目鱼肌、腓肠肌等。从足部到大腿由远到近被动按摩，10～30 分钟一次，6～8 次/日；足关节屈伸运动，10 秒/次，10～30 次/组，至少 8 组/日。

⑧药物预防 VTE 的健康教育。应用药物预防期间教会患者观察皮肤、口腔黏膜有无出血现象，如发现出血现象及时告知医护人员。注射部位按压时间要长。

（11）指导患者术侧上肢肢体功能锻炼 术后指导患者活动术侧手臂，先握拳、活动肘关节、活动肩关节，手臂上举，爬墙及肩关节向前活动，拉绳运动，以使肩关节活动范围恢复至术前水平，预防肩关节废用性萎缩。

（12）指导患者呼吸功能锻炼 与术前所不同的是呼吸功能锻炼器从术后第 1 日开始使用，训练前夹闭胸腔引流管，训练后将胸腔引流管恢复原状，避免胸腔负压增大，将引流液回吸至胸腔，增加感染机会。

（13）讲解心脏功能监护的意义 因气管阶段切除重建术，特别是隆凸切除重建术后患者常出现窦性心动过速，可能与隆凸及双肺的上移对心脏的牵拉、挤压以及术中隆凸和气管、支气管的广泛游离造成的迷走神经心丛的大量离断有关。要严密观察心律、心率变化。

4. 出院健康教育

（1）颈部体位方法指导 向患者讲解由于气管愈合达到正常组织抗张能力的 100% 通常需要 3 个月，所以至术后 3 个月后方可正常抬头，但仍要避免抬头望月、突然回头等动作；睡觉时垫 2 个枕头，使头部抬高 15 厘米左右。

（2）告知患者应遵医嘱按时、按量坚持服药，防止上呼吸道感染，出现不适症状及时就诊。

（3）嘱患者注意休息，劳逸结合，加强营养保持良好的心态，提倡健康的生活方式。保持室内空气新鲜，定时开窗通风，注意预防呼吸道感染，避免接触煤烟、油烟污染。

（4）指导患者戒烟、戒酒。

（5）告知患者遵医嘱定期复查。

五、健康教育评价

1. 评价患者对病区环境及各项规章制度的了解情况。

2. 评价患者对术前检查内容、目的的理解情况，主动配合完成各项检查。

3. 评价患者的情绪，患者情绪稳定，能安静地休息和睡眠，主动学习健康教育知识。

4. 评价患者对气管、支气管内膜结核相关知识及治疗原则的掌握情况。能够遵医嘱正确服用抗结核药物，熟悉抗结核药物的不良反应。

5. 评价患者对呼吸功能炼锻及雾化吸入方法的掌握情况。

6. 评价患者是否了解气管、支气管内膜结核的手术方式，积极配合医护人员完成术前准备。

7. 评价患者对术后可能出现的不适以及应对措施的掌握情况。了解各种治疗方法的重要性、配合方法。

8. 评价患者对术后颈部体位的改变给自己带来的不适有无充分的心理准备。能够积极配合术后颈部体位的改变。

9. 评价患者是否科学饮食，营养状况得到改善。

第三节　胸壁结核围术期患者的健康教育

胸壁结核为最常见的胸壁疾病，其病变可能侵犯胸壁各种组织。常见于 30 岁以下的青年人，男性较多。大多数患者症状不明显或有轻度疼痛。脓肿可自行破溃，形成慢性久不愈合窦道，病变多见于胸前壁，胸侧壁次之，脊柱旁更少。胸壁结核是继发于肺结核、胸膜结核、纵隔或骨结核的一种常见的胸壁软组织、肋骨、肋软骨及胸骨的慢性病。可在原有疾病基础上通过直接蔓延或通过淋巴系统扩散、血行感染等途径侵及而引起寒性脓肿及胸壁窦道，可采取手术方式清除病灶。

一、健康教育评估

1. 评估患者的知识水平和接受能力。

2. 评估患者既往有无结核病史、是否接受过正规治疗；近期周围有无结核患者及是否有密切接触史。

3. 评估患者全身状况，是否有一般性结核感染的消瘦、乏力、盗汗和低热等症状。评估患者脓肿局部有无发红、发热和压痛，皮肤是否破溃。

4. 评估患者术前辅助检查情况。

5. 评估患者手术方式、术中情况（出血量、生命体征变化等）。

6. 评估患者术后情况，如生命体征、咳嗽咳痰、疼痛、引流、进食、活动等情况。

7. 评估患者心理 - 社会状况。

二、健康教育计划

1. 介绍病区环境、规章制度。
2. 讲解术前辅助检查的内容、目的、配合方法等。
3. 讲解疾病相关知识及药物治疗原则。
4. 讲解外科治疗的重要性。
5. 讲解手术方式。
6. 讲解术后可能出现的不适及配合方法。
7. 讲解合理膳食、增加营养的重要性。
8. 给予患者心理支持。

三、健康教育目标

1. 患者熟悉病区环境及各项规章制度。
2. 患者了解术前检查的内容、目的、积极配合。
3. 患者了解胸壁结核的相关知识。
4. 患者了解胸壁结核外科治疗的重要性。
5. 患者了解胸壁结核的手术方式。
6. 患者积极配合医护人员，平稳度过围术期。
7. 患者掌握科学饮食的原则，营养状况改善。
8. 患者情绪稳定，积极配合治疗护理。

四、健康教育实施

（一）健康教育形式

1. 讲课　以小讲课的形式向患者做胸壁结核相关知识及术前准备用物等讲座，同时解答患者提出的疑问。

2. 宣传板　以挂板形式向患者宣传手术相关知识内容，如胸壁结核病灶清除术后伤口护理的重要性，是避免疾病复发的重要环节。

3. 视频和演示　将呼吸功能锻炼、咳嗽排痰方法等拍摄成短视频，以电视滚动播放、手机 APP 播放等形式向患者传递相关知识的影像，同时进行演示，让患者形象地了解实施方法。

4. 图文资料　将小讲课重点内容印制于纸上，在小讲课时发给患者，加深患者记忆。

（二）健康教育要点

1. 入院后的健康教育

（1）入院须知的介绍　患者入院时责任护士热情接待，耐心、详细地介绍病区环境、主管医生及责任护士；介绍探视、陪住及作息时间等相关制度，及时通知主管医生尽早诊查患者，使患者积极调整好心态，尽快适应医院环境，配合相关检查和治疗。

（2）住院患者安全措施的健康教育　入院时进行跌倒、坠床相关评估，对于高风险患者给予相关健康宣教，如床头有相应标识；病床抬起床栏防止患者坠床；地面保持干燥，穿防滑鞋等预防跌倒。

（3）住院期间化验检查的健康教育　详细向患者介绍入院后、手术前常规检查内容、目的及注意事项等，使患者能充分了解并能积极配合。

（4）向患者讲解保持良好营养状态的重要性。鼓励正常进食，如无合并症建议食用高热量、高蛋白、高维生素及含钙丰富的食物，忌食油炸、辛辣的刺激性食物。特别要禁止吸烟、喝酒，避免降低抗结核药物的疗效或延长疗程。对食欲减退者，指导患者家属尽量为患者提供色香味美、细软、易消化的食物，以增加其食欲。对肺结核合并糖尿病患者给予糖尿病饮食。

（5）用药指导　强调抗结核药物早期、联合、适量、规律、全程用药原则的重要性。

（6）穿衣指导　脓肿较大且张力高的患者术前防止脓肿破溃，嘱患者术前着柔软、棉质宽松的衣服，保持床单位清洁、无渣屑，以防脓肿破溃。

（7）心理指导　紧张焦虑是手术前患者普遍存在的问题，这就要求护理人员耐心细致为患者及家属讲解手术治疗过程，通过图片、文字等资料，使患者了解疾病相关知识，以达到对手术及预后初步的了解，及时回答他们提出的问题，减轻患者紧张的情绪。责任护士要关心、体贴患者，了解患者的心理状态，耐心倾听患者的诉说，有针对性地进行心理疏导，缓解紧张、焦虑、恐惧情绪；为患者提供安静舒适的环境，配合医生适当使用镇静药物，改善患者不良情绪，保证休息与睡眠，使机体处于接受手术的最佳状态。

（8）疾病相关知识指导　向患者讲解有关疾病与手术知识，说明手术的必要性，增强患者手术治疗的信心；讲解术后功能锻炼对身体恢复和提高术后生活质量的意义，术前让患者熟悉术后各种功能锻炼方案，以便术后有效配合。

2. 手术治疗前的健康教育

（1）指导患者腹式呼吸　术前要教会患者腹式呼吸，以减轻术后因疼痛而不敢呼吸引发的呼吸困难。

（2）讲解消化系统准备　胸壁结核病灶清除术一般采用全身麻醉，少数较小病灶给予局麻＋静脉给药强化，术前需遵医嘱禁食、禁水。

（3）向患者讲解手术区皮肤的准备　有伤口者备皮时伤口需换药一次，术晨皮肤消毒后还需行伤口换药一次。

3. 手术治疗后健康教育

（1）按照不同麻醉方式进行术后健康教育，使患者顺利度过危险期。

（2）向患者及家属讲解胸壁结核病灶清除术后，为避免残腔形成导致疾病复发，需胸带加压包扎2周以上，讲清加压包扎的重要意义，避免术后患者因不舒适自行放松胸带，而影响疾病的康复。术中切除病变侵蚀的肋骨，术后会引起疼痛，告知患者使用腹式呼吸，可以减轻术后伤口疼痛。

（3）伤口护理的健康教育　胸壁结核病灶清除术后伤口护理至关重要，是避免疾病复发的重要环节。

①早期伤口患者的健康教育 告知患者早期伤口（术后 1～4 日）胸壁结核病灶清除术后伤口常规放置引流管，接负压引流袋，并用胸带加压包扎，不可过紧以免影响伤口引流。保证引流通畅，防止引流管扭曲、受压、弯折等。因胸壁结核为感染性伤口，虽然手术时已清除所有的结核病灶，但如果引流不通畅，就会在伤口内形成新的感染源，造成复发。如当日引流量少于 20ml 时，可考虑拔除引流管，密切观察渗出情况，及时更换敷料，保证创面干燥，避免感染。

②中期伤口患者的健康教育 告知患者中期伤口病灶的引流管拔除后，伤口要用胸带加棉垫加压包扎两周，避免残腔形成而引起复发；加压包扎时，为了防止腋窝皮肤勒伤，可在腋窝处垫上棉垫再包扎，每天检查胸带的松紧度；伤口保持干燥，有渗出及时通知医护人员给予换药；告知患者因胸壁结核病灶清除术为感染性伤口，拆线时间适当延长，一般为 8～10 日。

③Ⅱ期愈合伤口患者的健康教育 告知患者对于未能Ⅰ期愈合的伤口，行开放换药。小而深的伤口，要用刮匙刮除坏死肉芽组织，再用异烟肼、链霉素或卡那霉素纱条填塞湿敷，需每日换药；创面大且分泌物多的伤口，采取切除坏死组织，露出新鲜肉芽组织，再用异烟肼、链霉素或卡那霉素纱条湿敷隔日换药的方法。换药时间视伤口情况而定，一般 1 个月左右。

④胸壁结核病变侵蚀肋骨并行部分肋骨切除患者的健康教育 告知其胸壁结核病变侵蚀肋骨并行部分肋骨切除术后疼痛明显。咳痰时给予协助，尽量减轻患者疼痛。并通过口服、肌内注射止痛剂等方法，给予止痛。

（4）饮食指导 合理的饮食会使疾病向好的方面转归，胸壁结核同样遵循这一规律。嘱患者多食高蛋白、高维生素饮食。告知患者进食时还应做到心情愉快、细嚼慢咽、少食多餐，以减轻胃肠负担。

4. 出院健康教育

（1）饮食指导 结核病为全身性的慢性消耗性疾病，营养因素在结核病的发生、发展、治疗、恢复过程中起着举足轻重的作用，营养治疗可以促进机体康复。指导患者进食高热量、高蛋白质饮食，并提供充足的碳水化合物、丰富的维生素和矿物质以及适当的脂肪，以促进机体康复。

（2）指导患者坚持正确服药 告知服药方法、药物副作用。详细说明坚持规律用药、全程用药的重要性，以取得患者及家属的主动配合。有些患者服用抗结核药物后，常会感到胃内不适、反酸、恶心、食欲减退、进食少，造成营养摄入更加不足。告知患者对胃肠道有刺激的药物要饭后服用。

（3）防止过度劳累 告知患者胸壁结核术后好转期过早从事繁重的工作或较激烈的运动，有可能导致疾病的复发，所以，好转期患者应从事轻体力工作，做到劳逸结合。

（4）提高机体免疫力 告知患者适当锻炼身体，注意个人卫生，气温变化时随时增减衣物，以防感冒

（5）指导患者遵医嘱复查 胸壁结核容易复发，告知痊愈出院的患者遵医嘱

定期到医院复查，早期确诊疾病的转归。

五、健康教育评价

1. 评价患者对病区环境及各项规章制度的了解情况。

2. 评价患者对宣教内容的掌握情况，积极配合完成术前各项检查。

3. 评价患者对胸壁结核相关知识的了解情况。

4. 评价患者是否了解胸壁结核外科治疗的重要性，积极配合治疗。

5. 评价患者对胸壁结核手术方式的了解情况。

6. 评价患者是否积极配合医护人员，平稳度过围术期。

7. 评价患者是否掌握科学饮食，营养状况得到改善。

8. 评价患者的情绪，患者情绪稳定，积极配合治疗护理。

第四节　颈淋巴结结核围术期患者的健康教育

颈淋巴结结核俗称瘰疬，是结核杆菌侵犯颈部淋巴结而引起的淋巴结肿大、化脓和破溃。全身淋巴结均可发生结核，但以颈部淋巴结结核最为常见，约占淋巴系统疾病的 80%～90%，好发于青壮年和儿童，在肺外结核病例中居首位。

一、健康教育评估

1. 评估患者的知识水平和接受能力。

2. 评估患者既往的生活习惯、疾病史、个人史、家族史、有无结核病接触史或既往是否有结核病史等。

3. 评估患者的全身状况　有无低热、盗汗、乏力、纳差等，局部有肿胀感、疼痛和压痛等。

4. 评估患者颈部表现　颈部是否有肿胀感、疼痛和压痛等；是否有皮下寒性脓肿、继发感染等；颈部皮肤是否破溃，是否形成经久不愈的窦道。

5. 评估患者术前辅助检查是否完善。

6. 评估患者的手术方式、术中情况（出血量、生命体征变化等）。

7. 评估患者术后病情　如生命体征、咳嗽、咳痰、疼痛、引流、进食、活动等情况。

8. 评估患者心理－社会状况。

二、健康教育计划

1. 向患者介绍病区环境、规章制度。

2. 讲解术前辅助检查的内容、目的、配合方法等。

3. 讲解颈淋巴结结核疾病相关知识及药物治疗原则。

4. 讲解颈淋巴结结核手术方式。

5. 讲解术后可能出现的不适及配合方法。

6. 讲解饮食护理在颈淋巴结结核恢复中的作用以及合理膳食、增加营养的重要性。

7. 给予患者心理支持。

三、健康教育目标

1. 患者熟悉病区环境及各项规章制度。

2. 患者了解术前检查的内容、目的、积极配合。

3. 患者了解颈淋巴结结核的相关知识。

4. 患者了解颈淋巴结结核的手术方式。

5. 患者积极配合医护人员，平稳度过围术期。

6. 患者掌握科学饮食的原则，营养状况改善。

7. 患者情绪稳定，积极配合治疗护理。

四、健康教育实施

（一）健康教育形式

1. 讲课 以小讲课的形式向患者做颈淋巴结结核疾病相关知识及术前准备用物等讲座，同时解答患者提出的疑问。

2. 宣传板 以挂板形式向患者宣传手术相关知识内容，如局部伤口的健康教育。

3. 视频和演示 将呼吸功能锻炼、咳嗽排痰方法等拍摄成短视频，以电视滚动播放、手机 APP 播放等形式向患者传递相关知识的影像，同时进行演示，让患者形象的了解实施方法。

4. 图文资料 将小讲课重点内容印制于纸上，在小讲课时发给患者，加深患者记忆。

（二）健康教育要点

1. 入院后的健康教育

（1）向患者介绍病区环境、主管医生及责任护士；介绍探视、陪住及作息等相关制度；进行跌倒、坠床相关评估，对于高风险患者给予相关健康教育等。

（2）术前化验检查指导 详细向患者介绍入院后、手术前及出院前常规检查内容、检查的目的及注意事项等，使患者能充分了解并能积极配合。

（3）饮食指导 向患者讲解保持良好营养状态的重要性；鼓励进食高热量、高蛋白、高维生素及含钙丰富的食物，忌食油炸、辛辣的刺激性食物。

（4）抗结核药物的健康教育 强调早期、联合、适量、规律、全程用药原则的重要性。

（5）心理指导 淋巴结结核病程长，病情有时反复，患者知道自己的疾病后，心理接受需要一个转变的过程，应针对不同年龄段给予不同心理健康指导。青年人：存在怕疼、不愿耽误学业的心理，不愿接受手术，怕手术瘢痕影响美观。这就需要医务人员讲明，颈淋巴结结核用单纯药物治疗不能治愈，时间越长，病情越严重，创面扩大，瘢痕就越大。使患者对疾病有明确的认识，主动配合治疗和护理。

成年人：成年人肩负着家庭、社会的双重责任，繁重的工作使得他们对自身的健康不够重视，所以，对这个年龄段的患者加强健康知识的教育，使他们清楚地了解颈淋巴结结核如不彻底治愈，将会给本人及家庭带来很大的痛苦。

（6）指导患者合理休息与运动 保证充足的睡眠，做到劳逸结合。

2. 手术前的健康教育

（1）讲解颈淋巴结结核及手术治疗的相关知识 向患者讲解颈淋巴结结核感染初期仅单纯淋巴结肿胀，质较硬，无痛，可移动。当淋巴结周围炎时，出现疼痛和压痛，移动性差，界限不清，炎症蔓延至多个淋巴结，往往融合连成较大的硬块，液化坏死形成冷脓肿，如破溃易形成瘘管或溃疡。向其讲解疾病和手术的相关知识，脓肿型颈淋巴结脓肿不主张穿刺抽脓，最好是切开引流。溃疡瘘管型经过全身用药和局部换药不愈合或愈合后又复发的陈旧瘘管，应做瘘管切除术，将瘘管壁和肉芽组织、瘘管附近的淋巴结全部切除。

（2）向患者讲解皮肤准备的注意事项 脓肿型颈淋巴结结核患者，衣领不宜过高，避免脓肿被衣领碰破。溃疡瘘管型备皮时行伤口换药一次，术晨皮肤消毒后再行伤口换药。

（3）告知患者颈淋巴结结核病灶清除术一般采用局麻＋静脉强化，少数病例如儿童、精神过度紧张的患者采用全身麻醉；告知患者术前需遵医嘱给予禁食、禁水。

3. 手术后健康教育

（1）按照不同麻醉方式进行术后健康教育，使患者顺利度过危险期。

①全麻患者回病房后去枕平卧6小时。

②局麻＋强化患者回病房后告知患者及家属6小时后可下床活动。

（2）局部伤口健康教育

①告知患者术后1～3日颈淋巴结结核病灶清除术后伤口常规放置橡皮引流条，并用冰袋或沙袋加压，主要作用是局部止血，减少渗出。引流条一般于术后24～48小时拔除。

②告知患者因颈淋巴结结核病灶清除术为感染性伤口、局部营养差，拆线时间适当延长，一般为8～10日左右。如果分泌物渗出多，需开放伤口，定时换药，以防病灶向伤口里面延伸；保持伤口敷料清洁干燥，有渗出及时告知医护人员。

（3）告知患者如果术后颈部伤口出现肿胀、渗血、气管位置偏移，切口周围伴随红、肿、热、痛等炎症反应症状，出现声音嘶哑、呼吸频率和呼吸幅度的改变，及时告知医护人员给予对症处理。

4. 用药指导 向患者及家属逐步介绍有关抗结核药物的知识，如借助科普读物及视频资料帮助理解。颈淋巴结结核病相对于其他结核病的化学治疗时间要长，强调"早期、联合、适量、规律、全程"的治疗原则。使患者树立治愈疾病的信心，积极配合治疗。督促患者按时服药、建立按时按量服药的习惯。药物治疗期间监测药物的不良反应，鼓励坚持全程化学治疗，不要自行停药，防止治疗失败而产生耐药结核病，增加治疗困难和经济负担。

5. 出院健康教育

（1）向患者及家属进行知识宣教，讲解结核病的预防控制。指导患者坚持规律、全程化疗，做好用药指导，注意药物的不良反应和应对方法，一旦出现及时就诊。

（2）告知患者要保持室内良好的通风，患者外出时最好戴口罩。衣服、被褥、书籍在烈日下暴晒6小时以上进行消毒处理。

（3）指导患者戒烟、戒酒，加强营养合理膳食，忌食辛辣刺激食物。

（4）合理安排休息，避免劳累，避免情绪波动及呼吸道感染，适当的户外锻炼（如散步、打太极拳、做保健操等）可增加抗病能力，但应避免劳累和重体力劳动，保证充足的睡眠，做到劳逸结合。

（5）保持情绪稳定，心情舒畅，积极治疗。

（6）颈部伤口未完全愈合者，不要穿高领、紧身衣服及用手搔抓，以免擦破皮肤导致感染。教会家庭成员掌握自身防护的知识和方法，直接参与护理者应注意皮肤有破损时不能接触患者，孕妇、儿童应尽量避免接触患者。

（7）病情变化随时就诊，定期复查。

五、健康教育评价

1. 评价患者对病区环境及各项规章制度的了解情况。

2. 评价患者对宣教内容的理解程度，积极配合完成术前各项检查。

3. 评价患者对颈淋巴结结核相关知识的理解程度。

4. 评价患者是否了解颈淋巴结结核外科治疗的重要性，积极配合治疗。

5. 评价患者对颈淋巴结结核手术方式的了解情况。

6. 评价患者是否积极配合医护人员，平稳度过围术期。

7. 评价患者的营养状况，患者营养均衡，能够满足机体需要，并维持体重的正常范围。

8. 评价患者的心理状况，患者情绪稳定，积极配合治疗护理。

（贾长伶　原红　王隽）

参考文献

［1］严碧涯，端木宏谨. 结核病学［M］. 北京：北京出版社，2003.

［2］马玙，朱莉贞，潘毓萱. 结核病［M］. 北京：人民卫生出版社，2006.

［3］Lynda Juallcarpcnito 著. 李宁主译. 护理诊断手册［M］. 北京：科学技术文献出版社，2001.

［4］宋文虎，肖志成，宋礼章. 结核病学进展［M］. 北京：北京科学技术出版社，1996.

［5］刘同伦．实用结核病学［M］．沈阳：辽宁科学技术出版社．1987.

［6］李宗浩．现代急救医学［M］．杭州：浙江科学技术出版社，1993.

［7］罗慰慈．现代呼吸病学［M］．北京：人民军医出版社，1997.

［8］黄志强，黎鳌，张肇祥．外科手术学［M］．北京：人民卫生出版社，1991.

［9］邵孝洪，蒋朱明．急诊医学［M］．上海：上海科学技术出版社，1992.

［10］顾沛．外科护理学［M］．上海：上海科学技术出版社，2002.

［11］张文武，李燕，张炳勇．危重病医学［M］．天津：天津科技翻译出版公司，1996.

［12］阎昱，陈景寒．气管外科学［M］．济南：山东科学技术出版社，1997.

［13］周琨，王丽娟，赵秋月．1例气管结核超长切除术患者的围术期护理［J］．中华护理杂志，2004，39（6）：459.

［14］谢会安，杨国太，肖成志．现代结核病学［M］．北京：人民卫生出版社，2000.

［15］张敦熔．现代结核病学［M］．北京：人民军医出版社，2000.

［16］蒋颖，葛新华．慢阻肺伴呼吸衰竭患者雾化吸入的选择及护理［J］．实用护理杂志，2004，20（6）：14.

［17］周崑，陈文直．雾化吸入治疗肺转移瘤的现状［J］．中华结核和呼吸杂志，2004，27（6）：427.

［18］王建荣，谷岩梅，马燕兰．雾化吸入复方丹参注射液对肺切除患者术后痰流变学性质的影响［J］．中草药，2004，35（12）：1390－1392.

［19］顾月清，廖美琳，吴怀申等．肺癌术后呼吸衰竭的原因［J］．中华结核和呼吸杂志，1992，15（5）：300.

［20］Tsang J，Brush B．Patient－controlled analgesia in postoperative cardiac surgery［J］．Anaest Intensive Care，1999，27（5）：464－470.

［21］刘传玉．结核病现代防治［M］．郑州：河南科学出版社，2002.

［22］阮英茆，程显声，司文学．心肺血管并发较大肺动脉血管栓塞100例尸检的临床病理分析［J］．中华结核和呼吸杂志，1991，14（1）：5－7.

［23］端木宏谨．结核病诊断治疗新进展［M］．北京：中华医学电子音像出版社，2006.

［24］李亮，李琦，许绍发，等．结核病治疗学［M］．北京：人民卫生出版社，2013.

［25］王丽娟．实用结核病护理学［M］．北京：科学出版社，2009.

［26］蓁大成，孟桂云．结核病感染与护理［M］．北京：人民军医出版社，2013.

［27］刘洪宝．难治性肺结核原因［J］．中华结核和呼吸系疾病杂志，1988，2（11）：98.

［28］陈恒．论难治性肺结核［J］．中华结核和呼吸系疾病杂志，1986，（5）9：297.

［29］黎介寿．肠内营养——外科临床营养支持的首选途径［J］．中国实用外科杂

志，2003，23（2）：67.

［30］苏鸿熙．重症加强监护学［M］．北京：人民卫生出版社，1996.

［31］郭爱敏，周兰姝．成人护理学［M］．北京：人民卫生出版社，2012.

［32］梁涛，郭爱敏等．临床护理学［M］．北京：中国协和医科大学出版社，2002.

［33］王秀华．现代结核病护理学［M］．北京：中国医药科技出版社，2017.

［34］中国加速康复外科专家组．中国加速康复外科围手术期管理专家共识（2016）［J］．中华外科杂志，2016，56（6）：413－418.

第六章 结核病患者化学治疗的健康教育

第一节 概 述

　　结核病治疗的最终目标是控制结核病的流行和消灭传染源。化学疗法在改善结核病流行病学的状况、控制结核病病情方面做出了巨大贡献。化学治疗的成功受多种因素的干扰，如细菌对抗结核药物的敏感性、治疗时机、药物配伍、药物质量、督导状况、社会环境因素等，致使部分病例成为难以治愈的疾病。进入 20 世纪 80 年代后，结核病在全球出现"死灰复燃"的趋势，其中耐药结核病的出现是最主要的原因，结核病最有力的武器——化学治疗，面临更严重的挑战。研究表明，持续有效的健康教育可以提高结核病患者的核心知识水平和遵医行为，从而影响结核病防治工作成效。作为结核病科护士，应熟知结核病化疗原则、意义，掌握抗结核药物的作用及不良反应，正确给予结核病患者化学治疗健康教育，对提高患者服药依从性、成功完成化疗、促进疾病痊愈至关重要。

一、化疗原则

　　以化疗为核心的结核病治疗，主要目的是杀灭结核分枝杆菌，促使结核病痊愈。鉴于抗结核药物的药理作用各异，患者所感染结核分枝杆菌对药物的敏感性不同及机体的差异都可导致不同的治疗结果，因此，正确使用抗结核药物，制定合理的化疗方案和遵循化疗原则是结核病化疗成功的关键。20 世纪 60 年代初我国防痨界总结了国内外肺结核化疗的成功经验，1963 年在全国结核病学术会议上提出并于 1978 年进行修改的结核病化疗五点原则，即"早期、规律、全程、联用、适量"的用药原则沿用至今。

　　1. 早期　对确诊的初治患者和病情复发、恶化的复治患者均应抓紧治疗。尤其是未曾治疗的初治菌阳患者，早期治疗有利于病变吸收。其原因：①病变早期的病理改变是病灶区域肺泡壁充血、水肿、炎性细胞浸润，病灶部位血流供应好，故有利于药物的渗透、分布，促进病变吸收；②病变早期巨噬细胞活跃，可吞噬大量的结核分枝杆菌，与抗结核药物协同发挥作用，利于病变消散和组织修复；③疾病早期存在大量繁殖旺盛、代谢活跃的结核分枝杆菌，对抗结核药物敏感，容易被抗结核药物所杀灭。因此，早期治疗为彻底消灭结核分枝杆菌创造条件。

　　2. 规律　在规定疗程内，有规律的用药可保持相对稳定的血药浓度，以达到杀菌、灭菌的目的。不规律用药将导致血药浓度时高时低，血药浓度过低易诱发耐药性的产生，血药浓度过高容易发生药物毒性作用。因此，严格遵照并执行方案所规定的给药次数和给药间隔，不发生遗漏和中断，是保证患者规律用药的前提。规律用药是保证治疗成功最重要最关键的措施，也是防止耐药性产生的有力保障。

3. 全程　按照规定的疗程完成治疗是确保疗效的前提。虽然强有力的抗结核药物在化疗后的 2～3 周内杀灭了大部分敏感的结核分枝杆菌，但生长缓慢或细胞内的结核分枝杆菌仍然存活，这些细菌是导致治疗失败和疾病复发的根源，继续完成全疗程的治疗才有可能消灭或抑制这些存留的细菌，因此，全程用药是降低失败率和复发率的重要途径。

4. 联合　治疗结核病必须联用两种或两种以上抗结核药物，目的主要是利用多种抗结核药物的交叉杀菌作用，提高杀菌、灭菌能力，保证疗效和防止产生耐药性。在结核分枝杆菌的菌群中存在着自然耐药菌，联合用药后可通过交叉的杀菌作用消灭各自的敏感菌，耐药菌繁殖受到限制，减少继发耐药的发生。联合用药能促进药物发挥协同作用提高疗效。

5. 适量　选择适当的剂量进行治疗，即所采用的剂量既能发挥最大杀菌和抑菌作用又避免因毒副反应而不能耐受。剂量不足易造成治疗失败或诱发耐药性的产生，剂量过大则因毒副反应的出现而不能耐受，因此，抗结核治疗必须根据患者年龄、体重给予准确的剂量。

早期和联合两项措施是构成一个有效方案的要素，体现了治疗的策略。而适量、规律、全程是强调一定要坚持规律用药，不能中断治疗，反映了管理的水平。只有全部达到这一原则要求，治疗才能达到预期的目的。

二、患者的服药依从性

（一）我国肺结核患者服药依从性现状

数据显示，全世界约有四分之一的人口感染了结核分枝杆菌，是全球十大死因之一。世界卫生组织《2020 年全球结核病报告》指出 2019 年估计有 1000 万人（890 万～1100 万）罹患结核病，近年来这一数字以非常缓慢的速度下降。耐药结核病（DR‒TB）是公共卫生重大威胁。2019 年，全球有近 50 万人罹患利福平耐药结核病（RR‒TB），其中 78% 患有耐多药结核病（MDR‒TB）。有效预防和控制结核病的发生，提高结核病患者的治疗管理水平十分重要，这当中又以提高结核病患者服药依从性为关键。

服药依从性指的是肺结核患者在接受治疗过程中遵从医嘱规则性服药的程度。服药依从性可从服药剂量、服药间隔时间、服药方法等与医嘱相一致的程度来反映。患者罹患肺结核后会出现发热、咳痰、咯血、胸闷、胸痛以及呼吸困难等症状，身体的诸多不适使患者出现多疑、悲观、恐惧等消极心理状态，出现服药依从性降低的情况。而结核病治疗效果与患者服药依从性密切相关。临床研究表明，通常情况下，结核病患者至少需要连续 6～8 个月联用多种抗结核药物，才能有效控制病情，如果不按规则服药会导致耐药，从而影响患者健康并增加治疗成本。全国第五次结核病流行病学抽样调查结果显示，我国已发现结核病患者中，规则服药率仅为 59%，患者服药依从性亟待提高；此外，我国肺结核患者对疾病的重视程度不够，仅为 47%，公众对结核病防治知识知晓率仅为 57%；部分患者在服药一段时间后感觉症状减轻停止服药，这样易导致耐药性增加，极有可能发展成为更为难治的耐药肺结核。

（二）影响肺结核患者服药依从性的相关因素

1. 社会人口学特征　社会人口学特征包括患者年龄、文化程度等因素，有研究表明老年结核病患者用药依从性差，中青年患者的依从性较好，但有些青年患者因工作忙而易中断服药，从而影响依从性；患者的文化程度也对依从性有所影响，文化层次较高的患者依从性好于文化层次低者，但绝非成正比，某些文化层次较高的患者过分关注药品不良反应，对医生的信任度低于一般患者，故服药依从性反而低于一般患者。

2. 流动人口　人口流动及移民已成为影响结核病控制的因素之一。有研究表明，流动人口中的肺结核患者结核病全程督导管理治疗存在严重的问题。患者居无定所、流动性大，工作不稳定、收入较低，保健意识薄弱、缺乏治疗管理、难以坚持治疗，造成依从性差。

3. 患者对疾病的认知水平　患者对结核病的认知水平对服药依从性有重要的影响。由于结核病服药是一个长期过程，在初期用药之后，病情有所好转，甚至消失，导致患者误以为疾病治愈而停止服药，从而导致服药依从性大大降低。

4. 社会支持　主要包括家庭和社会对患者的支持、家庭经济情况、医患关系以及医疗服务水平，其中，家庭和社会的支持和鼓励对提高患者服药依从性起着积极的作用，特别是来自家庭的支持非常重要；另外，家庭经济状况不佳的患者其现有的经济条件不足以负担起相关治疗费用，家庭支持能力较弱，患者往往需要承受身体、经济和精神方面的多重压力，导致其服药依从性降低；此外，有研究表明，坚持在正规医疗机构就诊的患者治疗依从性高于在非正规医疗机构就诊者，这与正规医院的就医环境、医疗技术水平以及患者对医疗机构和医护人员的信任度有关，良好的医患、护患关系有利于提高患者的康复信心，从而使其按照医嘱规律性服药。

5. 药物反应、疗程长短与疗程的复杂性　抗结核药物带来的不良反应越大、越多，患者的服药依从性越低；肺结核患者治疗的时间越长、疗程越复杂，其服药依从性越低。

（三）提高肺结核患者服药依从性

1. 实施直接面视下的短程督导化学疗法　即 DOTS。WHO 对 DOTS 的定义是对所有一经发现的传染性肺结核患者进行 6~8 个月的规则治疗，至少在强化期内每次服药都在督导人员的直接面视下进行。督导人员可以是医务人员、患者家属或者其他相关人员，以医务人员为主。推行 DOTS 这种管理方式目的在于提高肺结核患者治疗的依从性，并及时地发现和处理治疗过程中可能出现的药物副作用问题。数据显示，通过实施 DOTS 策略，提高了治疗成功率和（或）治愈率，由此可见，开展 DOTS 的管理模式对提高结核病化疗的成功率起到了积极作用。

2. 提高患者的服药依从性认识　发挥患者自我监督作用更有利于降低治疗成本，提高治疗依从性。一方面，将肺结核患者健康教育计划纳入到整体护理中，医院可通过开展讲座、发放宣传手册、设立宣传栏等，结合看录像、幻灯片、多媒体等文字、图片形式，向患者及家属讲解肺结核的病因、病程、用药疗程及常见不良反应，特别强调规律、全程用药及定期复诊的意义，对年龄偏小或偏大、文化程度偏低、经济困难等特殊患者予以针对性、个体化的健康教育和康复指导，提高患者对肺结核防治知识的认识，增强其战胜疾病的信心，掌握配合治疗的要点，提高服药依从性；另一方面，对于门诊患者和流动人口，医务人员可以充分利用患者每次前来取药或做相关检查时，强化规律用药的重要性和中断治疗的危害性，提高患者的依从性，最大限度地确保患者在原登记单位坚持完成全程的治疗。

3. 提高患者的社会支持度

（1）帮助患者家属、朋友等正确了解、认识结核病 通过各种有效的途径进行广泛的宣传，让其了解结核病的流行状况和严重程度，使其给予结核病患者更多的经济支持和情感支持。对居家治疗的患者，要由家属督导患者正确、规范地服用抗结核药物。

（2）关注患者的心理状况 肺结核患者常出现消极、焦虑、抑郁、孤独、自卑等心理，要让患者知道长时间的心理压力会影响机体免疫力，导致病情恶化而不利康复。护士应帮助患者树立战胜疾病的信心，如为其列举治疗成功的范例，使其从孤独和自卑中走出来，增加与外界的接触、沟通，主动接受家人、朋友的帮助，增加更多的倾诉渠道和帮助途径。

（3）关注老年肺结核患者的社会支持 医护人员应关注老年患者，指导其充分利用社区资源，以获得更多的理解与支持。同时，呼吁政府机构增加经济投入、完善社会保障机制，提高老年患者的社会支持水平。

（4）医护人员要经常与患者交流 了解其真实诉求，消除其心理负担，在治疗过程中针对遇到的问题予以具体指导，建立起良好的医患、护患关系，提高患者的疾病治愈信心，以取得患者的治疗合作。

4. 减少抗结核药物的不良反应 患者在服用抗结核药物时，对药物不良反应要引起重视并采取相应措施，尽量做到实时监控、早发现、早治疗，必要时可改变用药途径、剂型、时间及次数，同时根据患者的病情和经济情况使用基础抗结核药物，减少治疗费用。

第二节 抗结核药物分类及特点

目前，结核病的治疗以化学药物治疗为主，一经确诊就应及时治疗，合理的药物治疗是消除传染性、阻断传播和治愈患者的关键措施。因此，了解抗结核药物的分类及特点，合理应用抗结核药物，并重视抗结核药物的不良反应，对结核病的治愈有至关重要的作用。

一、抗结核药物的分类

（一）抗结核药物的概述

抗结核药物是一组具有杀灭或抑制结核分枝杆菌生长的化学制剂，通过药物本身或其代谢中间产物发挥抗结核作用。这些药物既有仅针对结核杆菌的专属抗结核药物，也有可以杀灭其他细菌的广谱抗生素类药物。

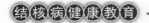

（二）抗结核药物的分类

人们在长期的抗结核实践中，通过研究和总结，根据药物的杀菌活性、临床疗效和安全性，将抗结核药物进行分类。

1. 按临床效果与不良反应发生率分类　传统上，人们按临床应用频次和效果，将抗结核药物分为一线和二线药物。随着年代的变化，一线药物有所调整。一线抗结核药物包括异烟肼、利福平、吡嗪酰胺、乙胺丁醇和链霉素，这些药是普遍应用的抗结核药物，疗效肯定，不良反应发生率低，多年来几乎没有变化；二线抗结核药物如对氨基水杨酸钠、丙硫异烟胺、卡那霉素、卷曲霉素、乙硫异烟胺、环丝氨酸等，因其药理作用和疗效差，归为二线抗结核药物。二线抗结核药物一般情况下不首先使用，而是当结核分枝杆菌对一线药物已经耐受或不能使用的特殊情况下方才使用。

2. 按体内外作用强弱分类　异烟肼和利福平可以有效杀死结核杆菌，被定义为杀菌药。由于异烟肼和利福平的组织渗透性和生物利用度均很好，可以在细胞内外同步达到杀菌浓度而被称为全效杀菌药。吡嗪酰胺只在细胞内酸性环境能够达到杀菌作用，链霉素只在碱性环境或细胞外起到杀菌作用，两者又被称为半效杀菌药物。

3. WHO 利福平耐药长程治疗方案药物分类　利福平耐药治疗分长程治疗方案和短程治疗方案，根据有效性和安全性，WHO 将长程方案中使用的抗结核药物划分为 A、B、C 三组，如表 6 - 1 所示。

表 6 - 1　利福平耐药长程治疗方案药物

组别	药物（缩写）
A	左氧氟沙星（Lfx）/莫西沙星（Mfx）
	贝达喹啉（Bdq）
	利奈唑胺（Lzd）
B	氯法齐明（Cfz）
	环丝氨酸（Cs）
C	乙胺丁醇（E）
	德拉马尼（Dlm）
	吡嗪酰胺（Z）
	亚胺培南 - 西司他汀（Ipm - Cln）　美罗培南（Mpm）
	阿米卡星（Am）链霉素（S）卷曲霉素（Cm）
	丙硫异烟胺（Pto）
	对氨基水杨酸（PAS）

二、抗结核药物的作用机制及特点

1. 异烟肼（INH）　它可以抑制结核杆菌壁分枝菌酸的合成，从而使结核杆菌丧失多种能力而死亡；还可与结核杆菌辅酶结合，干扰其 DNA 和 RNA 的合成，对繁殖期的结核杆菌作用更强，对结核分枝杆菌具有高度选择性抗菌活性，易渗入吞噬细胞，属全效杀菌药，单用易产生耐药性。异烟肼的生物利用度很高，口服后能迅速被各种液体及组织吸收、扩散，其血浆半衰期因遗传差异而不同。异烟肼可以顺利通过血－脑屏障进入脑脊液，能达到血液浓度的90%以上，是结核性脑膜炎的必选药物，安全性很好，适用于初治、复治等各型各类结核病。

2. 利福平（RFP） 干扰mRNA合成，抑制细菌RNA转录合成RNA。易进入细胞内杀灭其中的敏感细菌，对革兰阳性球菌、阴性杆菌和结核分枝杆菌等均有很好的抗菌活性，甚至对病毒、真菌、衣原体、寄生虫也有一定的疗效，临床可用于治疗耐甲氧西林金黄色葡萄球菌。利福平属于典型的脂溶性药物，通常情况下很难溶于水，体内具有很高的蛋白结合率，脂溶性特点有助于其透过血－脑屏障进入脑脊液。

3. 吡嗪酰胺（PZA） 吡嗪酰胺是一种尼克酰胺合成物。最新研究显示，该药进入人体后，通常会转化为具有活性的吡嗪酸，后者可绑定结核杆菌核糖体蛋白S_1，阻止其与负责蛋白编码的DNA结合，从而阻止蛋白质合成。对细胞外结核分枝杆菌仅有较弱的杀菌作用，但有较强的胞内杀菌作用，生物利用度高。服药最初2个月内，吡嗪酰胺对持续存在的急性炎症非常有效。应用该药可缩短治疗周期，减少复发风险。可通过血－脑屏障，是结脑除异烟肼外的必选药物。

4. 链霉素（S） 链霉素是一种氨基糖苷类抗生素。经过主动转运通过细菌细胞膜，与细菌核糖体30S亚基结合，干扰信息RNA与30S亚基间起始复合物的形成，抑制蛋白质合成；或使DNA发生错读，导致无功能蛋白质合成，还可以使多聚核糖体分裂而失去合成蛋白质功能。链霉素主要通过肌内注射或局部注射深入组织的细胞外液，达到杀灭胞外结核杆菌的目的。正常情况下链霉素不易透过血－脑屏障，但可穿透脑膜炎患者的血－脑屏障。链霉素不能通过胃肠道吸收，也不能静脉注射，长期注射链霉素可刺激局部组织的慢性炎症反应，发生硬结，直接影响后续的链霉素吸收是其最大不足。

5. 乙胺丁醇（EMB） 作用机制不明，可渗入人分枝杆菌体内，干扰RNA的合成从而抑制细菌的繁殖，只对生长繁殖期的分枝杆菌有效。在肾、肺、唾液和尿液内的浓度很高，但胸腔积液和腹腔积液中的浓度很低，不易通过血－脑屏障。乙胺丁醇通常与抗结核药物联用，以阻止或延缓菌株耐药性的产生。

6. 利福喷汀（Rft） 作用机制同利福平，为依赖DNA的RNA多聚酶亚单位牢固结合，抑制细菌RNA的合成，防止该酶与DNA连接，从而阻断RNA转录过程，使DNA和蛋白质的合成停止。抗菌谱同利福平，对普通细菌的作用与利福平相似或不如利福平，但对结核杆菌的作用较利福平强2～10倍。对结核杆菌的作用远超利福平与异烟肼联合，但对鸟分枝杆菌耐药。4～12小时可维持血药峰浓度，半衰期达18小时，蛋白结合率98%，具有高亲脂性，更适合间歇化疗。在肝、肺、肾中分布较多，在骨组织和脑组织中也有相当浓度。不宜用于结脑。本品与利福平呈交叉耐药。

7. 利福布汀（Rfb） 具极高的亲脂性，对最低肺泡有效浓度的最低抑菌浓度值（0.25mg/L）低于异烟肼、环丙沙星、氯法齐明、克拉霉素、阿奇霉素、乙胺丁醇和阿米卡星等，是利福平的1/16～1/2。对多种非结核分枝杆菌具有广泛的杀菌作用，属于少见的广谱抗分枝杆菌药。对结核分枝杆菌的体外抗菌活性是利福平的 2～4 倍，分布广泛，能渗透各种组织和体液，胆道中能达到血液的 300～500 倍浓度。单用不易诱导耐药性的产生。

8. 阿米卡星（Am） 与链霉素、卡那霉素等氨基糖苷类抗生素相同，通过结核细菌核糖体 30S 亚基抑制蛋白质的合成，阻止细菌生长。与链霉素单向交叉耐药，主要用于对链霉素耐药的结核病，对非结核分枝杆菌亦有效，不能通过正常血 - 脑屏障。肌内注射后迅速吸收，主要分布于细胞外液。

9. 卷曲霉素（Cm） 为环多肽类合成药，抑制肽基 tRNA 的转移和蛋白合成。胃肠道很少吸收，尿中浓度甚高，也可穿过胎盘，不能透过血 - 脑屏障。仅适用于复治、耐药结核病的治疗。单用时可迅速产生耐药性，故必须与其他抗结核药物合用。Cm 是治疗耐药结核的重要药物之一，与卡那霉素有单向交叉耐药。

10. 氟喹诺酮类（Ofx） 作用于 DNA 旋转酶和拓扑异构酶 IV，前者抑制 DNA 旋转酶 A 亚单位形成，从而影响 DNA 的正常形态与功能，阻碍 DNA 的正常复制、转录、转运与重组，快速杀菌。它们的特性之一是体内分布广，组织浓度高，可达有效杀菌浓度；其次是单用易产生耐药，相互间有交叉耐药，必须与其他抗结核药物联合应用；与其他抗结核药物间无交叉耐药。

11. 丙硫异烟胺（Pto） 是异烟酸的衍生物，作用机制不明，可能对肽类合成具有抑制作用，通过抑制分枝杆菌酸的合成阻碍结核分枝杆菌细胞壁的合成，对结核和某些非结核分枝杆菌有较强的抑制作用，疗效较链霉素或异烟肼差，但可透过血 - 脑屏障。广泛分布于全身组织液中，在各种组织和脑脊液中浓度与同期血药浓度接近。与链霉素、异烟肼或利福平联合使用，不仅可增强疗效，且可延缓耐药性产生；能抑制异烟肼在肝内的乙酰化，增加异烟肼的抗结核作用；用于复治、耐药病例或不能耐受一线药物者，亦用于非结核分枝杆菌。

12. 环丝氨酸（Cs） 通过抑制 D - 丙氨酸的消旋酶和合成酶阻止 N - 乙酰胞壁酸五肽的合成，从而抑制细菌细胞壁黏肽的形成，使细胞壁缺损。抗结核分枝杆菌的最低抑菌浓度为 5～25mg/L。口服吸收好，3～4 小时达到峰浓度，广泛分布到身体组织和体液中，脑脊液中浓度与血液中相似。抗结核杆菌效果远弱于异烟肼、链霉素等，耐药性产生缓慢是其最大优点。与其他抗结核药物之间无交叉耐药，主要用于耐药结核的治疗。Cs 毒性作用大，主要为神经系统毒性反应。

13. 对氨基水杨酸钠（PAS） 作用于巨噬细胞外的结核分枝杆菌，通过对结核分枝杆菌叶酸合成的竞争性抑制作用，抑制结核分枝杆菌生长繁殖。胃肠道吸收良好，吸收后迅速弥散至肾、肺和肝，在干酪样组织中可达到很高浓度，脑脊液中浓度很低。适用于复治、耐药结核病以及静脉滴注用于血行播散型肺结核；单用容易耐药，必须与异烟肼等药物联合应用；可预防耐异烟肼菌群的产生，是异烟肼的有效联用药物。

14. 氯法齐明（Cfz） 作用机制及特点不明，可能通过干扰核酸或能量代谢抑制细菌蛋白质合成。除了用于麻风病的治疗，与其他抗分枝杆菌药合用对结核分枝杆菌亦有效，对增殖期和非增殖期结核杆菌均有效，在巨噬细胞中活性较强。与现有抗结核药物无交叉耐药，不易产生耐药性。具有高度亲脂性，主要沉积于脂肪组织，组织中浓度高于血液浓度。大量沉积于皮肤和角膜，可显红色，并使尿、痰、汗液显红色，往往因皮肤红染而不易被患者接受。体外 H37Rv 的最低抑菌浓度值为 0.12～0.48μg/L。

15. 利奈唑胺（Lzd） 作用于细菌核糖体 50S 亚单位，抑制 mRNA 与核糖体连接，阻止 70S 起始复合物的形成，从而在翻译的早期阶段抑制细菌的蛋白质合成。利奈唑胺口服吸收迅速、完全，生物利用度约为 100%。蛋白结合率约为 31%，CYP 不参与代谢。肾功能不全者药动力学改变不大，在轻、中度肝损害者中无须调整剂量。体外实验表明，其对结核分枝杆菌敏感株和耐药株的最低抑菌浓度值均为 0.125～1mg/L，故认为敏感株和耐药株具有同等的抗菌活性，与其他抗结核药物无交叉耐药，不易产生耐药性。临床研究显示，利奈唑胺可缩短痰 AFB 转阴时间，在治疗耐多药和广泛耐药结核病方面有一定优势。

16. 对氨基水杨酸异烟肼（PAS‒INH） 异烟肼主要对生长繁殖期的分枝杆菌有效，而 PAS 有效的延缓，阻滞了异烟肼在体内的乙酰化过程。因此，本品可在血液中维持较高、较久的异烟肼浓度，并且降低了对肝的毒性。这不仅增加了药物的杀菌作用，同时也延缓了细菌耐药性的产生。临床证实，与其他抗结核药物联合治疗中，本品的抗结核疗效明显优于异烟肼，效力约为异烟肼的 5 倍，10mg/kg 的疗效明显优于异烟肼 20mg/kg + PAS 200mg/kg 的物理混合，而胃肠道反应、肝功能损害和白细胞减少等不良反应发生率显著低于异烟肼。

三、抗结核药物研究进展

近年来，新型抗结核药物的研发取得了显著成果。其中，最引人注意的是被国家药品监督管理局批准上市用于治疗耐多药结核的药物贝达喹啉以及硝基咪唑类抗结核药物中的德拉马尼；另外，化合物 PA‒824、TBA‒354、SQ109、Q203 以及 BM‒212、硫内酯霉素等均表现出较强的抗结核活性，是比较有潜力的抗结核候选药物，这些抗结核药物及候选药物为结核病的治疗提供了新方案，尤其使多重耐药、广泛耐药结核的有效治疗以及疗程的缩短成为可能，为人类有效控制结核病奠定了基础。

第三节 抗结核药不良反应及健康教育

药品不良反应是指合格药品在正常用法、用量下出现的与用药目的无关的或意外的有害的反应。诱发药品不良反应复杂，按与药理作用有无关联，将药品不良反应分为 A、B 两型。A 型药品不良反应又称"剂量相关的药品不良反应"，是药理作用增强所致，常和剂量有关，容易预测，其发生率高且死亡率低。药品的副作用、毒性反应均属 A 型反应，继发反应、首剂效应、撤药综合征等由于和常规药理作用有关，也属 A 型反应范畴。B 型药品不良反应又称"剂量不相关的药品不良反应"，是一种和正常药理作用无关的异常反应，难以预测，其发生率低而死亡率高。药品变态反应和特异质反应均属 B 型反应。

一、概念

抗结核药品引发的药品不良反应在临床上常见表现包括副作用、毒性反应、超敏反应、特异质反应、后遗效应、致畸作用以及二重感染。

1. 副作用 也称副反应，指在正常剂量情况下出现的与用药目的无关的反应，即药品在正常用法、用量情况下，伴随其治疗作用而出现的其他不期望的作用。副作用不是药品不良反应的同义词，两词的含义不尽相同。副作用只是药品不良反应的一部分。药品的副作用比较常见，一种药品常有多种副作用。一般说来，副作用比较轻微，多为可逆性变化，停药后通常很快消退。

2. 毒性反应 指药品引起机体发生生理、生化功能异常或组织结构病理变化的反应。大多数药品都有或多或少的毒性，该反应可在各个系统、器官或组织出现。药品的毒性反应一般都是药理作用的延伸，其反应程度和剂量相关，剂量加大，则毒性反应增强。药品导致的毒性反应所造成的持续性的功能障碍或器质性病变，停药后恢复较慢，甚至终身不愈。毒性反应是抗结核药品所引的各种药品不良反应中最常见的一种，可以表现在全身各个系统及给药部位。

3. 超敏反应 指有特异体质的患者使用某种药品后所产生的轻重不一的变态反应，它本质上属于一类免疫反应。几乎每种抗菌药品均可能引起变态反应，最常见者为皮疹，其他如过敏性休克、血清病型反应、药物热、血管神经性水肿、嗜酸粒细胞增多症、溶血性贫血。抗菌药品所致的过敏反应主要是由抗原和相应的抗体相互作用而引起的超敏反应，各种抗结核药品也均可引起程度不同的超敏反应。

4. 特异质反应 指有些人服用某些药品后出现的与药品本身药理作用无关，也和一般人群不同的反应（或俗称意外反应）。这些反应的出现往往与这些人的先天性、遗传性因素有关，例如肝细胞内缺乏乙酰化酶患者，服用异烟肼等药品后容易出现多发性神经炎。

5. 后遗效应 是指停药后血药浓度已降至阈浓度以下时残存的生物学效应。后遗效应可能比较短暂，如服用巴比妥类催眠药后次晨的宿醉现象；也可能比较持久，如长期应用肾上腺素皮质激素，一旦停药后肾上腺皮质功能低下，数月内难以恢复；少数药品可以导致永久性器质性损害，如链霉素引起的永久性耳聋。

6. 致畸作用 有文献报道利福平对大、小白鼠有明显致畸作用，因此孕妇，特别是在怀孕的前 3 个月内应禁用利福平。有时可有两种或以上的不同类型的药品不良反应同时存在或相互重叠难以区分。

7. 二重感染 也称菌群交替症（或称菌群失调），是抗菌药品应用过程中出现的新的感染。抗菌药品应用过程中，敏感菌群受到抑制，而未被抑制者则大量繁殖。在肠道、呼吸道等部位未被抑制，而未被抑制的细菌及外来细菌均可乘虚而入，导致二重感染。二重感染的病原菌主要是革兰阴性杆菌、真菌、葡萄球菌属等，可引起口腔、呼吸道、肺部、消化道、尿路及血行感染等，发生率为 2% ~ 3%。近年来真菌性败血症的发病率明显上升，二重感染的病原菌对多种抗菌药品耐药，病死率较高。

二、抗结核药的不良反应及健康教育

（一）全身反应

1. 临床表现　服用抗结核药后少数患者瞬间可出现不良反应，表现为过敏性休克、喉头水肿、瘙痒、皮疹，进而发展为剥脱性皮炎同时伴有高热、黄疸、腹泻、血尿等。

2. 健康教育要点

（1）建立良好的护患关系，做好用药指导，鼓励患者讲出服药后的感受，并认真听取患者的主诉。

（2）在应用抗结核药物前应详细询问患者有无药物和食物的过敏史。

（3）严密观察服药后的反应。

（4）发现不良反应，遵医嘱停用所有正在服用的药物（既往长期服用的药物除外）及食物，去除一切可能引起不良反应的因素。

（5）出现不良反应时，患者大多精神紧张，表现出恐惧心理。应陪伴并安慰患者，消除其恐惧心理，取得患者的信任，主动配合治疗。

（6）伴有高热的患者，做好高热的护理。

（7）监测肝、肾功能和血、尿常规，及时发现不良反应。

（8）遵医嘱应用肾上腺皮质激素，以提高机体应激水平及减少过敏介质的形成。

（9）遵医嘱应用抗组胺药以减少组织液渗出、水肿，减轻瘙痒等症状。

（10）做好生活指导，建议患者穿着宽松的棉质衣服，避免使用刺激性强的洗涤剂品，皮肤瘙痒时勿用手搔抓，避免皮肤感染。

（二）胃肠道反应

1. 临床表现　由于抗结核药物治疗原则为联合用药，患者一次服药量较多，刺激胃肠道常出现纳差、恶心、呕吐、腹泻。

2. 健康教育要点

（1）做好用药指导，讲解所用抗结核药副作用，使患者了解，便于自我监测。

（2）观察患者服药后的反应，认真听取患者主诉，遵医嘱定期监测肝功能，注意观察并区分肝损害所致的胃肠道反应。

（3）有些抗结核药物空腹服用胃肠道反应大，可遵医嘱改为饭后服用（利福平不能改）或分次服用。对于不能耐受口服给药的患者，可遵医嘱改为静脉给药。

（4）对于服药后即刻发生呕吐的患者，注意观察其呕吐物内是否混有药物，如混有药物注意补服。对于胃肠道反应严重的患者，遵医嘱给予胃黏膜保护剂及止吐药。

（5）对于腹泻的患者，注意观察粪便的性状，是否为水样便、脓血便和柏油便等以及排便次数，排除进食不洁食物及菌群失调的可能，并监测水及电解质的情况，并遵医嘱给予相关药物治疗。

（6）饮食指导　根据患者口味给予清淡、富含营养、易消化饮食；对发生呕吐的患者，指导患者少食多餐和食用易消化食物。

（三）肝功能损害

在抗结核药引发的不良反应中，肝损害最常见。一般抗结核药引发肝损害多发生在治疗的最初 2 个月，个别也可发生在治疗 6 个月时，应引起足够重视。

1. 临床表现 抗结核药物主要经肝脏代谢，故氨基转移酶升高较常见，偶见黄疸。由于抗结核药物造成肝脏损伤的机制是毒性作用与变态反应，严重者表现为重症肝炎，故需积极进行治疗和护理。

2. 健康教育要点

（1）观察抗结核药物引起的肝损害症状，并及时通知医生。

（2）去除病因，遵医嘱停用导致肝损害的药物。

（3）卧床休息，减少消耗，减轻肝脏负担。

（4）遵医嘱每日补充足够的液量和热量。

（5）如肝功能轻度异常，可遵医嘱用肝损害小的药物替代肝损害大的药物。

（6）加速肝细胞解毒，促进肝细胞恢复，遵医嘱应用保肝药物。

（7）给予正确的饮食指导 嘱患者饮食中以蛋、奶等优质蛋白为宜。肝损害患者易出现腹胀，饮食中注意不食用产气食品。

（8）定期监测肝功能变化。

（9）心理护理 告知患者积极配合肝损害的治疗，待肝功能恢复正常后加用肝功能损害小的抗结核药继续治疗，帮助患者进行心理调适，增加战胜疾病的信心。

（四）肾功能损害

1. 临床表现 常表现为蛋白尿，极少数发生肾功能不全，可见于全身不良反应的一部分，也可单独存在。

2. 健康教育要点

（1）向患者讲解肾功能损害的临床表现，以加强自我监测能力。

（2）遵医嘱停用引起肾功能损害的药物。

（3）记录 24 小时液体出入量，保持出入量平衡。如发现尿量减少，及时通知医生，可遵医嘱适当应用利尿剂。

（4）当出现急性肾功能不全时应选用透析疗法，以尽快排出有害物质，保护肾功能。

（5）重症患者可出现大量蛋白尿而致低蛋白血症时，遵医嘱给予静脉补充白蛋白，以改善营养状态。

（6）定期监测肾功能变化。

（7）做好饮食护理，指导患者每日适量进食优质（动物）蛋白，尽可能不食植物蛋白（如豆制品）。

（五）血液系统

1. 临床表现 多表现为白细胞、血小板降低。轻症可无症状或仅表现疲乏无力、多汗、失眠、头晕；严重者可有不同程度的贫血和不同部位出血倾向；偶有急性溶血性贫血。

2. 健康教育要点

（1）向患者讲解出现不良反应的临床表现及引起症状的原因。

（2）卧床休息，减少耗氧，缓解疲乏等症状。

（3）白细胞减少，感染概率增加，有条件应将患者采取保护性隔离，住单人房间，加强病房消毒，减少探视，严密监测体温，必要时预防性给予抗生素。

（4）血小板降低时应注意预防出血，嘱患者少活动、慢活动，协助做好生活护理；如患者出现头痛、恶心等症状应警惕颅内出血，及时处理。

（5）当患者出现严重造血功能障碍时，需遵医嘱少量输新鲜血或成分血以尽快缓解症状。

（6）定期监测血常规情况。

（六）神经－精神系统症状

1. 临床表现　异烟肼、丙硫异烟胺可引起各种各样的神经－精神系统表现，如兴奋、失眠、嗜睡、抑郁、躁狂，严重者可致精神分裂症。异烟肼还可致末梢神经炎。

2. 健康教育要点

（1）在应用异烟肼、丙硫异烟胺等抗结核药前详细询问有无精神－神经系统方面的病史，向患者讲解隐瞒病史可造成的严重后果，使患者配合。

（2）做好用药后的病情观察，发现患者的精神异常及时报告医生，特别是发现患者有自杀倾向，加强护理，去除危险因素，及时与家属联系。

（3）一旦出现精神症状，遵医嘱停药，严重者可加用抗抑郁或躁狂的药物。

（4）对于异烟肼所致的末梢神经炎，可遵医嘱补充 B 族维生素，如维生素 B_6 10mg，3 次/日口服，腺苷钴胺肌内注射等以缓解症状。

三、常用抗结核药不良反应及健康教育

（一）异烟肼

1. 不良反应

（1）末梢神经炎　表现为四肢感觉异常，肌肉痉挛等。

（2）中枢症状　欣快感、兴奋、记忆力减退、抑郁、中毒性脑病、癫痫发作等。

（3）肝脏损害　表现为氨基转移酶升高，极少有黄疸出现，发生急性重症肝炎或肝萎缩者更为罕见。

（4）内分泌失调　男性乳房增大，库兴综合征，月经不调，阳痿等。

（5）血液系统　贫血，白细胞、血小板减少等。

（6）变态反应　皮疹、药物热等。

（7）胃肠道反应　恶心、呕吐、腹泻、便秘等。

2. 健康教育要点

（1）常规剂量无需加用维生素 B_6（在实验中维生素 B_6 能减低异烟肼的抑菌力），以免降低异烟肼的抗菌活力。

（2）对血行播散性结核病，可适当增加剂量，延长疗程至 1～1.5 年，故应密

切观察肝功能变化，肝功能不良者、孕妇、嗜酒者需慎用。

（3）异烟肼能引起精神神经系统症状，故用药前仔细询问有无精神－神经系统方面的病史，避免引起不良后果。

（4）主张异烟肼一日量空腹顿服，以提高其血药浓度。由于抗酸药，如氢氧化铝等有抑制其吸收的作用，故不宜同服。

（5）异烟肼有抑制双香豆素类抗凝血药、苯妥英类药物的代谢，导致这些药物血药浓度增高，作用增强；与皮质激素并用可降低异烟肼的药效，故并用时需酌情调整用药剂量；异烟肼还可升高氨茶碱血药浓度，两药并用时注意观察氨茶碱的毒性反应。

（二）利福平

1. 不良反应

（1）肝损害　多为一过性氨基转移酶升高，可出现黄疸，亦可引起重症肝炎。

（2）胃肠道反应　恶心、呕吐、腹痛、腹泻等。

（3）变态反应　表现为流感样综合征等。

（4）血液系统反应　骨髓抑制（白细胞、血小板减少）；急性溶血性贫血。

（5）神经系统　头晕、头痛、疲倦等。

（6）其他副反应　血压升高、心律失常、关节肿胀。

2. 健康教育要点

（1）胃内食物影响利福平吸收，故必须空腹服用，宜于用药后 2 小时进餐。

（2）定期监测肝功能变化。

（3）利福平为肝微粒体酶诱导剂，可加速双香豆素类抗凝血药、降糖药、洋地黄类、皮质激素、氨苯砜及避孕药的代谢，使其作用降低，与上述药物并用时，需调整其剂量。

（4）对氨基水杨酸钠、巴比妥类、氯氮䓬等药物，可降低利福平的吸收和血药浓度，利福平与以上其中任意一种药物合用应相隔 8 小时。

（5）利福喷丁宜进食后服用，也可空腹服用，但因其具有脂溶性的特点，进食后可促进药物的吸收。

（6）服药后尿液、汗液、唾液等排泄物可呈橘红色，尤以尿液更加明显。服药前向患者做好解释，以免引起不必要的误会或恐慌。

（三）吡嗪酰胺（PZA）

1. 不良反应

（1）肝损害　PZA 的肝毒性与剂量、疗程有关。用量大、疗程长、毒副反应较多见，表现为肝大、压痛、氨基转移酶升高，偶有因重症肝炎而造成死亡。

（2）关节痛　PZA 的代谢产物吡嗪酸能抑制肾小管对尿酸的清除作用，使尿酸升高，停药 48 小时内恢复正常。

（3）胃肠道反应　食欲不振、恶心、呕吐。

（4）过敏反应　偶见发热、皮疹、对光过敏、皮肤暴露部位呈鲜红色。

2. 健康教育要点

（1）吡嗪酰胺必须与异烟肼、利福平等药物联合应用，单用易产生耐药性。

与异烟肼合用有促进和加强其杀菌、灭菌作用使组织中结核分枝杆菌失去增殖能力，与氟喹诺酮类药物联合有协同杀菌作用。

（2）做好用药指导，服药期间嘱患者增加饮水量，如已出现关节疼痛遵医嘱口服别嘌呤醇增加尿酸排泄，还可口服阿司匹林缓解疼痛症状。

（3）吡嗪酰胺的毒性作用与药物剂量相关，故成人每日剂量以不超过 1.5g 为宜。

（4）定期监测肝功能和做血尿酸检查。

（四）乙胺丁醇（EMB）

1. 不良反应

（1）视神经炎　是 EMB 最多见的副反应。表现为视力下降、视野缩小、眼球运动疼痛、干燥感、异物感、辨色力减弱等。

（2）其他神经系统反应　周围神经炎，表现为下肢麻木、异物爬行感、感觉过敏及活动障碍，个别可出现听神经损害、听力障碍、声带麻痹等。

（3）过敏反应　皮疹严重可致剥脱性皮炎，血小板减少性紫癜，支气管痉挛导致呼吸困难、过敏性休克等。

（4）其他副反应　关节痛、低钙血症、消化道反应、阿－斯综合征、帕金森病等。

2. 健康教育要点

（1）抗结核治疗中需与其他抗结核药物配伍用，以增加疗效，减少耐药性的发生。

（2）定期做视力、视野、眼底、色觉的检查。老年人、糖尿病患者和营养不良者应增加检查次数。治疗中出现视觉障碍应视情况减量或停药，发生视神经炎时应立即停药，并予大剂量 B 族维生素治疗。

（3）氢氧化铝能减少乙胺丁醇的吸收，故两药不宜同时应用。

（五）链霉素（S）

1. 不良反应

（1）耳毒性　以前庭损害较多见，耳蜗损害较迟发生，表现为眩晕、运动失调、耳鸣、耳聋。

（2）肾毒性　多见出现蛋白尿、管型尿、少数出现肾功能减退症。

（3）变态反应　皮疹、发热、嗜酸粒细胞增多、血管神经性水肿、剥脱性皮炎、过敏性休克等。

（4）口唇、面或四肢麻木　与 SM 本身及所含杂质有关。

2. 健康教育要点

（1）用于抗结核治疗时必须与其他抗结核药物联合应用，以延缓耐药性的产生，多用于强化期的抗结核治疗。

（2）用药前必须做链霉素皮肤过敏试验，有链霉素过敏史者禁用。

（3）链霉素不易透过血－脑屏障，不能作为鞘内注射用药，避免引起椎管的粘连和堵塞。

（4）老年人和慢性肾功能不全者，易造成蓄积中毒需慎用，必须应用时酌情减少用量或间歇应用，并定期检查尿常规和测定肾功能。

（5）由于链霉素在碱性条件下有较好的杀菌、抑菌作用，故可在经碱性溶液冲洗后的胸腔内注入，治疗结核性脓胸。

（6）用药前向患者讲解此药的不良反应，用药期间严密观察头晕、耳鸣、听力减退等反应，如有异常及时停药。

（六）卡那霉素（KM）及阿米卡星（AK）

1. 不良反应

（1）耳毒性　很少损害前庭器，主要损害耳蜗，听力减退，耳聋多为双侧，少数为永久性耳聋。

（2）肾毒性　KM 应用早期即可出现，常持续存在，停药后可迅速消失。

（3）过敏反应　嗜酸粒细胞增多多见，药物热、皮疹不常见，偶可见过敏性休克。

（4）其他副反应　KM 可暂时损害舌咽神经，表现为舌后 1/3 味觉丧失，也有可能阻滞神经－肌肉接头，偶可引起白细胞减少，凝血酶时间延长。

2. 健康教育要点

（1）用于抗结核治疗时，需与其他抗结核药物配伍，由于与链霉素等氨基糖苷类有单向交叉耐药，故需注意临床用药顺序。链霉素耐药时再考虑采用本药。

（2）其他注意事项同链霉素。

（七）卷曲霉素（Cm）

1. 不良反应

（1）听神经损害　耳鸣、听力下降、耳聋，很少影响前庭功能。

（2）肾毒性　表现为蛋白尿、血尿、尿中白细胞增多、BUN、肌酐升高，肾损害为可逆性。

（3）电解质紊乱　低钾血症、低镁血症、低钙血症、碱中毒。

（4）其他副反应　麻木，恶心，呕吐，食欲减退，一过性氨基转移酶升高，皮疹，过敏性休克，神经－肌肉接头阻滞作用等。

2. 健康教育要点

（1）用药中注意定期做电解质检查。

（2）必须与其他抗结核药联合应用。

（3）其他注意事项同氨基糖苷类药物。

（八）对氨基水杨酸钠（PAS）

1. 不良反应

（1）胃肠道反应　恶心、呕吐、食欲不振、上腹疼痛或灼热感、腹胀、腹泻，甚至胃溃疡及出血。

（2）变态反应　皮疹、药物热、剥脱性皮炎、流感样综合征、淋巴结肿大、过敏性肺炎、过敏性休克、嗜酸粒细胞增多、白细胞增多或类白血病反应、肺结核病灶周围炎等。

（3）肝、肾损害　氨基转移酶轻、中度增高，严重可引起急性重症肝炎。蛋白尿、腰痛、尿频、尿痛，少数出现肾衰竭。

2. 健康教育要点

（1）需与异烟肼、链霉素等其他抗结核药物配伍应用。

（2）可干扰利福平的吸收，与之联用时两者给药时间宜间隔 8 小时。

（3）水溶液不稳定，遇热可分解，遇光迅速变色，静脉滴注时应在避光下进行，药液变色后不宜使用。溶液需新鲜配制，避免分解成间位氨基酸引起溶血。

（4）发生变态反应，需立即停药并进行抗变态反应治疗。

（5）定期做肝、肾功能检查。

（九）丙硫异烟胺（Pto）

1. 不良反应

（1）胃肠反应　多见纳差、恶心、呕吐、反酸、腹部不适、腹泻。

（2）肝功能损害　氨基转移酶升高，黄疸。

（3）少数患者有糙皮病表现　如舌炎、口角炎、角膜炎。

（4）多发性神经炎　表现蚁走感、抽搐、复视等。

（5）精神障碍　表现为抑郁、失眠。

（6）内分泌改变　偶可引起痤疮、色素沉着、脱发、皮疹、紫癜、男性乳房发育、甲状腺增生、月经紊乱等。

（7）其他　大剂量应用，偶可引起直立性低血压。

2. 健康教育要点

（1）胃肠反应不能耐受者，可同时采用抗酸药、解痉药等减轻胃肠反应。

（2）营养不良、糖尿病和酗酒者慎用，长期服用定期检测肝功能。

（3）询问有无精神－神经系统方面的病史，注意用药禁忌。

（十）环丝氨酸（Cs）

1. 不良反应

（1）中枢神经系统反应　头晕、头痛、记忆力减退、抑郁、嗜睡、严重者出现抽搐、惊厥、意识模糊、精神失常。

（2）其他毒性反应　胃肠道反应和药物热。

2. 健康教育要点

（1）用药中严密观察有无不良反应的发生，及时做出处理。

（2）必须与其他抗结核药联合应用。

（3）与异烟肼联合用药时，加重该药中枢神经系统不良反应的程度，注意观察神经－精神系统的反应，该药与苯妥英钠联合用药可增加后者作用。

（十一）喹诺酮类药物

1. 不良反应

（1）胃肠道反应　恶心、呕吐，腹部不适或腹痛、腹泻等。

（2）神经系统反应　头痛、头晕、失眠等。

（3）超敏反应　皮疹、瘙痒、药物热等。

（4）骨骼肌肉系统　主要表现为肌肉酸痛、肌腱疼痛，甚至断裂，影响骨骼形成，故儿童、孕妇禁用。

（5）光敏性皮炎　红斑、大疱疹。

2. 健康教育要点

（1）用药后避免日光照射，也可涂抹防晒霜预防光敏毒性。

（2）避免与含铝、镁、铁、锌制剂同服，防止干扰喹诺酮吸收。

（3）喹诺酮干扰细胞色素 P450 系而减少茶碱在体内消除，在同时应用茶碱类药时应注意调整剂量或做血药浓度监测，预防茶碱中毒。

（4）注意询问病史，有精神病史、癫痫病史者禁用。

（十二）利奈唑胺

1. 不良反应

（1）胃肠道反应　味觉改变、舌变色，局部腹痛、腹泻，消化不良、便秘。

（2）精神神经系统反应　头晕、头痛、失眠。利奈唑胺合用 5 - 羟色胺类药物（包括抗抑郁药物，如（选择性 5 - 羟色胺再摄取抑制剂）的患者中，有 5 - 羟色胺综合征的报道。

（3）骨髓抑制　贫血、白细胞减少和血小板减少。

（4）周围神经病和视神经病　四肢麻木、疼痛、感觉障碍；视敏度改变、色觉改变、视力模糊或视野缺损，有的进展至失明。

（5）乳酸性酸中毒　发生反复的恶心或呕吐。

2. 健康教育要点

（1）利奈唑胺可与食物共用或分开服用。

（2）为患者创造良好的助眠环境促进睡眠；如既往服用抗抑郁药者要及时告知医生。

（3）对使用利奈唑胺的患者应每周进行全血细胞计数的检查，尤其是用药超过 2 周，或以前有过骨髓抑制病史对发生骨髓抑制或骨髓抑制发生恶化的患者应考虑停用利奈唑胺。

（4）评估患者周围病变的程度，给予预防跌倒受伤的教育；视敏度改变、色觉改变、视力模糊或视野缺损，应及时告知医生进行眼科检查。

（5）应避免食用大量酪胺含量高的食物和饮料。酪胺含量高的食物例如陈年乳酪、发酵过或风干的肉类、泡菜、酱油、生啤、红酒。

四、不良反应的预防

1. 在抗结核治疗前医护人员应向患者或患儿的家长介绍所用抗结核药品的不良反应的表现，并告知出现不良反应应及时汇报给医务人员给予相应的处理。

2. 在治疗前医护人员应了解患者及其家属的药品过敏史，避免使用已知的引起严重不良反应的同类药品。同时了解患者肝、肾功能，血、尿常规及患者的一般状况。

3. 医护人员应重视患者主诉，详细告知患者所用药物的不良反应，鼓励患者主动配合进行监测药品不良反应。

4. 掌握抗结核药品不良反应的高危人群，在不影响疗效的前提下根据患者的体重及全身的营养状况等适当调整药品剂量和药品，即高危人群抗结核治疗的合理个体化。

5. 对于药品不良反应的高危人群合理使用预防性措施，如肝损害的高危人群给予保肝治疗，肾损害者不选用氨基糖苷类和卷曲霉素等。

6. 避免与其他增加抗结核药品不良反应的药品联用，如正在应用异烟肼、利福平和吡嗪酰胺药同时再联合应用红霉素和乙酰氨基酚类药（感冒、发热时），以免增加肝毒性反应。

7. 在经过停药及处理不良反应后，各脏器功能恢复正常，重新开始化疗时，应从产生不良反应可能性最小的药品试起，在密切观察下逐一加药。可疑利福平过敏者应避免使用，以防发生严重不良反应。所建立的新方案应除去可能引起严重不良反应的药品。

8. 对高危人群监测肝肾功能、血尿常规等监测指标的频率要比非高危人群高。

9. 医务人员特别是督导员要经过培训，了解抗结核药品常见的不良反应，将可疑患者及时转至上级医疗机构诊治。

（聂菲菲）

参考文献

[1] 屠德华，万利亚，王黎霞. 现代结核病控制理论与实践. 北京：军事医学科学出版社，2013.

[2] 李亮，李琦，许绍发，等. 结核病治疗学［M］. 北京：人民卫生出版社，2013.

[3] 王秀华，聂菲菲. 结核病护理新进展［M］. 北京：北京科学技术出版社，2017.

[4] 马玙，朱莉贞，潘毓萱. 结核病［M］. 北京：人民卫生出版社，2006.

[5] 宋丽君，章琳，郑静. 耐多药肺结核及其患者治疗依从性的护理措施研究进展［J］. 中国防痨杂志，2018，40（1）：111 – 113.

[6] 席明霞，屈婧，肖美慧，等. 耐药肺结核患者服药依从性影响因素的质性研究［J］. 华西医学，2021，36（1）：50 – 54.

[7] 刘莉，李晋，马云，等. 肺结核348例耐药情况调查及影响因素分析［J］. 陕西医学杂志，2021，50（5）：626 – 629，633.

[8] 何平平，李东霞. 52例住院耐多药肺结核患者服药依从性影响因素分析［J］. 中国临床医生，2013，41（3）：46.

[9] 尤媛媛，张国龙，陈裕. 120例初治耐多药肺结核患者治疗依从性的影响因素分析［J］. 中国防痨杂志，2020，42（3）：249 – 254.

第七章　结核病感染控制健康教育

第一节　门诊结核病患者感染控制的健康教育

门诊是结核病患者进入医院后最先接触的部门，也是医院对外进行医疗服务的重要窗口，承担着诊治患者疾病的任务，同时也承担对患者进行健康教育的责任。结核病是由结核分枝杆菌引起的慢性传染病，对门诊结核病患者进行健康教育，更体现其重要性和必要性。门诊具有患者流动性强、在院停留时间短、患者急切就诊的心态等特点，均为门诊患者健康教育的不利因素。健康教育的时机、方式以及场合变得尤为重要。通过健康教育，让患者获得结核病感染控制知识，养成良好的健康卫生习惯，避免结核病在社会上以及家庭中的传播和感染，促进患者疾病康复。

一、健康教育评估

1. 评估患者年龄、知识层次、文化背景及获取结核病防治知识的需求。
2. 评估患者结核病的类型、治疗阶段及对所患结核病相关知识的了解程度。
3. 评估患者对肺结核病的预防控制、消毒隔离知识了解和掌握程度。
4. 评估患者对疾病的认识和心理状态。
5. 评估患者个人工作、生活和卫生习惯。

二、健康教育计划

门诊护理人员以发放调查问卷的形式了解门诊结核病患者相关感染控制知识的需求；医护人员结合门诊结核病健康教育的特点，制定出切实可行的健康教育计划，选择适宜的时机、方式及场所开展健康教育。通过健康教育计划的实施达到健康教育的目的。

1. 给予讲解结核病传播的相关知识。
2. 给予讲解结核病患者家庭消毒隔离方法。
3. 给予讲解结核病患者生活习惯的相关知识。
4. 根据患者的心理、做好心理护理，尤其是结核病感染控制的注意事项。

三、健康教育目标

1. 患者及家属了解结核病的传播途径。
2. 患者及家属掌握家庭消毒隔离方法。
3. 患者能够保持良好的卫生习惯。
4. 患者能够调整心理状态，树立战胜疾病信心。

四、健康教育实施

（一）健康教育形式

1. 讲课　以大讲堂和小讲课的形式定期向门诊就诊患者做肺结核病的相关知识讲座，同时回答患者提出的各种问题。

2. 宣传板　候诊区域悬挂宣传板，为患者宣传肺结核病相关知识内容，使患者候诊等待时间得到防治知识的学习。

3. 视频　患者候诊期间以电视滚动播放的形式为患者播放肺结核病相关知识的视频，使患者形象地了解相关信息及防病治病的方法。

4. 图文资料　以健康教育处方的形式向就诊患者介绍肺结核病相关疾病知识，为患者提供有针对性的健康教育处方。

5. "微信公众号"互联网平台　以视频、图文资料等形式介绍结核病相关知识，患者根据自身情况搜索相关健康教育知识。

6. 结核病居家护理工作室　作为一种护理实践模式，是以护士为主导的、在门诊开展的正式有组织的卫生保健服务，指导患者掌握结核病居家自我护理技能，拓展从住院至门诊、院内至家庭的连续服务，以满足就诊患者及其家庭的健康服务需求。

（二）健康教育要点

1. 结核病的传播　结核病是由结核分枝杆菌引起的慢性传染病，可累及全身多个脏器，但以肺结核最为多见。空气－呼吸道传播是结核病最主要的传播途径，由于排菌患者大声说话、咳嗽、打喷嚏可产生大量飞沫含有结核菌的微滴核传播到空气中，被健康人吸入即可能受到感染；其次为消化道传播、母婴传播；皮肤传播和其他途径极为罕见。

2. 结核病的消毒

（1）痰液的处理　结核病患者禁止随地吐痰，禁止随手乱扔使用过的痰纸。患者应随时携带痰纸，将咳出的痰液吐在纸里，包裹完好。如果在医院中，将使用过的痰纸扔到黄色垃圾桶内；如果在家中，将痰液吐在固定耐腐蚀的带盖容器中应用 2000mg/L 的含氯消毒剂浸泡消毒。这是简单易行的杀灭结核分枝杆菌的方法。

（2）习惯的养成　宣传养成良好习惯的重要性。告诉肺结核病患者如果在排菌期，1 次咳嗽可使具有传染性的微滴核增加到 3500 个，1 次喷嚏可排放高达 100 万个飞沫核。因此，传染性肺结核患者在咳嗽、喷嚏、大笑、大声谈话时一定要以纸巾或应用手肘遮住口鼻，以减少含有结核菌的飞沫排到空气中，使用后的纸巾不要随手丢弃，应集中焚烧处理；保持社交距离。由于重力的作用，患者经过口鼻排放出了飞沫核降落到地面的水平距离不少于 1 米，故患者再与他人交谈接触的情况下应保持 1 米外的社交距离。

3. 结核病的防护

（1）口罩的使用　肺结核病患者，尤其是排菌的肺结核病患者应佩戴口罩，因为他们是传染源。一次性医用外科口罩采用 3 层设计（阻水层、过滤层、抗湿层）带有鼻夹的设计有利于提高密封性。外层为无纺布或超薄聚丙烯熔喷材料层，可防止飞沫进入口罩里面；中层为超细聚丙烯纤维熔喷材料层，对 $5\mu m$ 颗粒阻留率大于 90%，减少呼吸道飞沫及飞沫核播散于空气中，从而减少周围人群被感染的风险。向患者和家属讲解肺结核的传播途径，患者不仅在公共场所、在与人交谈时都应戴口罩，减少飞沫核的传播；而且家属与患者密切接触时也要戴口罩，减少被传染的机会。

（2）空气的清洁　开窗通风是最简便也是最经济的清洁空气的方法。开窗通风使室内空气流通，是减少室内空气中结核分枝杆菌数量的有效方法，每天不少于 2 次，每次不少于半小时，通风不好的房间可安装换气扇或空气消毒机。冬季天冷时通风要注意为患者保暖或暂时避开通风的房间，以免发生受凉感冒。

（3）接触的防护　有条件的家庭，如果患者的病情不需家属长时间陪伴，一定要做到分室居住；但如果没有条件做到分室居住，要做到分床或分床头睡；餐具要单独使用，并至少每周煮沸 30 分钟进行消毒；同时，患者排出的结核菌落到衣物、被褥、地面，干燥后随尘土飞扬被人们吸入而受感染。衣物和被褥定期清洗并消毒晾晒，进行阳光紫外线消毒；患者常接触物品如门把手、家具、地面等也应每天清洁并应用 1000mg/L 的含氯消毒剂或 75% 乙醇进行消毒。

4. 手卫生　做好手卫生工作是有效预防控制病原体传播，从而降低感染发生率的最基本、最简单且行之有效的手段。

（1）洗手　在流动水下，使双手充分淋湿，取适量洗手液（或肥皂）均匀涂抹整个手掌、手背、手指、指甲缝和指缝，按照"七步洗手法"认真揉搓双手。

（2）手消毒　取适量（按说明书）手消毒剂于掌心，双手揉搓，使其均匀涂抹至手各部位，揉搓消毒至干燥。

5. 心理疏导　通过有关结核病感染控制各方面知识的讲解，帮助患者及家属能够正确对待结核病感染控制；同时让患者及家属解除各种疑虑；通过与患者及家属的沟通，帮助患者及家属正视结核病感染控制方面的困扰，使其减轻传染或被传染的心理压力，促进患者及家属主动配合结核病感染控制工作。

五、健康教育评价

1. 评价患者及家属对结核病传播途径的掌握程度。
2. 评价患者及家属对家庭消毒隔离方法的掌握程度。
3. 评价患者是否能够保持良好的卫生习惯。
4. 评价患者心理状况有无改善，是否树立战胜疾病信心。

第二节　急诊结核病患者感染控制的健康教育

结核病是严重危害人类生命健康的传染性疾病之一，由结核分枝杆菌引起的慢性传染病，可累及全身多个脏器，但以肺结核最为多见。伴随着 21 世纪社会的不断进步以及医学科学的迅速发展，人类健康对医学科学提出了更高的要求，健康教育已深入到医疗服务的各个领域。急诊科是重症患者最集中、抢救和管理任务最重的科室，由于急诊结核病专科常年收治急危重症结核患者及三无救助人员，病情急、重，留观时间短，由于服务群体和工作内容的特殊性，决定了对急诊结核患者健康教育开展的必要性与艰难性。健康教育在急诊贯穿于分诊、治疗及抢救全过程，应用护理程序，可让患者得到肺结核的治疗和防控知识，养成良好的卫生习惯，有效控制结核病在人群中的传播。

一、健康教育评估

1. 评估患者的急性症状程度、诱因及急需解决的问题。
2. 评估患者的疾病分级、就诊类型即流水患者、留观患者、抢救患者。
3. 评估患者的年龄、职业、文化程度。
4. 评估患者结核病的类型、治疗阶段及对所患结核病相关知识的了解程度。
5. 评估患者对肺结核病的预防控制、消毒隔离知识了解和掌握程度。
6. 评估患者心理状态及情绪。
7. 评估患者个人工作、生活和卫生习惯。

二、健康教育计划

急诊结核病患者病情重，病种复杂，情绪不稳定，多数患者具有传染性。健康教育存在一定难度。医护人员应选择适宜的时机如在患者病情平稳、情绪良好的状态下，选择合适的方式及场所开展健康教育，让患者得到肺结核的治疗和防控知识，通过健康教育，提高患者治疗依从性，养成良好的卫生习惯，有效控制结核病在人群中的传播。

1. 留观当天介绍留观须知，熟悉急诊环境。
2. 教会患者及家属正确佩戴口罩方法、咳嗽礼仪、洗手方法等。
3. 给予自然通风的重要性的健康教育。
4. 给予个人防护要点的健康教育。
5. 出观前介绍居家服药、定期复诊注意事项。
6. 给予居家消毒隔离方法健康教育。

三、健康教育目标

1. 使患者了解所患急症的急救处理措施及配合要点。
2. 尽快让患者急性期症状得到纠正或缓解。
3. 使患者及家属了解结核病的传播途径。
4. 患者及家属掌握日常消毒隔离方法。
5. 改变患者不良的健康行为习惯。
6. 患者能够保持良好的心理状态。

四、健康教育实施

（一）健康教育形式

急诊患者具有传染性且个体差异大、症状急迫、停留时间短、情绪易激惹，给健康教育工作的实施带来一定难度，急诊护士要合理安排患者就诊，了解患者需求并尽快解决，对患者提出的问题及时给予面对面的解答，还可引导患者观看宣传板、电视，阅读宣教手册及发放健康教育处方，了解结核病相关知识，做好本区域结核患者健康教育工作。

（二）健康教育要点

1. 急诊流水患者感染控制的健康教育

（1）正确佩戴医用外科口罩 急诊分诊护士为就诊的结核病患者发放一次性医用外科口罩，并教会患者正确佩戴口罩的方法，佩戴口罩时要做到口罩与人体面部契合。

（2）咳嗽礼仪 对咳嗽患者应教会患者咳嗽礼仪。当要咳嗽或打喷嚏时，使用纸巾等遮掩口鼻；或弯曲手肘靠近面部，用衣服袖管内侧遮掩住口鼻，可将咳嗽或打喷嚏喷射出的呼吸道飞沫核进行物理阻断，减少呼吸道飞沫及飞沫核播散到空气中，从而减少周围人群被感染的风险。对咳痰患者发放痰袋，禁止患者随地吐痰，并告诉其痰袋用后放入黄色医疗垃圾桶统一处理的方法。

2. 急诊留观患者感染控制的健康教育

（1）留观须知 急诊患者根据病情需要留院观察，护士要主动将患者领至床旁，为患者介绍急诊留观环境、消毒隔离注意事项等健康教育，并完成留观患者各项评估，了解患者对所患疾病相关知识的掌握情况，为下一步健康教育提供依据。

（2）自然通风 留观病室保持通风换气，并向患者及家属讲解病室通风的重要性。通风是简便、经济、有效的感染控制措施，可减少空气中飞沫核的浓度，天气允许的条件下，留观室需尽可能进行充足的自然通风。通过开窗的方式实现空气流动起到稀释结核分枝杆菌和进行空气交换的作用，从而减少室内空气中结核分枝杆菌数量。自然通风在条件允许下应持续进行，气候和患者病情不允许时每天不少于 2 次，每次不少于半小时。

（3）患者及家属个人防护 患者选择合适的口罩并正确佩戴，具有传染性的肺结核患者，应主动佩戴医用外科口罩，可以阻止和减少结核分枝杆菌通过患者的口鼻扩散到空气中，降低传播风险。陪护期间家属需根据环境的危险程度选择佩戴N95 或更高安全级别的医用防护口罩，更好地做好个人防护，预防院内感染发生。

3. 急诊抢救患者感染控制的健康教育 急诊抢救的患者都处于危重状态，护士的主要任务是抢救患者、执行医嘱、完成护理操作技术，对意识清楚有接受能力的患者在治疗护理中可告知患者配合要点及注意事项，对意识不清或无接受能力的患者可先告知家属，待患者病情平稳后再进行健康教育。患者年龄、教育背景各不相同，护士在面对面教育同时可引导患者观看宣传板及结核病宣传视频，发放宣教手册及健康教育处方，使患者容易掌握所需知识，提高健康教育效果。

4. 急诊出观患者居家感染控制的健康教育

（1）出观的结核病患者需要掌握结核病治疗及康复的相关知识，如结核病的病因、传播途径、治疗原则、抗结核药及副作用、定期复诊的意义、居家生活中的消毒隔离、结核病患者饮食与康复。日常生活中应采取必要的消毒措施，切断传播途径，预防肺结核在家庭中的传播。

（2）条件允许，患者应单独在一个隔离、通风良好的房间休息。不能分开居住的要分床居住，并用布帘进行空间隔离，布帘高度到达屋顶。

（3）禁止随地吐痰，禁止随手乱扔使用过的痰纸。患者外出时应随时携带痰纸，将咳出的痰液吐在纸里，包裹完好后处理；如果在家中，将痰液吐在固定耐腐蚀的带盖容器中应用2000mg/L的含氯消毒剂浸泡消毒。这是简单易行的杀灭结核分枝杆菌的方法。

（4）餐具消毒　患者的餐具需专人专用，用后清洗干净、晾干、单独放置，定期煮沸消毒。

（5）患者衣服、书籍等采取经常在日光下暴晒的方法通过阳光中的紫外线照射进行消毒，一般每次直接日光暴晒6小时并注意翻转才能达到消毒效果。

五、健康教育评价

1. 评价患者对肺结核相关知识掌握程度，如急症急救处理，能否积极配合。
2. 评价患者及家属是否掌握正确佩戴口罩的方法。
3. 评价患者是否掌握咳嗽礼仪及痰液处理方法。
4. 评价患者心理状况有无改善，是否能以积极的心态对待疾病。
5. 评价患者能否做到科学膳食，规律生活。
6. 评价患者及家属对居家消毒隔离相关知识掌握程度。
7. 对于健康教育未能实现的部分目标，应寻求原因并采取相应的对策，努力使所有患者都能达到教育的预期目标。

第三节　住院患者结核病感染控制的健康教育

肺结核是结核分枝杆菌引起的慢性肺部感染性疾病，占各器官结核病总数的80%～90%，其中痰中排菌者称为传染性肺结核。排菌的肺结核患者通过咳嗽、打喷嚏、大声说话将结核杆菌排放到周围环境中引起传播。结核病的传播对公共卫生安全造成重大危害，尤其在卫生机构内的传播，不仅危害患者，也同样危害陪护人员和医务人员。由于结核病房是结核患者聚集的地方，空气中结核杆菌的密度远远高于其他环境，做好住院肺结核患者结核感染控制的健康教育至关重要，可以防止和避免交叉感染，预防及减少结核分枝杆菌在医院内传播，为患者及医务工作者提供安全的环境。

一、结核病感染控制

结核病感染控制分为管理控制、环境控制和呼吸防护三个层级。管理控制是采取管理措施来减少暴露于结核分枝杆菌的风险。环境控制是采取工程系统来预防结核菌的蔓延，减少空气中结核分枝杆菌飞沫核浓度。个人呼吸防护是通过个人防护进一步减少和暴露结核分枝杆菌的风险，管理控制也应该辅之以环境控制和个人防护，因为这些措施也有助于进一步减少结核病的传播。结核病的感染控制对于预防结核病传播来说是一个重要的策略，所有医疗机构和人群聚集的地方都应该实施结核病感染控制措施。

1. 结核病的管理控制　结核病管理控制是指能减少结核杆菌传播的特定方法与工作流程，同时也是减少结核病在人群中传播的多种措施的综合，其基础是早期快速诊断、治疗和对结核病患者正确管理。管理措施是有效预防与控制结核分枝杆菌传播的第一道防线，它通过应用管理控制措施来阻止飞沫的产生，从而降低医务人员及其他陪护人员暴露于结核分枝杆菌的环境的风险。

2. 结核病感染环境控制　环境控制是在医疗卫生机构预防结核分枝杆菌感染的第二道防线，主要作用是运用工程学技术阻止空气中具有感染性的飞沫核的传播，降低空气中飞沫浓度。通常情况下，很难消除各类人群暴露于结核分枝杆菌的风险，这就需要在高危区域使用多种环境控制措施以降低空气中飞沫浓度。这些措施包括自然通风、机械通风、消毒和使用高效微粒空气过滤器等，这些技术若与工作实践以及给药控制结合起来应用是最有效的。

3. 结核病的呼吸防护　结核病的呼吸防护是在医疗卫生机构预防结核分枝杆菌感染的第三道防线，是管理控制和环境控制的有效补充。主要作用是防止吸入飞沫核，医务人员和患者都应接受标准原则教育和防护设备使用的培训。呼吸防护是在管理措施和环境控制前两者不能有效降低飞沫浓度的情况下，通过让结核病患者佩戴普通口罩，医务人员佩戴防护口罩（N95 口罩）等措施进行防护，保护特定人群。

二、健康教育评估

1. 评估患者年龄、知识层次、文化背景及学习需求。
2. 评估现病史，包括患者的症状和体征及痰菌检查情况。
3. 评估患者既往依从性情况及个人卫生习惯。
4. 评估患者结核病知识掌握情况。
5. 评估患者消毒隔离知识的掌握情况。
6. 评估患者精神、心理状态。

三、健康教育计划

住院患者有良好的健康教育环境和稳定的接受健康教育的学习时间，因此结核病患者住院期间是开展健康教育非常理想的阶段。医护人员要充分利用和把握这个最佳健康教育时期，在评估的基础上应根据患者不同住院时期制定健康教育计划为患者提供感染控制健康教育。

1. 对于新入院患者，重点围绕口罩的正确佩戴、痰液的管理、通风及手卫生进行健康教育，让患者掌握住院期间最基本的感染控制要求及措施并遵照执行。

2. 住院期间，患者逐渐适应环境，情绪心理状态稳定，此时健康教育重点围绕结核病的传播方式及流行的环节、咳嗽礼仪、家属探视的防护及目的等内容进行。

3. 出院前要围绕患者居家治疗期间的消毒隔离具体的措施进行健康教育指导。

四、健康教育目标

1. 满足患者学习需求。

2. 患者了解自己疾病情况以及痰菌检查的结果。

3. 患者了解养成良好个人卫生习惯的意义并愿意依从。

4. 患者掌握结核病相关知识。

5. 患者掌握消毒隔离知识。

6. 患者能够调整心理状态，积极配合医务人员执行感染控制措施。

五、健康教育实施

1. 健康教育形式

（1）利用多种媒介开展健康教育

①宣传栏/墙报　宣传栏通常可定期更换内容，注意做到标题醒目，内容简洁通俗，字体字号易于阅读，内容形式图文并茂。宣传栏的高度和光线应适宜阅读。由于患者住院时间较长，宣传栏的重点应使患者了解住院治疗期间的重点知识，还可设"答疑解惑"栏，针对某些患者的学习需求做出相应指导性解答，可作为宣传栏的另一个板块。

②发放宣传材料　发放肺结核患者健康教育宣传手册，发放肺结核患者社会支持手册等。

③有条件的医院可在病房安装视频播放设备，向患者播放结核病的相关知识教育短片或视频节目。

（2）面对面教育

①开展个体化健康教育　对于住院的患者，由责任护士根据患者所患结核病的类型及有无合并症等特点进行个体化健康教育，将个体化教育贯穿入院到出院的全过程，有针对性地将健康教育渗透到工作中的一点一滴。

②开展单元讲座　以病室、病种为单元针对住院期间存在的一些共性问题进行健康教育，讲解时注意患者的反馈，注重实效。健康教育要注重个体化和反复性以增强记忆。

③开展健康教育大课堂　在全院范围内为患者举办健康教育讲座，向患者讲解结核病疾病知识、消毒隔离知识，并对患者在治疗过程中产生的各种问题进行解答，尽可能通过交流消除患者的疑虑，提高患者的依从性，使其积极配合治疗。

④开展同伴教育　提供一定的场所，使患者通过与其他患者之间的相互交流，分享心得体会，并可通过相互鼓励而获得心理上的支持。随着信息技术的发展，医务人员也可鼓励并提供患者网络信息平台进行患者之间的交流活动。

2. 健康教育要点

（1）结核病流行环节的教育　结核病在人群中传播需要传染源、传播途径、易感人群三个环节。排菌的肺结核患者是传染源，呼吸道感染是肺结核的主要感染途径，小于 $10\mu m$ 的微滴核可被吸入呼吸道，健康人吸入带结核杆菌飞沫而受感染。婴幼儿、老年人、HIV 感染者、免疫抑制剂使用者、慢性疾病患者、血糖控制不理想的糖尿病患者、生活贫困、居住拥挤、营养不良人群是结核病的易感人群。

（2）咳嗽礼仪的教育　作为结核病的传染源，肺结核患者在了解结核病的传播途径的基础上要主动执行咳嗽礼仪。咳嗽礼仪就是在大声说话、咳嗽、打喷嚏时用纸巾或肘部遮掩并及时洗手,佩戴外科口罩。

（3）外科口罩佩戴的教育　外科口罩能阻挡佩戴者经呼吸道排出的大部分细菌和病毒,正确佩戴可以阻止和减少结核菌通过患者的口鼻扩散到空气中,防止周围人群吸入结核分枝杆菌,从而降低传播的风险。口罩佩戴方法：①分清口罩正反面,金属条位于上方,将两端的弹力绳挂于耳后；②用双手紧压鼻梁两侧金属条,使口罩上端紧贴鼻梁,向下拉伸口罩,使口罩不留皱褶；③完成佩戴,口罩必须覆盖至下巴并紧贴面部。肺结核患者在与医务人员交流时、到检查科室做检查时、家属探视时都应佩戴口罩。主动佩戴口罩是一种高尚的美德,会受到人们的尊重。

（4）痰液管理教育　住院的肺结核患者痰标本留取是结核杆菌向环境中播散的高危环节,因此,能够起床活动的患者应去留痰室留取痰标本,不能起床活动的患者吐痰前佩戴口罩,待咳嗽完毕痰液自气管进入口腔时取下口罩将痰液留取到标本瓶中。严禁随地吐痰,在住院期间患者产生的痰液,指导其将痰吐到纸内包好并放入不透水的痰袋中,由医务人员按要求消毒处理。

（5）通风的教育　通风是新鲜的室外空气进入室内并分布到整个空间,同时室内空气排出至室外的过程,从而降低室内结核杆菌的浓度。指导患者注意保持病室内空气新鲜,尽量采用自然通风方式进行通风。医院病室内配备消毒设备如紫外线灯、空气消毒器等增加通风效果,嘱患者遵守医院的规定听从护士指导,不擅自使用病室内消毒设备。

（6）家属探视的教育　对患者家属讲解结核病传播方式,告知其尽量减少探视频次及时间,同时探视时佩戴 N95 口罩。为增加患者家属佩戴 N95 口罩的依从性,讲解外科口罩与 N95 口罩作用的区别,使家属认识到佩戴 N95 口罩的必要性,并告知其获取途径正确选择佩戴。

（7）手卫生的教育　手极易受到外界微生物污染,是传播疾病的重要媒介。肺结核患者咳嗽咳痰后或可疑手污染时要洗手,通过洗手可将手上 60% ~ 90% 的结核分枝杆菌去除。洗手时尽量使用流动水,将手指向下,双手下垂,让污垢随水流冲走。手的各个部位（指尖、指缝、拇指、指关节、手腕等）要充分搓洗 30 秒。

（8）规范治疗降低传染性的教育　对结核病患者早期诊断、早期治疗可以减少结核病的传播。化学治疗是结核病主要的治疗手段,大部分排菌患者经抗结核治疗 2 ~ 3 周后传染性即可明显减低。为患者讲解抗结核治疗对降低结核菌传播的作用,讲解规律全程用药的意义,鼓励患者坚持治疗治愈结核病,对降低结核病在人群中传播有着重要的作用。

六、健康教育评价

1. 患者了解自己疾病情况,痰菌检查的结果。

2. 患者了解养成良好个人卫生习惯的意义并愿意依从。

3. 患者掌握结核病相关知识。

4. 患者掌握消毒隔离知识。

5. 患者能够调整心理状态,积极配合医务人员执行感染控制措施。

第四节　居家患者结核病感染控制的健康教育

活动性肺结核患者在没有进行抗结核药物治疗前具有传染性，住院治疗是患者及其家庭的理想选择。《北京市朝阳区涂阳肺结核患者住院隔离治疗的影响因素研究》显示，76.8%的涂阳肺结核患者没有选择住院隔离治疗，对其共同居住和生活的密切接触者造成健康威胁，此部分患者采取居家抗结核治疗的方式，在居家治疗期间采取有效的感染控制措施，可以最大限度地减少结核杆菌的传播，做好居家治疗结核患者感染控制健康教育指导显得尤为重要。

一、健康教育评估

1. 评估患者年龄、知识层次、文化背景及学习需求。
2. 评估现病史，痰菌检查情况。
3. 评估环境及家庭成员情况　居所房屋通风情况、家庭居室分配情况等；家庭成员是否有老人、儿童、孕妇、糖尿病等结核病易感人群共同生活居住。
4. 评估患者消毒隔离知识的掌握情况。
5. 评估患者既往依从性情况及个人卫生习惯。
6. 评估患者心理、社会状况。

二、健康教育目标

1. 满足患者学习需求。
2. 患者了解自己疾病情况，痰菌检查的结果。
3. 患者掌握通风及分室居住的意义及方法。
4. 患者掌握消毒隔离知识。
5. 患者养成良好卫生习惯并积极配合医务人员执行感染控制措施。
6. 患者家属关心关爱患者，对隔离治疗的患者给予支持。

三、健康教育计划

结核病的健康教育是通过有计划、有组织、有系统的社会和教育活动，针对居家治疗的肺结核患者感染控制的健康教育，医务人员要重视对患者及患者家庭情况的评估工作，走入患者家庭，根据评估的实际结果制定可行的健康教育计划，运用恰当的沟通技巧，建立和谐的医患关系，实施个体化的有针对性的健康教育。

四、健康教育实施

（一）健康教育形式及要求

对居家治疗的肺结核患者及密切接触者的健康教育，不仅要找出工作的侧重点，找准关键信息进行传授，还要充分利用现有的资源，各级医务人员要有高度的责任感和使命感，采取多种健康教育形式和活动，达到较好的健康教育效果。

1. 提供健康教育资料

（1）发放印刷资料　印刷资料可包括健康教育折页、健康教育处方和健康手册等，放置在乡镇卫生院、村卫生室、社区卫生服务中心（站）的候诊区、诊室、咨询台等处，也可在进行患者家庭访视时发放给患者及家属。健康教育资料应内容丰富，数量充足，保障使用。

（2）播放音像资料　音像资料为视听传播资料。在乡镇卫生院、社区卫生服务中心门诊候诊区、观察室、健教室等场所或宣传活动现场播放。充分利用网络资源，利用APP、微信等网络工具进行视频资料的上传方便患者及家属学习。

2. 设置健康教育宣传栏　在乡镇卫生院、社区卫生服务中心、社区广场等明显位置设置健康教育宣传栏，宣传栏内容丰富并定期进行更换。

3. 开展公众健康咨询活动　利用各种健康主题日开展健康咨询活动并发放宣传资料。咨询活动开展前要做好宣传工作，辐射面广，受众人群多，达到健康咨询的目的。咨询活动场地选择在室外开阔环境，为了避免交叉感染建议免费向参加咨询活动的人群发放口罩。

4. 举办健康知识讲座　定期举办健康知识讲座，引导公众学习、掌握结核病健康知识及必要的健康技能，促进居民的身心健康。

5. 开展个体化健康教育　医务人员充分利用门诊医疗、上门访视等医疗卫生服务的时机，开展有针对性的个体化的结核病健康知识和健康技能的教育，与患者建立电话、微信等长期联系方式，有针对性地为患者进行健康教育与指导。

（二）健康教育要点

1. 合理安排居住环境及家庭结核病易感人员　如果条件允许，患者应单独在一个隔离的、通风良好的房间休息。不能分开的两床尽可能远离，距离不少于1.1米，要用布帘进行空间隔离，布帘到顶。小于5岁的儿童和老年人应尽量避免与肺结核患者共居一室，有条件的最好不要居住在一个单元房间，如果患结核病要及时治疗。

2. 通风　在家庭的居室中，患者居住的卧室应设在下风向。天气允许的条件下，肺结核患者居住的房间需尽可能进行充足的自然通风，通过开窗的方式实现空气流动达到稀释结核分枝杆菌和进行空气交换的作用，从而降低结核污染物的浓度。自然通风在条件允许下应持续进行，气候不允许时可以每天通风10～15次，每次10分钟以上；如不具备自然通风条件，可采取机械通风方式如家中安装排风扇，将结核患者房间内的空气向外排出，空气由清洁的房间向污染的房间流动，最终将空气排出室内，达到换气的功能。

3. 日常消毒

（1）痰液消毒　禁止随地吐痰，痰最好吐在带盖的配置好消毒液的容器内。非一次性痰杯内置2000mg/L有效氯的消毒液，浸泡6小时以上后倒弃。容器清洗干净后重新加入消毒液后使用。一次性痰杯用后焚烧，痰液煮沸15～20分钟后弃掉。

（2）餐具消毒　患者的餐具专人专用，用后清洗干净，晾干，单独放置。

（3）物品消毒　耐煮物品（患者的衣物、被褥、毛巾、口罩等）及一般金属器械均可以用煮沸消毒的方法，100℃煮1~2分钟即完成消毒，煮沸消毒时物品不可超过容积3/4，应浸于水面下。注意留空隙，以利对流；家具、陈设品、墙壁和地面可用1000mg/L的含氯或含溴消毒溶液擦拭消毒；门把手、水龙头、门窗、洗手池、卫生间、便池、拖把等容易受到污染的物体表面，每天用含氯消毒液消毒，再用洁净水擦拭干净。

（4）日晒紫外线消毒　患者衣服、书籍等不能煮沸消毒的物品可以通过经常在日光下暴晒的方法用紫外线消毒，一般每次直接日光暴晒6小时并注意翻转才能达到消毒效果。

4. 设备紫外线消毒　居室内气体消毒有条件的家庭推荐使用上照式紫外线消毒灯进行消毒。设备应由专业技术人员安装，当室内气流常规的、有规律地循环时，空气从房间底部到达顶部，暴露于紫外光下，微生物被杀灭，经过杀菌净化的气体再循环到房间底部。这种方法可以在室内有人时进行消毒。

5. 咳嗽礼仪　咳嗽时肺内气体喷射而出并伴随着呼吸道分泌物向环境中播散。咳嗽礼仪就是借助遮挡物将咳嗽或打喷嚏喷射而出的呼吸道分泌物进行物理阻断，从而减少呼吸道飞沫向空气中播散，降低周围环境中传染性飞沫核的浓度，保护健康人群。方法：当要咳嗽或打喷嚏时，弯曲手肘靠近面部，用衣服袖管内侧遮掩住口鼻或用纸巾、手帕等物品覆盖口鼻；患者在与人谈话时注意保持距离，最好在1米以上；如果手部接触呼吸道分泌物要及时洗手。被呼吸道分泌物污染的衣服要及时洗涤并在阳光下进行晾晒消毒。

6. 口罩佩戴　口罩通常由纱布、无纺布及其他高分子材料等制成。材质和过滤效果各有不同，主要分为普通医用口罩、医用外科口罩、医用防护口罩等。肺结核患者建议佩戴外科口罩，方法：①分清口罩正反面，金属条位于上方，将两端的弹力绳挂于耳后；②用双手紧压鼻梁两侧金属条，使口罩上端紧贴鼻梁，向下拉伸口罩，使口罩不留皱褶；③完成佩戴，口罩必须覆盖至下巴并紧贴面部。陪伴照顾患者的家属需佩戴N95口罩，方法：将口罩贴近面部罩住口鼻，在头部系上系带，捏紧鼻夹，最后做气密性检查（用力呼气感受两侧颊部是否有气体排出，无排出为气密否则漏气；或用力吸气观察口罩中心部是否凹陷，凹陷为气密否则漏气）。

7. 患者外出的感染控制　肺结核患者实施居家隔离治疗，但是由于患者需要到医疗机构随访检查和取药等多种原因，患者需要外出的行为是难以控制的。教育患者尽量减少外出次数，必须外出时要采取必要的感染控制措施，降低公众和医护人员感染的风险。

（1）肺结核患者应当尽量避免到人群密集的公共场所活动，这些场所包括电影院、学校、饭店、游艺厅和商店等；尽量减少在人口聚集场所活动，这些场所包括：机场、车站、轮渡码头和宾馆等。

（2）肺结核患者必须外出时，要尽量缩短外出时间，必须要佩戴口罩。

（3）肺结核患者尽量避免乘坐密闭的公共交通工具，包括飞机、高铁和动车等。尽量减少乘坐非密闭公共交通工具，并减少停留的时间。

（4）肺结核患者外出时，要养成良好的习惯，不要随地吐痰，咳嗽时要执行咳嗽礼仪。

（5）肺结核患者家庭成员，陪同患者到医院复查等活动时，尽量佩戴医用防护口罩。

8. 规范治疗降低传染性 规范完成抗结核治疗是治愈结核的关键。经规范治疗2~3周后，大部分肺结核患者传染性大大降低。为患者讲解抗结核治疗对降低结核菌传播的作用，讲解规律全程用药的意义，鼓励患者坚持治疗治愈结核病，对降低结核病在人群中传播有着重要的作用。

9. 家庭关爱减少歧视 研究显示结核病传播主要在未确诊、未经规范治疗的阶段。如果患者接受有效治疗，对于家庭传播的风险已经大幅度下降，因此在实施隔离的同时，不要对患者产生歧视，要给患者足够的关怀和关爱。

五、健康教育评价

1. 患者学习需求得到满足。
2. 患者了解自己疾病情况及痰菌检查的结果。
3. 患者掌握通风及分室居住的意义及方法。
4. 患者掌握消毒隔离知识。
5. 患者养成良好卫生习惯并积极配合医务人员执行感染控制措施。
6. 患者家属关心关爱患者，对隔离治疗的患者积极给予支持。

（聂菲菲 倪娜 高建楠 矫晓克）

参考文献

［1］王秀华. 现代结核病护理学［M］. 北京：中国医药科技出版社，2017.

［2］王秀华，聂菲菲. 结核病护理新进展［M］. 北京：北京科学技术出版社，2017.

［3］王林，张流波等. 人群聚集场所手卫生规范 WS/T699 - 2020. 中华人民共和国国家卫生健康委员会，2020.7：1~3.

［4］王秀华，聂菲菲. 结核病护理新进展［M］. 北京：北京科学技术出版社，2017.

［5］鲁敏，毛燕君. 多元健康教育对肺结核患者遵医行为的影响［J］. 国际护理学杂志，2019，38（8）：1048 - 1050.

［6］姜晓颖，姜世闻. 活动性肺结核患者居家治疗感染控制的意见和建议［J］. 中国防痨杂志，2019，41（9）：920 - 925.

［7］陈灏珠. 实用内科学［M］. 北京：人民卫生出版社，2006.

［8］慕迎成，孟桂云. 结核病感染控制与护理［M］. 北京：人民军医出版社，2013.

［9］屠德华，万利亚，王黎霞. 现代结核病控制理论与实践［M］. 北京：军事医学科学出版社，2013 年.

［10］中华人民共和国卫生行业标准. 经空气传播疾病医院感染预防与控制规范. 北京：中华人民共和国国家卫生和计划生育委员会，2017 - 06 - 01：2.

[11] 何方，张弘．北京市朝阳区涂阳肺结核患者住院隔离治疗的影响因素研究 [J]．中国防痨杂志，2015，37（4）：386~387.

[12] 国家卫生计生委．国家基本公共卫生服务规范．3版．2018.

[13] 屠德华，万利亚，王黎霞．现代结核病控制理论与实践 [M]．北京：军事 医学科学出版社，2013.

[14] 王黎霞，成诗明，何广学，等．中国结核感染控制标准操作程序 [M]．北 京：人民卫生出版社，2012.

[15] 中华人民共和国国家卫生部．结核病防治管理办法 [EB/OL]．北京：中华 人民共和国卫生部，2013（2013 – 03 – 06）[2015 – 08 – 16].

第八章 结核病患者心理护理与健康教育

结核病是一种以呼吸道为主要传播途径的慢性传染性疾病，患者因病程较长、药物的不良反应、长期治疗的经济压力、社会成员的疏远等因素，导致患者身心巨大痛苦，这些问题引起部分患者体内神经体液调节紊乱、免疫力下降，导致病情恶化、复发或迁延不愈，严重影响患者的心理健康和生存质量。

第一节 概　　述

一、心理健康与心身疾病

1. 心理健康的概念　　不同的国家、民族、学科，甚至包括不同的学者对心理健康的理解不尽相同，目前尚缺乏公认的定义。WHO 定义心理健康是情绪和心理的良好状态，而不仅仅是没有心理问题或心理疾病。

心理健康是个体整体健康的重要组成部分，在个体的健康与疾病中起着重要的作用，同时也是个体良好心理素质的具体表现。随着社会经济和文化的发展，生活方式的改变和生活节奏的加快，给人们带来了更多的心理压力和痛苦，人们的心理健康问题日益突出，心理障碍或精神疾病也给社会带来了严重的疾病负担，故对人们的心理健康问题的早期发现、早期干预非常重要，对提高现代社会中人们的生存质量意义重大。精神医学家 Menninger 认为心理健康包括消极性心理、积极性心理两个方面。消极性心理健康包括自卑、焦虑、抑郁、孤独、恐怖、强迫、疑病、冲动、愤怒、敌对、猜疑等，而积极心理健康包括幸福、快乐、满足、愉快、自信、友好、信任等。

2. 心身疾病的概念　　所谓心身疾病，是指心理社会因素起重要作用的具有持久的躯体病理形态变化的一类疾病。据国内外多项调查资料表明，心身疾病患者占综合医院各科患者总数的 25% ~ 30%；在医学心理咨询门诊中，心身疾病患者一般约占就诊者总数的 2% ~ 4%。在疾病的发生、发展和转归中，既有生物因素，同时也有心理社会因素的影响，其中心理社会因素具有主导或重要作用；在临床症状方面，既有躯体症状，又有心理症状。国内外研究认为，在以往的印象中，人们普遍接受的心身疾病包括如溃疡性结肠炎、消化性溃疡、偏头疼、支气管哮喘、类风湿性关节炎、甲状腺功能亢进症及神经性皮炎等。

3. 肺结核属于心身疾病　　随着心身医学研究的发展，心身疾病的概念在不断更改，范围在不断扩大，肺结核同样是一种心身疾病。朱林等采用五态性格测验、生活事件体验调查、社会支持调查等方法来研究社会心理因素与青年肺结核发病关系时发现，肺结核的发病与社会心理因素密切相关，此结论也证实肺结核属于心身疾病，是一种生物－心理－社会性疾病。尽管肺结核是由结核杆菌引起的传染性疾病，但在疾病的发生、发展、转归过程中，社会心理因素起着重要的作用，其可影响神经内分泌系统和免疫系统的功能。这就提示医护工作者在重视疾病治疗，改善症状和生理指标的同时，也应重视心理社会因素在疾病的发展和转归中的影响，加强心理治疗和心理护理，从而促进疾病的治愈。

正是由于肺结核的呼吸道传染性，使人们普遍对肺结核有惧怕心理，不愿与肺结核患者过多的接触，对患者有冷落、疏远、歧视现象，患者很容易产生自卑心理，再加上工作、学业受影响甚至中断，均可使患者出现敏感、消极、焦虑、抑郁等心理症状，尤其是耐药肺结核患者病程长，需长期规则治疗，需承受可能的药物不良反应，治疗过程需与家人和外界隔离，因此患者可产生心理障碍和人际交往减少。随着医学模式的转变，人们重视了社会心理因素对一些疾病的影响，结核病是以变态反应为主的慢性传染病，其发生、发展与转归在一定程度上取决于机体免疫功能的变化，经常性消极情绪可导致体内神经体液调节紊乱，致使免疫力下降，有时消极情绪给患者造成的痛苦和危害比肺结核引起的器质性损害更为严重和持久，从而使结核菌生长活跃，使病情得不到控制甚至加重病情，进一步影响到疾病的转归。

心理治疗和心理护理应贯穿于药物治疗的全过程，以缓解患者的心理症状。开导患者不要悲观自鄙，多与外界接触，以便获得更多的经济和情感支持。应根据患者的心理特征，有针对性地做好心理治疗和心理护理，使患者以积极、合作、乐观的心态配合治疗和护理。

二、心理护理

1. 心理护理概念　心理护理是指在护理活动过程中，护士通过各种方法和途径，积极地影响患者的心理活动，帮助患者在自身条件下获得最适宜的身心状态。

"心理护理"的概念，已成为现代护理模式的核心概念。随着人类学、社会学、心理学的发展，医学模式已由简单生物学模式向着生物－心理－社会医学模式转变，心理护理是对现代医学模式最好的诠释与实践。心理护理即强调运用心理学的理论和方法，更要求护士紧密结合护理专业的临床实践，致力于对患者治疗过程中的心理问题进行甄别、研究及解决，减少一切不利于患者身心健康的消极影响，为忍受疾病的患者提供心理支持。

2. 心理护理的基本要素　心理护理的基本要素主要含四个要素：护士、患者、心理学理论与技术、患者的心理问题。这四个要素互相依存，缺一不可；其他因素（如患者亲属、患者之间、其他工作人员）也可以影响心理护理效果，包括起推动作用或干扰作用，但不起决定作用。

第二节 心理护理程序及方法

心理护理程序的思维模式与过程紧紧围绕着整体护理而进行，它是一个综合的、动态的含有决策和反馈功能的完整过程，是科学确认、解决患者心理问题的护理工作方法。

一、心理护理评估

（一）心理护理评估

护理领域的临床心理问题评估：是依据护理心理学理论，排除精神疾病和严重精神异常人群，遵循心理评估的原理，融合心理学、医学、护理学、社会学等综合知识与技能，对有心理问题或心理障碍的临床患者做出心理特征的判断和鉴别。

评估是实施心理护理的首要环节，它的核心是广泛收集资料，将患者现存的或潜在的心理社会问题和异常心理信息有机地结合起来，为下一步进行系统分析和提出护理问题做好充分准备。

对新入院的患者，评估的范围包括：入院资料、患者对健康状况的感知、营养与代谢、排泄功能、活动与锻炼、睡眠与休息、感知和认知、认知自我、角色关系、承受应激能力、价值观与信仰以及医院环境等。

通过访谈法、观察法、有条件的可以采用心理卫生评定量表采集患者全方位的心理信息。心理卫生评定量表有康奈尔医学指数、症状自评量表、自测健康评定指数等评定方法。其中症状自评量表（8-1），由 Derogatis 编制，此量表包括 90 个项目，划分为 10 个因子：躯体化、强迫症状、人际关系敏感、抑郁、焦虑、敌对、恐怖、偏执、精神疾病、其他。此量表在国内外已广泛应用于临床，具有较好的信度和效度。

（二）心理护理评估的作用

1. 筛选干预对象 几乎所有的患者在疾病的诊治过程中都会出现程度不同的心理失衡、心理偏差或心理危机，但其表现形式不同。医护人员通过观察、访谈、测评等定性或定量的方法，对患者心理状态实施综合性评估，根据评估结果进一步制定干预方案。将患者的心理反应按轻度、中度、重度划分临床心理干预等级，采取有针对性的干预措施，避免盲目性。

2. 提供干预依据 临床心理评估不仅要把握患者的心理反应的强度，还要分析患者心理反应的影响因素。因为同样的表现形式，其影响因素却不尽相同。例如焦虑、抑郁、恐惧、愤怒等负性情绪，可能受到疾病认知、就医环境、社会支持、人格特征等不同因素影响。只有确定患者发生的心理反应的主要原因，才能有的放矢地制定干预对策，有效降低患者负性情绪反应强度。

二、提出护理问题

护理问题是指针对个人、家庭或社区现存的健康问题以及生命过程的反应所下的判断。北美护理学会有关心理社会方面的护理诊断见表8-2。

表 8 – 1　症状自评量表（SCL – 90）

指导语：以下表格中列出了有些人可能有的病痛或问题，请仔细阅读每一条，然后根据最近一星期以内（或过去_____）下列问题影响你或使你感到苦恼的程度，在方格内选择最合适的一格，划"√"。

	无	轻度	中度	偏重	严重
1. 头痛					
2. 神经过敏，心理不踏实					
3. 头脑中有不必要的想法或字句盘旋					
4. 头晕或晕倒					
5. 对异性的兴趣减退					
6. 对旁人责备求全					
7. 感到别人能控制您的思想					
8. 责备别人制造麻烦					
9. 忘记性大					
10. 担心自己的衣服整齐及仪表的端正					
11. 容易烦恼和激动					
12. 胸痛					
13. 害怕空旷的场所或街道					
14. 感到自己的精力下降，活动减退					
15. 想结束自己的生命					
16. 听到旁人听不到的声音					
17. 发抖					
18. 感到大多数人都不可信任					
19. 胃口不好					
20. 容易哭泣					
21. 同异性相处时感到害羞不自在					
22. 感到受骗，中了圈套或有人想抓住您					
23. 无缘无故地突然感到害怕					
24. 自己不能控制的大发脾气					
25. 怕单独出门					
26. 经常责怪自己					
27. 腰痛					
28. 感到难以完成任务					
29. 感到孤独					
30. 感到苦闷					
31. 过分担忧					
32. 对事物不感兴趣					
33. 感到害怕					
34. 您的感情容易受到伤害					
35. 旁人能知道的您的思想					
36. 感到别人不理解您、不同情您					

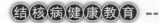

37. 感到人们对您不友好、不喜欢您				
38. 做事必须做很慢以保证做得正确				
39. 心跳得很厉害				
40. 恶心或胃部不舒服				
41. 感到比不上别人				
42. 肌肉酸痛				
43. 感到有人在监视您、谈论您				
44. 难以入睡				
45. 做事必须反复检查				
46. 难以作出决定				
47. 怕坐电车、公共汽车、地铁或火车				
48. 呼吸有困难				
49. 一阵阵发冷或发热				
50. 因为感到害怕而避开某些东西、场合或活动				
51. 脑子变空了				
52. 身体发麻或刺痛感				
53. 喉咙有哽塞感				
54. 感到前途没有希望				
55. 不能集中注意力				
56. 感到身体的某一部分软弱无力				
57. 感到紧张或容易紧张				
58. 感到手或脚发重				
59. 想到死亡的事				
60. 吃得太多				
61. 当别人看着您或谈论您时感到不自在				
62. 有一些不属于您的想法				
63. 有想打人或害怕他人的冲动				
64. 醒得太早				
65. 必须反复洗手、点数				
66. 睡得不稳不深				
67. 有想摔掉或破坏东西的想法				
68. 有一些别人没有的想法				
69. 感到对别人神经过敏				
70. 在商店或电影院等人多的地方感到不自在				
71. 感到任何事情都很困难				
72. 一阵阵恐惧或惊恐				
73. 感到公共场合吃东西很不自在				
74. 经常与人争论				
75. 单独一人时精神很紧张				

76. 别人对您的成绩没有做出恰当的评价					
77. 即使和别人在一起也感到孤单					
78. 感到坐立不安心神不定					
79. 感到自己没有什么价值					
80. 感到熟悉的东西变成陌生或不像是真的					
81. 大叫或摔东西					
82. 害怕会在公共场合晕倒					
83. 感到别人想占您的便宜					
84. 为一些有关性的想法而苦恼					
85. 您认为应该因为自己的过错而受到惩罚					
86. 感到要很快把事情做完					
87. 感到自己的身体有严重问题					
88. 从未感到和其他人很亲近					
89. 感到自己有罪					
90. 感到自己的脑子有毛病					

表 8 – 2　与心理社会因素有关的护理诊断

1 社交障碍	18 社区对立无效	35 知识改变
2 社交孤立	19 防卫性应对	36 记忆障碍
3 语言沟通障碍	20 不合作	37 功能障碍性悲哀
4 有孤立的危险	21 选择冲突	38 预感性悲哀
5 角色紊乱	22 精神困扰	39 创伤后反应
6 有父母不称职的危险	23 睡眠形态紊乱	40 精力不足
7 父母角色冲突	24 调节障碍	41 无能为力
8 父母不称职	25 焦虑	42 有婴儿行为紊乱的危险
9 有照顾者角色障碍的危险	26 恐惧	43 婴儿行为改变
10 照顾者角色障碍	27 绝望	44 决策冲突
11 家庭作用改变	28 自我形象紊乱	45 决定性需求健康行为
12 母乳喂养无效	29 自尊紊乱	46 潜在性暴力行为
13 家庭失能性应对能力失调	30 自我认同紊乱	47 无效性否认
14 家庭妥协性应对能力失调	31 感知改变	48 性生活形态改变
15 家庭对应：潜能性	32 条件性自我贬低	49 性功能障碍
16 社区对应：潜能性	33 长期自我贬低	50 强奸创伤综合征
17 个人对应无效	34 思维过程改变	

三、实施心理护理计划

　　心理护理计划是解决患者心理问题，使其恢复心理健康所采取护理措施的行为过程。实施心理护理计划首先要针对患者的每项护理问题确定目标，目标有短期的，也有长期的，短期目标是在达到长期目标过程中的阶段性目标，长期目标是最终要达到的目的。护理人员在制定计划目标时要与实际相结合，护理人员首先向患者及家属说明制定措施和目标的意义，然后根据患者的具体问题向患者推荐多种有效的措施，使患者积极参与到实施中来。

护士在实施心理护理的过程中，要始终把建立良好的护患关系放在重要位置，用有效的沟通技巧和周到耐心的服务赢得患者的信任，取得患者的合作。

四、评价心理干预效果

评价：对患者的主观感受、生理指标、心理痛苦是否得到缓解、身体康复进程是否加快等进行综合评价。在针对患者特点实施心理干预后，要通过患者情绪表现，评价干预措施是否有效。如果患者负性情绪反应强度降低不明显或更加严重，应及时修订、补充更为有效的干预对策，而进入下一个护理干预的循环。

第三节　结核病患者的心理问题及干预

结核病是一种慢性呼吸道传染病，一旦确诊，患者常担心别人知晓自己患该病而受到歧视。对于有传染性的排菌患者，整个治疗过程需要与家人、同事、朋友等隔离，自然而然会产生孤独的心理。肺结核病程长，患者需要承受可能出现的各种药物不良反应，尤其是初治失败而进入复治阶段的患者需要更长时间的药物治疗。另外，经济学调查显示，结核病的患者群体相对经济条件比较差，因此患者还要面对较大的经济压力。肺结核病的发生、发展对患者及其周围人群将产生很大的心理压力，其疾病的转归直接影响患者及其亲友的家庭和社会生活。

一、肺结核患者的常见心理问题及干预

（一）心理问题

1. 焦虑、抑郁　肺结核病具有传染性、迁延性，长期的慢性消耗及抗结核药物副作用可导致患者体质下降，使患者疲乏无力、食欲不振、睡眠质量下降等，患者多会出现不同程度的焦虑和抑郁。患者易为病后的家庭和社会生活、工作和学习能力问题担忧，为疾病对前途是否产生影响而忧虑。焦虑和抑郁主要表现为失眠、紧张、害怕、疲乏、心不在焉、优柔寡断、缺乏活力、重复性动作、消化道症状、月经紊乱及自身倾向等。

2. 孤独　肺结核病主要是呼吸道传染病，周围人群因害怕被传染会冷落和疏远患者，随着时间的延长同传染病患者的接触频率下降，会使患者感到生活范围、社会关系等受到各种限制。多数患者患病期间十分关注亲友、同事对自己的态度，对人际交往产生紧张情绪，往往采取回避的态度。

3. 自卑、自怜　由于病程长，尤其是初治失败的患者，感到自己给家庭和他人带来累赘和不幸，对生活失去热情。患者常常产生自怜、自卑的心理，常想"为什么我得这种病？"，内心有无限的委屈与怨恨需要发泄。他们会产生自责心理，感觉自己给家里和周围带来了负担，自己是个没用的人。听到别人低声细语，就以为在议论自己的病情，对别人的好言相劝也半信半疑，对治愈没有信心、恐惧

不安。

4. 病耻感 病耻感，亦称"污名感受"，是指患者因患病而产生的一种负性情绪体验，反映了患者的一种心理应激反应。国内外学者分别采用中文版结核病相关病耻感量表及访谈方式对肺结核患者进行研究，结果均显示病耻感在结核病患者中广泛存在。结核病患者病耻感的产生原因主要分为自身原因和社会原因两部分。一方面，结核病患者自身缺乏疾病相关知识，不了解结核病的传播途径，甚至认为结核病是不可治愈的，从而导致患者产生一种指向自我的痛苦、难堪、耻辱的负性情感体验，即病耻感；另一方面，社会歧视是结核病患者产生病耻感的社会原因。公众对结核病患者存在负面刻板印象，认为结核病是由"邪恶之眼"或"巫术"引起的，从而产生对结核病患者的歧视。结核病患者病耻感水平的高低主要与患者的性别、居住地、文化程度、婚姻状况、家庭收入、感染部位、是否感染过结核病、对结核病防治知识的了解程度、家庭功能及医患沟通程度有关。

肺结核患者病耻感表现形式可分为3种：感知病耻感，是指患者被诊断出结核病后，出现的一种担心被贬低或侮辱的心理；实际病耻感，指患者遭到他人的歧视或不公平对待的实际体验；自我病耻感，指患者将病耻感的态度指向自己的反应，表现为自责和自我贬低。

5. 主观感觉异常 患肺结核病后，患者角色强化，过分认同疾病状态，会导致其把注意力转向自身，对外界声音、光线、温度也异常敏感。能感觉到自己的呼吸心跳，对体位、姿势等高度关注，一会儿觉得枕头低，一会儿觉得被子沉，一会儿觉得床单皱等；甚至出现错觉，如总感觉时间过得慢，好像度日如年；对悦耳的声音也会反感等。

6. 退化心理

（1）长期患病后，患者表现为依赖性强、无所适从、情绪波动、易激惹、情感脆弱、易受伤害等心理特征；有的患者对躯体方面的微小变化颇为敏感，常因小事而勃然大怒，责备医务人员未精心治疗，埋怨家庭未尽心照顾。

（2）表现为过度以自我为中心，将一切事物和人际关系是否有利于自我存在为准则。

（3）兴趣缺乏，表现为对许多事情失去兴趣，过分的关注自身。

（二）心理护理干预

1. 情感支持 肺结核患者与正常人一样，渴望和他人交流，被人理解，因此，医护人员、家属等要尊重其人格，主动与患者建立真诚信任的治疗性人际关系，理解患者的处境，关心他们所关心的，接受他们所体验的，鼓励他们将内心的痛苦倾诉出来，如果患者出现伤心流泪的情况，尽量不要阻止，让其将负性情绪宣泄出来；同时在不违背医疗原则的前提下，尽量满足患者的需求，安慰疏导患者，合理安排家属、朋友探视，使他们受到乐观、热情、健康生活态度的感染，消除其焦虑、抑郁、孤独、恐惧的情绪，使其感到一种归属感。

2. 医疗信息 告诉患者现代的治疗手段能治愈绝大多数肺结核病，使患者建立战胜疾病的信心。肺结核病具有传染性、迁延性，尤其是初治失败的患者，患者需要了解与自身疾病有关的资料，尤其是如何治疗及治疗的不良反应，需要了解如何保持舒适及日常生活中的知识、技能和方法。所以，医护人员应及时向患者提供有关疾病知识，告诉患者防止结核菌传播的重要性，并指导患者防止传染的技巧。此外，为降低患者病耻感水平，维护患者隐私，可充分利用现代信息化技术，开展移动医疗，对有特殊需要的患者进行保密治疗。

3. 心理支持　对排菌的患者需要进行隔离治疗，使患者产生孤独、恐惧、绝望心理、甚至拒绝治疗，他们迫切需要家庭和社会强有力的支持，医护人员应高度重视家庭对患者的影响作用，主动与家属联系，告诉他们恰当的隔离措施和预防即可预防被传染，鼓励家属多来探视患者，为患者提供来自家庭的关怀和支持。医护人员可根据实际情况，建立结核病心理咨询室或心理支持小组，开展结核病心理咨询和心理治疗，建立支援团、休闲旅行、庆祝活动以及定期举办家庭研讨会等，转变结核病患者的自我观念，降低患者焦虑、抑郁、孤独、恐惧及病耻感水平。

4. 同伴教育　同伴教育是指由一个有相似经历，并且有自我管理知识和经验的患者组织有相似疾病经历的病友，彼此聆听、探讨问题并给予相互支持和帮助。结核病患者心理问题的存在会造成结核病患者延迟就医、治疗依从性下降，影响患者的身体健康、心理健康和生活质量；也可使部分患者隐瞒病情，增加密切接触者感染结核菌的风险。对此，可开展同伴教育，让具有相同经验的患者彼此分享患病经历、心得，讨论如何应对生活压力和心理困扰；互动帮助克服绝望、焦虑、孤独感觉。目前同伴教育的方式主要有电话随访式教育、小组式教育、微信群式教育。肺结核同伴教育与一般的教育模式相比，能更有效地改善肺结核患者的心理问题。

5. 创造轻松的康复环境　包括物理和人文环境，如病房的环境、同病房患病的严重程度、患者之间的关系、医患及护患之间的关系，都要有利于患者的身心健康。鼓励患者之间的交流沟通，互相倾诉自己的感受和想法，缓解内心的苦闷与不安。患者保持乐观的情绪能提高机体的抗病能力，也可使药物发挥最大效能。

6. 健康教育　肺结核患者产生心理问题与患者、患者家属、亲朋好友及社会公众缺乏结核病相关知识有很大关系。因此，可对患者、患者的家属及关系亲密者及社会公众实施健康教育，提高疾病认知，增加患者的社会支持。充分发挥新媒体的作用，增加结核知识宣传和正面媒体报道，提高公众对结核病预防、治疗、预后等的方面知识，降低对结核病患者的排斥与歧视，降低患者焦虑、孤独、自卑及病耻感水平。对于由抗结核药副作用引起的抑郁心理，医护人员需为患者提供抗结核药物副作用健康教育，详细讲解抗结核药物的种类、用法、剂量、服药后可能出现的副作用等等，指导患者出现情绪低落情况时应及时咨询医生，必要时调整药物剂量或调整治疗方案等。

二、住院肺结核患者心理特征及干预

（一）焦虑反应

1. 影响因素

（1）认为自己的疾病严重，因为肺结核是"痨病"，可能永远不能治愈，由此产生对疾病的焦虑及不安。

（2）对医生的诊断及治疗方案，对护理措施等产生恐惧心理，因治疗效果不明显而怕被诊断错误，治疗方法不当，会带来副作用。

（3）对住院环境的不适应，生活不习惯、原有的生活规律被打乱，如睡眠时与多人同住一室，而且还有护理人员在旁边观察，引起失眠、焦虑和不安。

（4）对结核病传播及消毒隔离知识缺乏，对日常的生活无所适从。

2. 护理措施　患者的焦虑反应会给正常的治疗和护理带来负面影响，因此应高度重视。

（1）细致观察患者的焦虑反应及表现，了解焦虑产生的原因。

（2）尽可能早地让患者了解他的疾病诊断、诊治方案、程序、各种检查及治疗方法的必要性及可靠性、安全性等，打消其顾虑。

（3）使患者受到尊敬，耐心地向患者介绍医院的环境，帮助患者建立和谐的病友关系，使患者在一个温暖、亲切、受关怀的环境中安心治疗，减轻焦虑不安的反应。

（4）医护人员通过健康教育向患者及家属讲授疾病的病因、疾病传播的特点，需要介绍隔离的重要性和必要性，以减轻或消除住院患者因不适应而产生的焦虑心理。

（二）孤独感

1. 影响因素　一个人生病而离开了家庭和工作单位，住进医院，周围接触的都是陌生人。肺结核是呼吸道传染病，需要与外界隔离，患者常常担心别人知晓自己患该病而受到歧视。以上造成患者产生孤独感。

2. 护理措施　护理人员应该理解患者的这种心理。应采取相应的护理措施消除患者的孤独感。

（1）主动关心患者，以亲切和蔼的态度向患者做好入院健康教育等，使患者尽快熟悉病区的环境。做好住院期间的健康教育，如检查、治疗的安排等。

（2）将患者介绍给同室病友，使其尽快与大家熟悉起来，建立和谐的病友关系。

（3）夜间值班多巡视患者，增加患者的安全感，减少孤独感。

（4）适当安排患者开展文化娱乐活动，如读书看报、听收音机、看电视等。

（5）允许家属探视及陪住，随时与患者家属保持联系，请家属抽空来探视。

（三）敏感、疑虑及防御心理

1. 相关因素

（1）患者不能很快地进入患者角色的转换，不适应"一切听从摆布"的住院环境，被隔离后自尊心受到伤害，因此，对医护人员产生疑虑、敏感、不满，抱怨甚至敌意。

（2）患者在患病后，往往以自我为中心，关心自己疾病的微小变化，对自己的饮食起居都要与疾病相联系，对自己身体的微小变化都产生敏感及疑虑。

（3）对周围人的冷暖不关心，但关心周围人对自己的态度，也往往与自己的疾病相联系，认为别人的言行都与自己的疾病有关，尤其是在疾病严重时多见。

（4）对于多次复发、感染耐药结核或迁延不愈的肺结核患者，往往产生心理不平衡感，而对周围人，包括家属、同事及医护人员产生不信任、敌视心理，常会为一些小事产生激怒、冲突、过分挑剔等，这是防御心理的表现。

2. 护理措施

（1）要及时向患者介绍其病情、诊断及治疗方法，提供康复措施、预后等信息，时常征求患者的意见及要求，并向患者提出希望，鼓励患者积极、主动地参与治疗及康复活动等。

（2）护理人员在与患者接触时，态度应明朗，回答问题要明确，不要吞吞吐吐，欲言又止，含糊不清；如果要与家属交谈时，如能让患者参与、聆听，最好当面谈，不给患者一种避开他、不让他知道的局面，引起患者多疑；如果的确是不准备让患者知道，必须单独交谈的，应该另约时间，不让患者知道有过这次谈话，对谈话内容双方保密，以免患者疑虑误解。

（3）护理人员要经常、及时地倾听患者的意见，要给予耐心、细致、主动的关怀与照顾，征求他们的意见，加以改进；如果是一些暂时无法解决的问题要加以解释或者表示可以向领导反映他们的意见等，使患者有安全感、信任感，安心地住院治疗。

（4）护理人员要尽可能多些时间，主动与患者交谈、接触，把患者诉说的各种不适感的症状听完；要尊重患者，由于患者或家属的结核病知识有限，不一定说的都是主要症状，但却是第一手资料，要从中得出疾病的症状，也要对不重要的症状给患者一个耐心的科学的解释，使患者信服，并解除顾虑。

（5）反复住院的患者，常常会顾虑出院后复发而不愿按期出院。医务人员要帮助患者整理一套切实可行的院外预防复发的措施，可同时与家属一起协商，共同督促执行；同时指出住院与在家休养的优、缺点，树立出院后在家休养的信心，解除顾虑，安心出院，并在家庭环境中一方面治疗，一方面进行锻炼。

第四节 结核病患者的社会支持

社会支持对影响人们身心健康的社会心理因素之一，具有缓解压力和直接影响患者身心健康和社会功能的作用，进而影响生存质量，因此我们应高度关注肺结核患者的社会支持状况。

一、社会支持的概念

我国一般将社会支持定义为：来自社会各方面包括家庭、亲属、朋友、同事、伙伴、党团、工会等个人或组织所给予精神上和物质上的帮助和支援。社会是指以个体（被支持者）为核心，由个体和他人（支持者）通过支持性行为所构成的人际交往系统。它包括三个维度：客观支持、主观支持、支持的利用度。

二、社会支持的测量

社会支持评定量表是肖水源设计的（表8-3）。社会支持从性质上可以分为两类。一类是客观的、可见的或实际的支持，包括物质上的直接援助和社会网络、团体关系的存在和参与。这类支持独立于个体的感受，是客观存在的现实；另一类是主观的、体验到的情感上的支持，指的是个体在社会中受尊重、被支持与理解的情感体验和满意程度，与个体的主观感受密切相关。对社会支持水平的评价，肖水源提出还应包括个体对支持的利用情况，因为个体对社会支持的利用存在着差异。该量表有 10 个条目，3 个维度，分别为客观支持（3 条）、主观支持（4 条）和社会支持的利用度（3 条）。量表设计合理，条目易于理解无歧义，具有较好的信度和效度。计分方法：第 1~4 条目，8~10 条目，每条目只选一项，选择（1）（2）（3）（4）项分别计 1、2、3、4 分。第 5 条目分 A、B、C、D 四项计总分，每项从无到全力支持分别计 1~4 分。第 6、7 条目如回答"无任何来源"则计 0 分，回答"下列来源"者有几个来源就计几分。总分为 10 个条目计分之和。得分越高，说明社会支持水平越高；得分越低，说明社会支持水平越低。

三、社会支持的作用

通过对不同疾病的大量研究表明社会支持与患者的生存质量有关，如杨艳杰等运用 WHOQOL - 100 和社会支持评定量表对 352 例癌症患者进行调查评估，结果表明社会支持和生存质量存在显著的正相关。黄萍等通过对白血病患者社会支持与生存质量的相关性研究，得出同样的结论；另外，刘明、Gulick、Courtens、颜美琼等的研究都表明社会支持对生存质量有较大的影响。现有的研究结果都表明，社会支持越大，生存质量越高，这可能因为社会支持有助于身心健康，而身心健康直接关系到患者的生存质量。

表 8 - 3   社会支持评定量表

下面的问题用于反映您在生活中所获得的支持，请按各个问题的具体要求，根据您的实际情况填写，谢谢您的合作。

1. 您有多少关系密切、可以得到支持和帮助的朋友？（只选一项）

（1）1 个也没有

（2）1~2 个。

（3）3~5 个。

（4）6 个或 6 个以上。

2. 近一年来您：（只选一项）

（1）远离家人，且独居一室。

（2）住处经常变动，多数时间和陌生人住在一起。

（3）和同学、同事或朋友住在一起。

（4）和家人住在一起。

3. 您与邻居：（只选一项）

（1）相互之间从不关心，只是点头之交。

（2）遇到困难可能稍微关心。

（3）有些邻居很关心您。

（4）大多数邻居都很关心您。

4. 您与同事：（只选一项）

（1）相互之间从不关心，只是点头之交。

（2）遇到困难可能稍微关心。

（3）有些同事很关心您。

（4）大多数同事都很关心您。

5. 从家庭成员得到的支持和照顾（在合适的栏内打"√"）

	无	极少	一般	全力支持
A 夫妻（恋人）				
B 父母				
C 儿女				
D 兄弟姐妹				
E 其他成员（如嫂子）				

6. 过去，在您遇到急难情况时，曾经得到的经济支持或解决问题的帮助的来源如下。

（1）无任何来源。

（2）下列来源：（可选多项）

A 配偶。

B 其他家人。

C 朋友。

D 亲戚。

E 同事；

F 工作单位。

G 党团工会等官方或半官方组织。

H 宗教、社会团体等非官方组织。

I 其他（请列出）。

7. 过去，在您遇到急难情况时，曾经得到的安慰和关心的来源有。

（1）无任何来源。

（2）下列来源：（可选多项）

A 配偶。

B 其他家人。

C 朋友。

D 亲戚。

E 同事。

F 工作单位。

G 党团工会等官方或半官方组织。

H 宗教、社会团体等非官方组织。

I 其他（请列出）。

8. 当您遇到烦恼时的倾诉方式：（只选一项）

（1）从不向任何人倾诉。

（2）只向关系极为密切的1~2人倾诉。

（3）如果朋友主动询问您会说出来。

（4）主动诉说自己的烦恼，以获得支持和理解。

9. 当您遇到烦恼时的求助方式：（只选一项）

（1）只靠自己，不接受别人帮助。

（2）很少请求别人帮助。

（3）有时请求别人帮助。

（4）有困难时经常向家庭、亲友和组织求援。

10. 对于团体（如党团组织、宗教组织、工会、学生会等）组织活动，您：（只选一项）

（1）从不参加。

（2）偶尔参加。

（3）经常参加。

（4）主动参加并积极活动。

四、肺结核患者的社会支持现状

1. 肺结核患者的社会支持现状分析　调查研究显示肺结核患者社会支持较常规人群低下。原因之一是人们对肺结核病缺乏全面的了解，认为结核病"防有措施、治有办法"，已不构成对人群健康的威胁，因此忽视对肺结核患者的关注与支持。此外还因为肺结核的呼吸道传染性，工作中会经常听到："一进你们医院我就害怕、我都不敢呼吸、我会不会被传染上肺结核"，人们存在害怕被传染的心理，对患者有疏远、冷落现象。肺结核患者由于被隔离、分餐等措施，自身在社会中受尊重、被支持、理解的情感体验和满意程度减弱，容易产生自卑心理，形成孤独、封闭的人格特征。

2. 痰结核菌阴性和痰结核菌阳性患者社会支持的分析　研究表明痰结核菌阴性和痰结核菌阳性患者社会支持均下降，是由于人们对肺结核的传染性认识不够全面，片面认为只要是肺结核就有传染性。实际绝大多数是痰菌阳性的患者通过咳嗽、打喷嚏排出的结核菌进入他人的呼吸道，才会造成传染，而痰菌阴性的患者很少成为传染源。

3. 复治组与初治组社会支持的分析　研究表明许多慢性病随着病程的推移，社会支持会逐渐减少。复治肺结核为治疗不当和耐药等各种原因造成的初治失败的肺结核病，随着病情的反复和病程的延长，会给家属带来沉重的生活和心理负担，家庭支持能力逐渐下降，致使患者的社会支持水平有所下降。

4. 老年肺结核患者的社会支持的分析　研究表明老年患者也是社会支持的弱势群体。由于老年人社会功能的下降，使其社会支持系统处于减缩趋势，因此造成社会支持下降。

5. 政府支持的分析　在过去的二十几年间，我国在政府强有力的领导和支持下，全面实施了现代结核病防治策略，为一千万结核病患者提供了基本诊疗服务。成功地将传染性最强的结核病患病率降低了一半，将结核病的死亡率降低了80％，平均每年减少了30万新发病例。国内外的医疗组织机构通过培训医护人员，从而实现传递信息，达成构建全球结核预防、照顾及治疗能力，提高患者质量的目的。

五、提高社会支持的护理对策

1. 帮助患者、家属等正确了解认识结核病　护理人员应利用有效的宣传方式，进行广泛的宣传。让患者、家属、同事等社会各方面了解结核病的流行状况和严重程度。可开展讲座、发放宣传手册、设立宣传栏等，结合看录像、幻灯、多媒体等文字图片形式以增加感性认识。

通过广播、电视等媒体进行宣传，如请专家到电台、电视台进行讲座，还可邀请名人为"结核病宣传大使"，让社会各方面提高对肺结核患者的关注度，给予患者更多的经济支持和情感支持。

2. 指导患者及其家属、朋友等正确认识肺结核病的传染性　采取讲解和发放宣传手册的方法，让患者及其家属、同事等知道痰菌阴性的患者不是传染源，痰菌阳性时只要做好必要的呼吸道隔离，如戴口罩就可以减少传染的发生。在家属咨询中很多人害怕发生消化道传染，让其知道经消化道传染的病例很少见。

3. 督导患者正确服用抗结核药物 多数患者知识层次低，对抗结核治疗的相关知识严重缺乏。护士通过反复讲解、发放健康教育材料、开设健康教育咨询门诊等方式，让患者知道抗结核药物的使用原则及不遵医嘱服药的后果，尤其是经短期治疗后症状减轻或消失的患者，加强教育和管理，说明症状改善不是治愈的客观标准，减少因不规则化疗或中断化疗而导致治疗失败及产生耐药性，最终造成迁延不愈甚至危及生命的严重后果。

对患者进行全程督导服药，住院的患者护士要进行看服，在家治疗的患者，家属应配合医护人员督导患者进行正确规范的化疗。

4. 关注患者的心理状况 肺结核病的呼吸道传染性，加上病程长、药物副作用多，患者常出现消极、焦虑、抑郁、孤独、自卑等心理。让患者知道长时间的心理压力会影响机体免疫力，导致病情恶化而不利康复。护士应帮助患者树立战胜疾病的信心，如为其列举治疗成功范例，使其从孤独和自卑中走出来，增加与外界的接触沟通，主动接受家人、亲戚、朋友的帮助，增加更多的倾诉渠道和帮助途径。

5. 做好患者的生活指导 通过讲解和发放健康教育手册的方法，提示患者应按时服药、定期复查。教育患者应做到心情开朗，注意科学膳食，提高机体的免疫力。指导患者及家属做好消毒隔离工作，有痰吐在纸里并做焚烧处理，被褥应常晒，房间每日定时开窗通风，餐具要单独使用并定期消毒。建议各个结核病医院和结核病防治所设立咨询电话，随时回答患者的问题并定期做电话随访，将健康教育贯穿始终。

6. 关注复治肺结核患者的社会支持 调查表明肺结核患者家庭经济水平低，91.9%的患者无医疗保障而需自费治疗，而复治患者需要支付比初治更多的治疗费用，因此呼吁政府应加大结核病防治的经济投入，如给予复治患者经济支持的特殊政策等，从而使他们获得有效的治疗。

7. 关注老年肺结核患者的社会支持 护理人员应关注老年患者，指导其充分利用社区资源，以获得更多的理解与支持。同时呼吁政府机构增加经济投入，完善社会保障机制，提高老年患者的社会支持水平。

六、护理人员的责任

针对肺结核患者的社会支持现状，护理人员应为其提供疾病知识和心理支持，使患者认识到大多数结核病是可以治愈的，使其树立战胜疾病的信心，尤其是对社会支持水平较低的复治患者和老年患者，应给与高度重视。护理人员还应调动患者的家属、亲属、同事、朋友等各个方面都来帮助肺结核患者，提高治疗依从性，提高治疗的效果，同时改善患者的心理健康状况，促进疾病的治愈，不断提高其生存质量。

（王秀华）

参考文献

[1] 崔义才，董俊玲，孙振晓，等．肺癌患者心理健康状况与个性、生活事件、社会支持的相关性分析［J］．中国行为医学科学，2001，10（1）：33－34.

[2] 董红，焦卫红，徐志兰．住院肺结核患者心理状态与社会支持的相关性研究［J］．实用护理杂志，2004，40（5）：782－783.

[3] 胡永年．医学心理学［M］．北京：中国医药科技出版社，2000.

[4] 刘明，高睿，王金侠．肾移植患者社会支持与生存质量相关性研究［J］．中华护理杂志，2005，40（2）：141－143.

[5] 王秀华，王丽娟，于艳华，等．肺结核患者社会支持水平的调查分析及护理对策［J］．中华护理杂志，2007，42（2）：143－145.

[6] 王颖，张银玲．护理心理学［M］．北京：中国医药科技出版社，2005.

[7] 汪向东，王希林，马弘，等．心理卫生评定量表手册［M］．中国心理卫生出版社，1999.

[8] 汪向东．心理卫生评定量表手册（增订本）［M］．北京：中国心理卫生杂志社，1999.

[9] 徐波，马双莲，薛岚．肿瘤护理学［M］．北京：人民卫生出版社，2007.

[10] 颜美琼，LinchongPathiba．COPD患者社会支持与生存质量的研究［J］．中国临床医学，2000，7（2）：237－238.

[11] 袁细海，曾继荣．心理因素对久治不愈肺结核患者的影响［J］．江西医药，1992，27（6）：351－353.

[12] 朱林，李拯民，范若兰，等．心理社会因素与青年肺结核发病关系的调查研究［J］．中国防痨杂志，1996，18（2）：61－63.

[13] 朱志先，梁虹．现代心身疾病治疗学［M］．北京：人民军医出版社，2002.

[14] Courtens AM, Stevens FC. Longitudinal study on quality of life and social support in canner patients［J］. Cancer Nursing, 1996, 19（3）：162－169.

[15] GulickEE. Social support among persons with multiple sclerosis［J］. Research in Nursing and Health, 1994, 17：195.

[16] Greden JF. The burden of recurrent depression：Cause, consequences and future prospects［J］. The Journal of Clinical Psychiatry, 2001, 62（supp122）：5－9.

[17] Hales D. An invitation to health：Taking charge of your life［J］. The Benjamin/Cuming Publishing Company, 1989, Inc：12－35.

[18] Hales D. Your health［M］. The Benjin/Cumming Publishing Company, Inc：12－35.

[19] Levy MR, Dignan M, Shirreffs. Targeting wellness：Thecore［M］. McGraw－Hill, Inc, 1992：1－20.

[20] U. S. Department of Health and Human Services, Public Health Service. Health people 2000：National health promotion and disease prevention objectives：full report, with commentary［M］. Boston：Jones and Bartlett Publishers, 1992：28－29.

［21］ Finzen A. Stigma：stigma management，destigmatization［J］. PsychiatrPrax，2000，27（7）：316－320.

［22］ Shivapujimath R，Rao AP，Nilima AR，et al. A cross－sectional study to assess the stigma associated with tuberculosis among tuberculosis patients in Udupidistrict［J］. Karnataka. Indian J Tuberc，2017，64（4）：323－326.

［23］ 陈丹萍，吴丽萍. 肺结核患者病耻感状况的调查与分析［J］. 中国护理管理，2016，16（3）：303－306.

第九章 常见结核病诊疗技术配合健康教育

第一节 胸部叩击和体位引流排痰技术

咳嗽、咳痰是肺结核最常见的症状，患者多为干咳或咳少量黏液痰，不易咳出，胸部叩击和体位引流排痰技术，可以协助结核病患者有效的排痰，促进痰液排出，改善肺部通气状况，防止窒息，减少肺内感染等并发症，保持呼吸道通畅，减轻患者痛苦，保证患者安全，同时减少结核病的传播。

一、胸部叩击和体位引流排痰技术原理与操作过程

（一）原理

胸部叩击疗法采用人工叩击方法或排痰机高频叩击胸部背侧，一方面节律性震动胸廓，将机械震动通过胸壁传至肺部细小支气管，促进纤毛摆动，从而增强咳嗽反射，提高痰液排出率；另一方面叩击能促进肺部血液循环，刺激浆细胞分泌增加，加速淋巴液回流，从而稀释痰液，使痰液容易排出。

体位引流排痰技术是利用重力作用，促使痰液流动，从而有利于痰液排出。排痰时将患侧肺叶段置于高位，配合肺部叩击，使支气管内的痰液松动，借助痰液的重力作用使痰液从患侧经肺段、肺叶支气管引流到主支气管，再流向大气管，使痰液更容易排出。在无创的情况下实现有效排痰，通过患者保持合理体位，使痰液在重力的影响下排出体外。

（二）操作过程

1. 胸部叩击手法 患者侧卧位或坐位，护士手指弯曲并拢，使手掌成杯状，自肺底部由下向上、由外向内，叩击方向根据气管走向（段支气管—叶支气管—主支气管）进行叩击，用腕力迅速而有节律地叩击胸壁，速度120～180次/分。叩击时避开乳房、心脏和骨突（脊椎、胸骨、肩胛骨等）部位。

2. 振颤法 双手交叉重叠，按在胸壁部，配合患者呼气时自下而上振颤、振动加压。

3. 振动排痰仪 根据患者病情和年龄选择适当的振动频率和时间，振动时由慢到快，由下向上，由外向内。

4. 体位引流排痰术 肺部听诊，确定分泌物积聚部位，根据病变部位采取不同的体位，使患侧肺处于高位，其引流支气管开口朝下，同时取头低足高位，床尾抬高，使床面倾斜，将黄色垃圾袋置于患者下颌处，以收集排出的分泌物，维持上述姿势至少5分钟。必要时配合胸部叩击。

二、胸部叩击和体位引流排痰技术护理与患者配合

（一）操作前准备

1. 告知结核患者及家属操作的目的、方法及注意事项。

2. 医护人员操作时应严格执行防护措施，戴 N95 口罩、护目镜、一次性帽子，穿隔离衣，戴手套，必要时带双层手套（内层 PE 手套、外层乳胶手套）。

3. 胸部叩击排痰在餐前 30 分钟或餐后 2 小时进行，体位引流宜在饭前或饭后 2 小时进行，防止食物反流，进入呼吸道，引起窒息。

4. 结核病患者体位引流应安置在单独房间，避免交叉感染。

（二）操作中护理

1. 观察患者面色、咳嗽、咳痰情况。

2. 指导患者深呼吸后用力咳痰，将痰液咳出。

3. 抢救车及吸引器处于备用状态，保持呼吸道通畅，避免分泌物阻塞，引起窒息。

（三）操作后护理

1. 术毕协助患者卧床休息，洗手。

2. 观察患者分泌物颜色、性质等，并做好记录。

3. 将患者的分泌物放入黄色医疗垃圾桶中按医疗垃圾处理。

4. 房间用紫外线消毒或动态消毒机进行消毒，时间 30～60 分钟。

三、健康教育

胸部叩击和体位引流排痰技术，可以协助结核病患者有效的排痰，促进痰液排出。做好健康教育以确保胸部叩击和体位引流排痰技术顺利进行。

（一）健康教育评估

1. 评估结核病患者生命体征、呼吸型态、速率。

2. 评估肺部分泌物积聚的部位。

3. 评估有无气胸、肋骨骨折、病理性骨折史、咯血、低血压及心肺功能异常。

4. 评估皮下脂肪的厚度。

5. 评估患者及家属对胸部叩击与体位引流排痰技术的了解程度、合作能力。

6. 评估患者耐受程度。

（二）健康教育计划

护理人员要运用恰当的沟通技巧，选择适宜的时机、方式及场所开展健康教育，制定出切实可行的健康教育计划，帮助患者了解胸部叩击和体位引流排痰技术的相关知识。

（三）健康教育目标

1. 患者能够配合完成胸部叩击和体位引流排痰技术。

2. 患者家属掌握相关知识及操作手法。

3. 患者能够有效排痰，改善肺部通气状况保持呼吸道通畅。

4. 满足患者心理需求。

（四）健康教育实施

1. 健康教育形式　健康教育护士通过观察病情，积极主动获取患者需求，实施健康教育。根据患者的特点，制定规范化的健康教育手册，利用演示、宣传板、影像视频、健康处方等形式实施健康教育，以提高患者配合程度及家属相关知识掌握程度。

2. 健康教育要点

（1）告知结核患者及家属操作的目的　咳嗽、咳痰是肺结核最常见症状，患者多为干咳或少量黏液痰，不易咳出，胸部叩击和体位引流排痰技术，可以协助结核病患者有效的排痰，促进痰液排出，改善肺部通气状况、防止窒息，减少肺内感染等并发症。

（2）告知结核患者及家属操作的方法　胸部叩击患者侧卧位或坐位，护士直立于患者左侧，手指弯曲并拢，使手掌成杯状，自肺底部由下向上、由外向内，进行叩击。患者可根据难受程度告知护士进行叩击力度调整。

体位引流排痰技术患者采取患侧肺处于高位，头偏向一侧，同时取头低足高位，同时配合肺部叩击，将黄色垃圾袋置于患者下颌处，以收集排出的分泌物，维持上述姿势至少 5 分钟。操作过程中保持平静积极配合，出现胸闷、憋气等不适感及时告知。

（3）饮食要求　胸部叩击排痰在餐前 30 分钟或餐后 2 小时进行，体位引流宜在饭前或饭后 2 小时进行，防止食物反流，进入呼吸道引起窒息。

（4）胸部叩击禁忌证　未经引流的气胸、肋骨骨折、病理性骨折史、咯血、低血压及肺水肿等患者。肺部叩击时间应避免在患者生命体征不稳定时或进食前后进行。

（5）体位引流禁忌证　有明显呼吸困难和发绀者、近期大咯血和严重心血管疾病、年老体弱不能耐受者。过程中密切观察病情变化，出现心律失常、血压异常等并发症时，立即停止引流，及时处理。

（6）体位引流不宜刻板执行，必须根据患者生命体征、病情变化及接受程度调整易于排痰的体位，体位引流应当与其他治疗方法合并使用，如雾化吸入等。

（五）健康教育评价

1. 评价患者配合程度。

2. 评价患者及家属健康教育知识的理解和掌握程度。

3. 评价患者排痰及肺部通气改善情况。

4. 评价患者身心状况和恢复情况。

第二节　诊断性可弯曲支气管镜检查技术

诊断性可弯曲支气管镜检查（包括纤维支气管镜、电子支气管镜），为临床上呼吸系统疾病诊断重要技术手段之一，在肺部疾病的细胞和细菌学检查以及确诊病变位置方面均具有重要价值，也是结核病广泛应用的一种疾病诊断和治疗手段。

一、诊断性可弯曲支气管镜检查技术原理和操作过程

（一）原理

诊断性可弯曲支气管镜检查技术是将一根内部装有内镜的细长管插入到患者的气管或支气管中，借此可以直接观察到患者的气管、支气管和肺部病变等情况，同时能够取出患者病变处较小的病变组织或阻塞性异物，从而帮助确诊和治疗患者的疾病。

（二）操作过程

1. 严格对内镜及附件规范化清洗消毒，杜绝交叉感染。乙肝、艾滋病等传染性疾病应使用专用内镜。

2. 医护人员操作时应严格按照防护措施执行，戴 N95 口罩、护目镜、一次性帽子，穿隔离衣，戴一次性乳胶手套。

3. 操作前核对患者床号、姓名、病案号等资料。

4. 局部麻醉时应在支气管镜检查术前 4 小时开始禁食，术前 2 小时开始禁水；全身麻醉时应在支气管镜检查术前 8 小时开始禁食，术前 2 小时开始禁水。麻醉前嘱患者咳出气管内分泌物，清理鼻腔和咽部

5. 协助患者取去枕仰卧位，头部后仰，肩部垫一软枕，下颌略抬高，不能平卧者，可取坐位或半坐卧位。

6. 表面麻醉时配合医生经支气管镜滴入麻醉药。

7. 将气管镜插入到患者的气管或支气管中，直接观察到患者的气管、支气管和肺部病变等情况，并根据拟定的检查、治疗项目进行相应的标本采集、气管内给药等操作。

8. 操作中密切观察患者的面色、生命体征、血氧饱和度等。

（三）适应证

1. 分子病理学诊断和评价，在治疗过程中对病变再活检以对组织病理类型可能的变化及可能继发的基因突变进行评价，以指导后续治疗。

2. 不明原因咯血持续 1 周以上的患者，尤其是年龄在 40 岁以上，即使影像学未见明显异常，也可以明确出血部位及出血原因。

3. 通过气管吸引留取高质量痰标本，通过保护性标本刷或支气管肺泡灌洗，获取肺泡灌洗液及标本，提高痰集菌阴性结核病患者诊断率。

4. 不明原因的慢性咳嗽，对于诊断支气管结核、异物吸入气道及气道良、恶性肿瘤等具有重要价值。

5. 支气管镜下给药，治疗支气管内膜结核。

6. 支气管扩张术，放置支气管支架，治疗肺不张。

7. 用于清除呼吸气道内分泌物、支气管内止血、取出异物、激光治疗等。

（四）禁忌证

支气管镜检查术应用至今，已积累了丰富的临床经验，目前无绝对禁忌证，其

相对禁忌证范围亦日趋缩小，但下列情况行支气管镜检查术时发生并发症的风险显著高于一般人群，检查前应慎重权衡利弊。

1. 急性心肌梗死后 4 周内不建议行支气管镜检查术；急性心肌梗死后 4 ~ 6 周内若需行支气管镜检查术，建议请心内科医生会诊，充分评估其发生心脏病的风险。

2. 活动性大咯血时行支气管镜检查术风险较高，若必须行支气管镜检查术时，应做好建立人工气道及急救的准备，以应对呼吸道出血加重可能导致的窒息。

3. 凝血障碍　血小板计数 $< 20 \times 10^9/L$ 时不推荐行支气管镜检查术。血小板计数 $< 60 \times 10^9/L$ 时不推荐行支气管镜下黏膜活检或经支气管肺活检。

4. 妊娠期间不推荐行支气管镜检查术，若病情需要，除非紧急情况，则尽量推迟至分娩或妊娠 28 周以后进行，并提前与妇产科医生充分沟通，评估风险。

5. 恶性心律失常、不稳定型心绞痛、严重心肺功能不全、高血压危象、严重肺动脉高压、颅内高压、急性脑血管事件、主动脉夹层、主动脉瘤、严重精神疾病以及全身极度衰竭等，并发症风险通常较高，若必须行支气管镜检查术时需权衡利弊，应做好抢救准备。

二、诊断性可弯曲支气管镜检查术护理与患者配合

（一）术前注意事项

1. 详细询问患者现病史与既往史，筛查患者有无合并症以及禁忌证。

2. 详细询问结核病患者有无麻醉药过敏史。

3. 完善血常规、肝肾功能、凝血、乙肝、丙肝、梅毒、HIV、X 胸片、CT 等检查。

4. 术前向患者及家属告知诊断性可弯曲支气管镜检查必要性和检查风险，签署《诊断性可弯曲支气管镜检查知情同意书》。

5. 若无胃肠动力异常或梗阻，局部麻醉时应在支气管镜检查术前 4 小时开始禁食，术前 2 小时开始禁水；全身麻醉时应在支气管镜检查术前 8 小时开始禁食，术前 2 小时开始禁水。

6. 慢性阻塞性肺疾病及支气管哮喘患者在支气管镜检查术前应预防性使用支气管舒张剂。

7. 心理护理　准备支气管镜检查术的患者易产生焦虑、恐惧心理，根据患者病情、年龄、性别、文化程度进行健康教育，介绍支气管镜检查术的必要性，介绍术前准备、检查操作过程、术中配合、术后注意事项，消除患者的焦虑和恐惧心理。

（二）术中注意事项

1. 严格对内镜及附件规范化清洗消毒，杜绝交叉感染。乙肝、艾滋病等传染性疾病应使用专用内镜。

2. 医护人员操作时应严格按照防护措施执行，戴 N95 口罩、护目镜、一次性帽子，穿一次性隔离衣，戴一次性乳胶手套。

3. 操作前核对患者床号、姓名、病案号等一般资料。

4. 嘱患者咳出气管内分泌物，清理鼻腔和咽部。协助患者取去枕仰卧位，头部后仰，肩部垫一软枕，下颌略抬高，不能平卧者，可取坐位或半坐卧位。

5. 如无禁忌证，应常规给予患者镇静剂。局部麻醉首选盐酸利多卡因，且鼻部麻醉推荐使用2%利多卡因。

6. 术中常规监测患者的脉搏、血氧饱和度，必要时监测患者的心率、心律、呼吸频率及血压。

7. 低氧血症为支气管镜检查术的常见并发症，但多数呈一过性，通过吸氧易于纠正。推荐术中通过鼻、口或人工气道吸氧。当脉搏氧饱和度明显下降（即 SpO_2 绝对值下降 >4%，或 SpO_2 <90%）并持续超过1分钟时，应及时提高吸氧浓度，必要时停止支气管镜操作，以减少低氧血症相关损伤的发生。

8. 操作中密切观察患者的面色、生命体征、血氧饱和度、气道压力、气道阻力等。

9. 密切观察患者气道出血情况，并给予相应处理。

10. 配备气管插管及心肺复苏的药品及相应的抢救物品、设备，做好随时抢救的准备。

（三）术后注意事项

1. 支气管镜检查术后，若为局部麻醉下操作推荐至少观察30分钟；若为全身麻醉，推荐至少观察6小时，并判断患者是否生命体征平稳，无意识异常、呼吸困难、胸痛及咯血等情况，方可离院或回病房。

2. 局部麻醉结束2小时后或全身麻醉结束6小时后方可进食、饮水，以避免因咽喉仍处于麻醉状态而导致误吸。

3. 密切观察病情变化，有无大咯血、呼吸困难、胸痛等。

4. 术后患者回家或病房途中应将痰液咳于痰纸，放入黄色垃圾袋。术后鼓励患者咳出痰液及血液，若咯血量增加，及时通知医生。

5. 正确留取化验标本，术后半小时内减少说话，使声带得以充分休息，如有声音嘶哑或咽部疼痛，可给予雾化吸入。

6. 监测体温，密切观察有无发热。

7. 及时倾听患者不适主诉。

8. 对使用镇静剂的患者，告知患者在24小时内不要驾车、签署法律文件或操作机械设备。

（四）并发症及处理

1. **麻醉药物过敏**　一旦发生过敏反应，应立即抢救。

2. **大出血**　是支气管镜检查术最常见的并发症，但大出血不常见，一旦出血，立即停止检查，应用止血药。

3. **感染、发热**　检查前后根据患者病情遵医嘱应用抗生素治疗。

三、健康教育

诊断性可弯曲支气管镜检查术是结核科广泛应用的一种疾病诊断和治疗手段。做好健康教育，是确保支气管镜检查术顺利进行的重要环节。

（一）健康教育评估

1. 评估患者病因及急需解决的问题。

2. 评估患者现病史、既往史、是否有禁忌证及年龄、职业、文化程度。

3. 评估患者心理状态及对疾病的认知。

4. 评估患者及家属对支气管镜检查知识的了解程度、合作能力。

（二）健康教育目标

1. 帮助患者正确掌握支气管镜检查术的相关知识。

2. 消除患者焦虑、恐惧心理，提高患者的治疗依从性，保证支气管镜检查术的顺利实施。

3. 缓解患者症状，预防和治疗出血、肺内感染等并发症。

（三）健康教育计划

护理人员要运用恰当的沟通技巧，根据评估结果制定健康教育计划并实施有效的健康教育。通过向患者讲解支气管镜检查术的相关知识，消除患者的顾虑及恐惧心理，取得患者的配合。

（四）健康教育实施

1. 健康教育形式 健康教育护士通过观察病情、了解需要，积极主动获取患者需求，实施健康教育。根据患者的特点，制定规范化的健康教育以提高患者知识掌握程度及治疗依从性。责任护士向患者进行面对面健康教育，发放支气管镜检查健康教育宣传手册；气管镜候诊区域墙上粘贴纤维支气管镜检查宣教墙报，内容简洁，图文并茂；气管镜候诊区可安装视频播放设备，向患者播放术前准备、术中配合相关视频，利于患者掌握；对于特殊患者针对个体情况进行教育。

2. 健康教育内容 为保证健康教育效果，建议护理人员成立健康教育小组，定期开展研讨会，实时更新相关知识、技能；制定并更新规范化、标准化健康教育流程，主要知识内容如下。

（1）术前详细告知患者检查术操作过程、并发症以及禁忌证。

（2）术前须完善血常规、肝肾功能、凝血、乙肝、丙肝、梅毒、HIV、胸片、CT 等检查。

（3）术前告知检查目的，术前 4 小时开始禁食，术前 2 小时开始禁水；全身麻醉时应在支气管镜检查术前 8 小时开始禁食，术前 2 小时开始禁水。

（4）慢性阻塞性肺疾病及支气管哮喘患者在支气管镜检查术前应预防性使用支气管扩张剂。

（5）术中告知患者检查的安全性，检查过程中配合医生的重要性，教会患者全身放松，自由呼吸，不能耐受时可举手示意，不可咬镜、抓镜管。

（6）术后告知患者，若为局部麻醉下操作推荐至少观察 30 分钟；若为全身麻醉，推荐至少观察 6 小时，并判断患者生命体征平稳，无意识异常、呼吸困难、胸痛及咯血等情况，方可离院或回病房。

（7）局部麻醉结束 2 小时后或全身麻醉结束 6 小时后方可进食、饮水，以避免因咽喉处于麻醉状态而导致误吸。

（8）术后鼓励患者咳出痰液及血液，若咯血量增加导致大咯血、呼吸困难、胸痛、发热等，应及时通知医生。

（9）术后患者回家或病房途中应将痰液咳于痰纸，放入黄色垃圾袋。正确留取化验标本，术后半小时内减少说话，使声带得以充分休息，如有声音嘶哑或咽部疼痛，通知医生给予处理。

（五）健康教育评价

1. 评价患者及家属对宣教知识的理解和掌握程度。
2. 评价患者及家属的依从性及自我护理能力。
3. 评价患者身心状况和恢复情况。

第三节　浅表结核病超声药物导入治疗

浅表结核病是指位于浅表淋巴结或浅表软组织内的结核病灶，包括颈部淋巴结结核、锁骨上淋巴结结核、腋窝淋巴结结核、胸壁软组织结核、皮肤结核等。临床上最常见的是颈部淋巴结结核，约占淋巴系统疾病的 80% ~ 90%，在肺外结核病例中居首位。胸壁结核是指胸壁软组织、肋骨、肋软骨及胸骨发生的结核病变。

超声药物导入治疗综合了电致孔、超声空化和离子导入 3 种技术，促进了药物分子由细胞外向细胞内的转运，并使药物粒子获得沿着声波传播方向运动的动能。超声药物导入治疗使抗结核药物通过完整的皮肤进入组织，直接发挥抗结核药物的治疗作用。护理人员选择适宜的时机、方式及场所开展健康教育，提高患者配合程度，保障超声药物导入治疗的安全性，提高治疗效果，促进患者早日康复。

一、超声药物导入治疗原理和治疗过程

（一）原理

超声药物电导入技术是一种透皮靶向导入药物技术，运用超声波仪的生物闭合电路技术和高频电磁场原理，药物快速直接推进、导入病灶深处，使病灶组织通透性增强，电磁场效应激活药物活性和药效，使局部达到较高的药物浓度，解决局部药物有效浓度的问题，也可抑制干酪坏死、促进局部组织生长，从而达到对病灶的有效控制及治疗效果。导入机体的是纯药物，不损伤皮肤，无疼痛和胃肠道刺激等症状。对于浅表结核病患者，超声药物导入治疗可作为一种非手术、无创治疗的方式，将抗结核药物定位导入结核病灶，使局部达到较高的血药浓度，解决局部药物有效浓度低的问题，从而达到对结核病的有效控制，具有无创伤、刺激小、耐受性好等特点。

（二）治疗过程

1. 协助患者取舒适体位，清洁皮肤。
2. 用注射器抽取药液分别均匀地注入两个耦合凝胶贴片。
3. 将凝胶贴片连同治疗发射头仪器固定于患者浅表结核病灶部位。

4. 开机、调节超声药物导入治疗仪参数。

5. 确定凝胶贴片与超声药物导入治疗仪紧密连接贴紧皮肤，启动治疗键。

（三）禁忌

1. 禁忌证　对所用药品或其中任何成分有过敏史者；严重肝、肾功能损伤者；有精神病、癫痫病史者；孕妇或哺乳期妇女；局部皮肤有破损，不宜行贴片贴敷者；依从性较差，不能按要求完成治疗者。

2. 禁忌使用区域　心前区范围为超声导入禁止使用区域。具体范围：上界为左侧第 2 肋骨下缘，下界为左侧第 6 肋骨上缘，内侧界为胸骨左缘，外侧界为左锁骨中线。病灶皮肤存在破损，不适于进行超声导入治疗。

二、超声药物导入治疗的护理与患者配合

（一）超声药物导入前准备

1. 心理护理　由于浅表结核患者治疗期间需要服用抗结核药物，护士应向患者讲清抗结核治疗的重要意义，使患者主动接受治疗和护理，鼓励患者按疗程坚持治疗。防止患者因对治疗不信任、担心治疗效果而产生紧张、焦虑、悲观等不良心理。讲述超声药物电导入的原理、目的、治疗流程、导入时间、配合方法以及预期效果，告知目前临床上成功的案例，减轻患者及家属紧张和疑虑情绪，使患者以最积极而良好的心态接受治疗。

2. 患者准备　患者每次治疗前用生理盐水清洗皮肤，以减轻皮肤角质层的屏障作用，增加药物吸收效果。

3. 操作者准备　戴工作帽、N95 口罩，穿工作服及工作鞋。

4. 环境准备　处置室环境整洁，温、湿度适宜，使用后用紫外线消毒空气，用 1000mg/L 含氯消毒剂擦拭地面、床单位、座椅等。

5. 物品准备　超声药物导入治疗仪 1 台（备用状态）、超声电导凝胶贴 2 片、一次性看护垫、一次性 20 ml 无菌注射器 1 个、纱布 2 块、消毒液、棉签、药物。

（二）超声药物导入中患者配合

1. 协助患者取舒适体位，充分暴露治疗部位。脓肿较大、张力高的患者动作轻柔，避免将脓肿碰破。

2. 根据 B 超测算深度，调整治疗深度，将耦合电极贴片装入仪器发射头内，将药物注入 2 个耦合凝胶片，避开皮肤破溃处。超声导入治疗 30 分钟/次，为增加药品进一步的吸收与利用，每次超声导入治疗结束后，继续保留贴片 45 分钟。

3. 倾听患者有无不适主诉，密切观察治疗部位皮肤及有无全身异常反应。

（三）超声药物导入后处理

1. 协助医生取下超声药物导入治疗仪发射头，关闭电源。擦净患者病灶处周围皮肤的药液。密切观察、记录浅表结核病灶变化程度，并与治疗前相比较。

2. 协助患者整理衣物，必要时护送床旁。

3. 开窗通风每天 2 次以上，每次 30 分钟，以有效降低空气中结核分枝杆菌数

量；每天紫外线照射 1~2 次，每次 1 小时；1000 mg/L 含氯消毒剂擦拭物体表面及湿式清扫地面，患者用过的物品等放入专用黄色医疗垃圾袋内集中及时处理。

4. 观察导入后治疗部位有无异常变化，必要时协助医生伤口换药。

5. 观察是否出现可能与超声导入相关的不良反应，如药物不良反应、皮肤烫伤等。

三、健康教育

（一）健康教育评估

1. 评估患者患病类别、诱因及急需解决的问题。

2. 评估患者现病史、既往史及年龄、职业、文化程度。

3. 评估患者心理状态及对疾病的认知。

4. 评估患者对浅表结核超声药物导入治疗的了解程度。

（二）健康教育计划

超声药物导入治疗无创伤、刺激小、耐受性好，能在皮肤、组织和细胞膜之间形成特定的人工生物通道，使药物沿通道直接进入病变的部位，并能有效提高血管通透性，在局部病变的淋巴结周围组织及内部迅速形成药物高浓度浸润区，使所选用的药物有效化学成分向细胞内转运，从而发挥药物临床治疗作用。选择适宜的时机、方式及场所开展健康教育，制定出切实可行的健康教育计划，帮助患者了解浅表结核超声药物导入治疗的相关知识。

（三）健康教育目标

1. 患者掌握浅表结核超声药物导入治疗相关知识。

2. 消除患者焦虑、恐惧心理，提高患者的治疗依从性。

3. 提高患者配合程度，保障治疗的安全性，促进患者早日康复。

（三）健康教育实施

1. 健康教育形式　责任护士向患者进行面对面健康教育，讲解浅表结核和超声药物导入的相关知识、治疗方法、目的以及预期效果，并发放浅表结核超声药物导入治疗的健康教育宣传手册；病区墙壁粘贴浅表结核超声药物导入治疗宣教墙报，内容简洁，图文并茂；病区可安装视频播放设备，向患者播放浅表结核超声药物导入治疗的原理、治疗方法的相关视频，利于患者掌握；对于特殊患者针对个体情况进行教育。

2. 健康教育内容

（1）向患者讲解超声药物导入治疗的目的　超声药物导入技术可通过施加电脉冲使皮肤和组织膜结构中的脂质颗粒形成有序排列，产生可逆性生物孔道，使药物沿皮肤和组织间的自然孔道（如汗腺、皮脂腺、毛囊等）透过皮肤和皮下组织，迅速提高局部药物浓度，延长局部药物的效应时间，从而达到较好的治疗目的。

（2）向患者讲解超声药物导入治疗的方法　首先将贴片固定在超声电导仪的治疗发射头内，用注射器抽取药液分别均匀地注入两个耦合凝胶贴片，再将凝胶贴片连同治疗发射头仪器固定于患者浅表结核病灶部位，启动治疗键。治疗 30 分钟，

1 次/天，30 天为 1 个疗程。每次治疗结束后尽量保留贴片 45 分钟，以保证药物充分吸收。

（3）向患者讲解超声药物导入治疗的操作流程

①完善相关检查

②明确有无禁忌证。

③开机前，根据患者病变的性质，体表结核是否破溃、部位、深度，选取不同的导入部位和参数。

④根据患者的感觉及患者能耐受的范围，使药液与药物垫充分浸润，以无药物滴渗为宜。

⑤在超声药物电导入过程中，要询问患者是否有酸、麻及电刺激，检查电极线、药垫、导电柄、电极贴片是否接好。

⑥经常检查超声头与皮肤之间是否贴紧，如之间未有效贴合，则影响超声药物导入效果，超声波将达不到病灶部位。

（4）向患者讲解超声药物导入治疗后注意事项

①治疗结束，在关机前应从患者身上取下超声治疗头和电极再关机，以免因开关机误差而对患者产生不必要的强烈刺激。

②治疗完毕，嘱患者暂卧床放松休息 20～30 分钟，以消除治疗的疲劳感。

③清洁局部皮肤，观察皮肤有无过敏反应，如患者在治疗过程中局部皮肤出现红肿、瘙痒等过敏反应，可在治疗时尽量避免同一部位反复刺激。

④治疗后用乙醇棉球洗涤并擦干治疗探头和电极，可减少超导仪使用中的报警数，以便随时使用。

（5）饮食指导　指导患者进食高蛋白、营养丰富易消化食物，多食水果、新鲜蔬菜，多饮水，避免刺激性食物。

（五）健康教育评价

1. 评价患者及家属对宣教知识的理解和掌握程度。

2. 评价患者的依从性及自我护理能力。

3. 评价患者治疗效果。

4. 评估患者身心状况。

第四节　超声引导下外周中心静脉置管技术

经外周置入中心静脉导管（PICC）是经上肢贵要静脉、肘正中静脉、肱静脉、颈外静脉穿刺置管，尖端位于上腔静脉或下腔静脉的导管。

一、适应证

1. 提供中长期静脉输液通道。

2. 减少反复静脉穿刺带来的痛苦，以保护患者外周静脉。

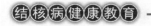
二、用物准备

物品名称	数量	物品名称	数量
1. 治疗车	2 辆	11. 20ml 注射器	2 支
2. 治疗台（床头柜）	1 个	12. 1ml 注射器	1 支
3. 一次性无菌手术衣	1 包	13. 酒精和碘伏（酒精和碘酊或洗必泰也可）	各 1 瓶
4. 一次性无粉无菌手套	2 副	14. 棉签	1 包
5. 一次性防水垫巾 ×1、纸尺 ×1	各 1 个	15. 一次性抗过敏胶带	1 卷
6. 一次性置管包，内含（自上而下顺序）治疗碗 ×1（含大棉球 ×6、止血钳或无菌镊 ×2）治疗巾 ×1、止血带 ×1、无菌大单 ×1、孔巾 ×1 弯盘 ×1（含方纱 ×4、手术剪 ×1、无菌胶贴 ×3、透明敷料 ×1）	1 套	16. 弹力绷带	1 包
		17. 医疗垃圾桶（黄色）	1 个
		18. 垃圾桶	1 个
		19. 锐器桶	1 个
		20. 手消毒液	1 瓶
		21. 超声机	1 台
7. PICC 导管 1 根、MST 套件 1 套、导针器套件（20G/21G）1 套	1 套	22. 耦合剂	1 瓶
8. 无针输液接头	1 个	23. 纸巾	1 包
9.2% 利多卡因	1 支	24. 记号笔	1 支
10.0.9% 生理盐水 100ml	1 袋		

三、护理评估

PICC 导管置入术前评估需谨慎、全面，严谨的评估对导管顺利置入以及置管后的顺利应用会起到事半功倍的作用。

评估项目	评估项目
1. 年龄	8. 皮肤状况
2. 病情与合作程度	9. 是否安装心脏起搏器
3. 诊断与治疗方案	10. 过敏史及乳胶过敏史
4. 病情与发生并发症风险	11. 心理状态与认知配合
5. 静脉条件与导管使用史	12. 患者与家属的意愿
6. 凝血功能	13. 导管类型
7. 胸片：病变部位、是否为损毁肺	

在护理评估中值得一提的是导管类型的选择。目前 PICC 导管类型众多，在输液流速允许的情况下，应尽量选择外径最细型号的 PICC 导管；但对于结核性脑膜炎需长期快速输注甘露醇治疗的患者，则应在评估血管条件的基础上选择高流速 PICC 导管；对于结核重症患者，根据病情治疗需要，选择单腔、双腔甚至三腔 PICC 导管；对于长期输注静脉抗结核药物的耐药结核患者，则应选择利于携带及维护的三向瓣膜 PICC 导管。

四、操作要点

1. 携医嘱执行单及知情同意书查对床号、姓名及腕带信息，向患者解释操作目的以取得合作。

2. 摆体位，术肢外展与躯体呈 90°。

3. 在穿刺肢体下垫一次性防水垫巾。

4. 选择穿刺部位。用超声仪器查看双侧上臂，选择最适合置管的血管。

（1）在超声探头上涂抹耦合剂。

（2）将超声探头垂直于上臂血管放置，血管成像清晰。

（3）选好血管后用记号笔在皮肤上做好标记。

5. 测量导管置入长度及上臂围。

（1）从预穿刺点沿静脉走向至右胸锁关节，向下至第 3 肋间即为导管置入长度。

（2）在肘窝上方 10cm 处测量双侧上臂围。

6. 手消毒。

7. 打开 PICC 置管包，戴无菌手套。

8. 消毒以穿刺点为中心，75% 乙醇棉球消毒 3 遍、0.5% 碘伏棉球消毒 3 遍，消毒范围为整臂消毒。

9. 取无菌治疗巾垫在术肢下，将无菌止血带放好。

10. 脱手套，洗手。

11. 穿无菌手术衣，戴无菌手套。

12. 铺无菌大单及孔巾，覆盖术肢，暴露穿刺点。

13. 助手将 2 支 20ml 注射器及 1 支 1ml 注射器打开放入无菌区内并协助术者抽取 1ml 盐酸利多卡因，20ml 生理盐水 2 支备用。

14. 助手打开 PICC、MST 套件、导针器套件及输液接头外包装，将其放入无菌区内。

15. 检查导管完整性并用生理盐水预冲及浸润导管、减压套筒、延长管、输液接头。

16. 将预冲好的 PICC 导管及置管用物放于术者旁无菌区内。

17. 助手在超声探头上涂抹适量耦合剂，并协助罩上无菌保护套。

（1）将探头和导线套入保护套内，保护套四周不要触碰探头上的耦合剂。

（2）耦合剂与保护套充分贴合，不要有气泡。

（3）使用无菌皮筋固定保护套。

（4）在预穿刺点皮肤上涂抹一层无菌耦合剂。

18. 进行穿刺

（1）选择与血管深度符合的导针架紧密安装到探头上（徒手穿刺则不需要）。

①系止血带。

②将穿刺针放入导针架，针尖斜面朝向探头，确保穿刺针针尖在导针架内。

③将探头垂直置于预穿刺血管上，使屏幕的圆点标记在预穿刺血管中心。

（2）边看超声仪屏幕，边缓慢穿刺，观察针鞘中的回血。

（3）见回血后，握住穿刺针，使针与导针架缓慢分离。

（4）降低穿刺针角度，将导丝沿穿刺针送入血管 10～15cm 左右，松止血带。

（5）将穿刺针缓慢回撤，只留下导丝在血管中。

（6）在穿刺点旁局麻，从穿刺点沿导丝向外上扩皮。

（7）将扩张器及导入鞘沿导丝缓慢送入血管，并在下方垫无菌纱布。

（8）按压穿刺点及导入鞘前方，将导丝及扩张器一同撤出。

19. 固定好导入鞘，将导管沿导入鞘缓慢、匀速送入，同时嘱患者向穿刺侧转头，并将下颌贴近肩部，以防止导管误入颈内静脉，导管到达预定长度后嘱患者头恢复原位。

20. 拔出导入鞘，送管至预定长度后，撤出并远离穿刺点撕裂导入鞘。

21. 助手用超声仪检查颈内静脉，初步判断导管是否异位。

22. 撤出支撑导丝将导管与导丝的金属柄分离，一手固定导管，一手平行缓慢撤出导丝。

23. 修剪导管长度保留体外 6cm 导管以便安装连接器，以无菌剪刀剪断导管，注意不要剪出斜面或毛碴。

24. 安装连接器，先将导管穿过减压套筒，与延长管上的金属柄连接，注意一定要推进到底，导管不能起褶，将翼形部分的倒钩和减压套筒上的沟槽对齐，锁定两部分。

25. 抽回血和冲封管抽回血确认穿刺成功，然后用 20ml 生理盐水脉冲式冲管，导管末端连接无针输液接头并正压封管。

26. 安装思乐扣：①撕去孔巾；②清洁穿刺点周围皮肤；③皮肤保护剂擦拭预固定部位；④调整导管位置；⑤安装思乐扣。

27. 粘贴透明敷料，在穿刺点放置 2cm×2cm 小纱布，无张力粘贴无菌透明敷料；无菌胶带蝶形交叉固定导管及透明敷料，再以胶带横向固定贴膜下缘。

28. 助手在记录胶贴上标注 PICC 穿刺日期、穿刺者姓名，贴于贴膜下缘。

29. 助手酌情应用弹力绷带加压包扎固定导管，协助患者取舒适卧位，整理床单位。

30. 初步整理用物，脱手套，脱手术衣（助手协助），洗手。

31. 向患者及家属交代置管后注意事项。

32. 推车回治疗室，整理用物，垃圾分类处理，洗手。

33. 在执行单上签名记录操作时间，书写护理记录及置管维护记录，并保留导管条形码粘贴于知情同意书上。

34. 拍 X 线片，确认导管尖端位置并记录。

五、健康教育

（一）健康教育评估

1. 评估患者年龄及病情。

2. 评估患者对 PICC 置管前准备内容的了解。

3. 评估患者对 PICC 置管时的合作程度和心理状态。

4. 评估患者对 PICC 置管后维护知识的了解程度。

5. 评估患者 PICC 带管出院后的自我管理能力。

（二）健康教育计划

1. 讲解 PICC 置管目的、方法、优点及风险，签署知情同意书 详细向患者及家属讲解置管的方法，让患者对 PICC 有较多的了解，以置管成功的案例为导入，消除患者顾虑。

2. 讲解 PICC 置管前准备 教会患者颈静脉阻断体位，保证患者皮肤清洁，提高患者舒适度，为置管做好充分准备。

3. 讲解 PICC 置管过程中的配合方法，保持患者良好心理状态 置管护士实时进行现场指导，使患者始终保持放松状态，患者积极的配合有利于操作的顺利完成。

4. PICC 置管成功后维护导管的注意事项 置管后的健康教育在整个治疗过程中最为关键。置管结束后要充分肯定患者的有效配合，给予鼓励，使患者树立治疗信心，配合医护人员观察导管固定情况，维护导管的完整，延长导管使用寿命。

5. 讲解 PICC 带管出院后相关知识 告知患者认真学习相关知识的意义，学会自我观察和日常维护，有效降低并发症的发生。

6. 预防 PICC 非计划性拔管的教育 PICC 非计划性拔管不仅增加患者的痛苦和再次插管的风险，还会延误治疗，增加医疗费用，存在较大的安全隐患及医疗风险，因此预防 PICC 非计划性拔管有着非常重要的意义。

（三）健康教育目标

1. 满足患者及家属的学习需求。

2. 帮助患者了解 PICC 置管术的相关知识。

3. 消除患者焦虑、恐惧心理，保证 PICC 置管术的顺利实施。

4. 告知患者留置 PICC 期间可能出现的并发症，如患者发现异常及时到医院进行处理。

（四）健康教育实施

1. 健康教育形式

（1）面对面口头讲解的形式 向患者介绍 PICC 置管相关知识，解答患者提出的各种问题。

（2）宣传板 以挂板形式向患者宣传 PICC 置管维护等相关知识内容，让患者及家属在住院期间得到维护知识的学习。

（3）PICC 操作流程视频 以多媒体播放的形式向患者传递 PICC 置管规范化管理，使患者形象地了解置管的方法。

（4）PICC 教育手册 以图文资料的形式向患者介绍日常管路维护及居家护理注意事项，便于患者重复阅读并记忆相关知识。

（5）个体教育 对特殊结核病患者，如结核性脑膜炎和结核性腹膜炎患者，尤其在出院带管维护等方面，应针对个体情况进行教育。

2. 健康教育要点

（1）置管护士以通俗易懂的语言向患者讲解 PICC 置管目的、方法、优点及相关并发症。PICC 在结核性脑膜炎及结核性腹膜炎患者治疗中具有良好的应用前景。应及早给予此类患者进行宣教，倡导新技术应用的同时，减轻患者因治疗反复穿刺静脉带来的痛苦。

（2）PICC 置管前的准备工作也是关键的步骤，置管前由责任护士协助指导患者清洁置管侧肢体，危重患者由护士帮助完成上肢皮肤清洁，通过清洁肢体，可预先清除掉局部大量的细菌和汗渍，指导患者更换干净、宽松的功能型病员服，做好准备。

（3）置管过程中配合程度极为重要

①置管护士指导患者取平卧位，手臂外展与躯干成 90°角。

②告知患者 PICC 是临床上一项严格的无菌操作技术，消毒后的肢体应保持固定，不可随意活动。当导管尖端到达肩部或导管进入体内约 20 厘米时，嘱患者头转向穿刺侧肢体，并让下颌尽可能靠紧肩部，使导管顺利进入上腔静脉。

③操作者在置管时与患者保持良好的语言交流，分散其注意力，以缓解其紧张情绪。

（4）置管后注意事项及正确维护导管

①及时发放 PICC 教育手册，详细给予患者介绍手册内容，告知患者置管后当日应知应会的注意事项，维护频率及日常观察要点，置管后日常生活注意事项与带管沐浴的方法。

②教育患者置管侧手臂不可负重，不可过度上举。

③发放握力球，教会患者置管侧手臂的锻炼方法。每次握球按照持续 2 秒休息 2 秒的锻炼方法对扩大上肢静脉血管直径，提高血流速度促进静脉回流都有较好的作用。

④向患者讲解 PICC 带管出院后相关知识，教会患者自我观察导管，日常维护技能，强调每周去就近的医院维护导管一次，若置管肢体出现异常情况应及时就诊。

⑤讲解导管意外脱出的处理方法。对于意识清楚的患者，应详细讲解所置 PICC 导管的意义及脱管的危害以及床上活动的注意事项等。对于意识模糊的患者，向家属做好疾病解释工作，使其充分认识到管路滑脱的危害性，使用约束带的必要性。

（五）健康教育评价

1. 患者及家属的学习需求得到满足。

2. 患者了解 PICC 置管术的相关知识。

3. 患者消除焦虑、恐惧心理，配合 PICC 置管术的顺利实施。

4. 患者掌握留置 PICC 期间可能出现的并发症，发现异常能及时到医院进行处理。

第五节 选择性支气管动脉栓塞术

选择性支气管动脉栓塞术是当前治疗肺结核患者咯血最有效的方法。咯血是肺结核患者常见且严重的并发症，如果不进行及时、有效的治疗，严重者可导致患者出现窒息或失血性休克，危及患者生命。对大咯血的患者采用常规保守治疗虽能对患者病情有所控制，但是一般不能彻底治愈。目前肺结核大咯血患者最有效的治疗方案是实施选择性支气管动脉栓塞术，术后辅助以药物治疗。当前介入手术所能达到的疗效虽已达到极限，但仍然有部分患者术后存在再咯血的可能，护理人员认真、细致的术前、术中、术后护理及优质的健康教育是手术治疗、药物治疗的重要补充，有利于提高支气管动脉栓塞术治疗的效果，保证患者安全，减轻患者痛苦。

一、选择性支气管动脉栓塞术的原理和手术过程

（一）原理

肺有两套血供系统，一套是肺动脉为参与气体交换的功能性肺血管，另一套是支气管动脉为参与营养供应的血管。肺结核患者咯血通常是支气管动脉破裂造成的出血，选择性支气管动脉栓塞术是在患者股动脉置管，在数字减影血管造影（DSA）引导下导管到达支气管动脉破裂处，用明胶海绵等材料将血管栓塞，从而达到止血的目的。

（二）手术过程

1. 股动脉区域消毒并铺上消毒孔巾。

2. 股动脉周围局部麻醉。

3. 用塞丁格（Seldinger）方法穿刺成功后放置 6～7F 导管鞘。

4. 经导管鞘送入 5～7F 猪尾巴导管至主动脉弓处，以 10～15ml/秒速度注入造影剂（总量不超过 20～30ml），行动脉造影（可同步压迫主动脉以增加支气管动脉显示机会）后给予快速动态图像采集或摄片。

5. 支气管动脉出血的表现

（1）病变血管增粗，迂曲扩张，并可出现静脉早期显影。

（2）有活动性出血时可见造影剂溢出肺泡或支气管，持续停留。

6. 应注意观察该支气管动脉是否与脊髓前动脉共干；是否与肺动脉支交通以及是否有多支支气管动脉参与病变部位血液供应情况等。

7. 情况明确后，将导管头插入支气管动脉，并尽量深入，再手推注入少量造影剂（2～3ml）证实无反流及脊髓动脉显影后，进行栓塞治疗。

8. 再注射造影剂证实所有供血支气管动脉大部分栓塞完全后，退管于动脉鞘中，注入适量肝素钠盐水，导管鞘与导管同时退出，压迫穿刺点一段时间，防止出血。

二、选择性支气管动脉栓塞术的围术期护理与患者配合

（一）术前准备

1. 心理护理 准备行选择性支气管动脉栓塞术的肺结核咯血患者易产生焦虑、恐惧心理，应根据患者病情、年龄、性别、文化程度进行健康教育，也可邀请病区内恢复期的患者现身说法，改善不良的心理状态，介绍选择性支气管动脉栓塞介入治疗的必要性和重要性，介绍术前准备、术中配合、术后观察要点，消除患者的焦虑和恐惧心理。

2. 术前指导 嘱患者绝对卧床休息，避免剧烈运动，保持大便通畅，咯血时尽可能咯出血块，保持呼吸道通畅，避免窒息。

3. 完善术前检查 如血常规，血型，肝、肾功能，出、凝血时间，心电图，B超，CT 等检查，术前做碘造影剂皮试，备皮，协助清洗。

4. 术前准备 术前 6 小时禁食，4 小时禁水；术前 30 分钟遵医嘱肌内注射地西泮 10mg。

（二）术中注意事项

1. 协助患者采取平卧位，头偏向一侧，建立静脉通路，吸氧；保持抢救车处于备用状态，连接好吸引器。

2. 术中与患者交流，分散其注意力并使其放松情绪。密切观察患者生命体征和咯血情况，确保患者呼吸道畅通，以防发生窒息、休克等严重情况，应及时清除患者胸腔和喉部血块，迅速吸出口腔及胸腔积血，以便实施介入治疗。

3. 注入栓塞剂前告知患者，因栓塞剂的注入患者可出现胸骨后烧灼感、胸闷、肋间痛等不适，在栓塞开始后应时常询问患者感受，仔细观察栓塞平面以下是否出现感觉障碍，并及时报告医生，确保患者在治疗期间的安全。

4. 观察足背动脉搏动是否减弱和有无脊髓损伤现象，若患者诉剧烈背痛、下肢麻木，及时报告医生，及时处理。

（三）术后注意事项

1. 术后患者卧床休息 24 小时，穿刺侧肢体平伸制动 12 小时，12 小时后可在床上轻微活动，避免剧烈咳嗽、用力排便等增加腹压的动作。勿过早的搬运和下床活动，以防再次发生咯血。

2. 穿刺处用绷带加压包扎，6 小时后去除，观察穿刺处有无出血、渗血、血肿。

3. 严密观察双下肢皮肤颜色、温度、感觉、肌力及足背动脉搏动情况，同时监测生命体征。

4. 观察患者咯血的颜色和出血量，鼓励患者及时将血咯出，并向患者讲解出血的原因，以消除其紧张心理，术后患者咯血由多到少、由鲜红到暗红再到停止是止血过程。

5. 术后 4～6 小时给予高蛋白、高维生素、高热量、易消化的温凉半流食，避免刺激性食物诱发咳嗽，宜少食多餐。

（四）潜在的并发症

1. 脊髓损伤　是支气管动脉栓塞术最严重的并发症，表现为术后数小时开始出现横断面脊髓损伤症状，损伤平面高时可影响呼吸，应密切观察患者双下肢运动、感觉、肌力及有无尿潴留的发生，发现上述情况应立即报告医生做相应的紧急处理。

2. 栓塞后综合征　是支气管动脉栓塞术后常见的并发症，主要表现为发热、胸闷、胸骨后灼热感等。给予持续低流量吸氧，向患者做好解释工作，对症处理后可逐渐缓解。

三、健康教育

（一）健康教育评估

1. 评估患者现病史、既往史及年龄、职业、文化程度。
2. 评估患者咯血的急症程度、诱因及急需解决的问题。
3. 评估患者咯血量、治疗阶段及对选择性动脉栓塞术知识的了解程度。
4. 评估患者心理状态及对疾病的认知。

（二）健康教育计划

因肺结核咯血而行选择性支气管动脉栓塞的患者病情重，情绪不稳定，多数患者具有传染性，因此应在患者病情平稳、情绪好转的情况下，选择适宜的时机、方式及场所开展健康教育，制定出切实可行的健康教育计划，帮助患者了解选择性支气管动脉栓塞术的相关知识。

1. 告知患者实施选择性支气管动脉栓塞的必要性。
2. 告知患者选择性支气管动脉栓塞术的术前准备。
3. 告知患者选择性支气管动脉栓塞术的术中配合。
4. 选择性支气管动脉栓塞术后的健康教育。

（三）健康教育目标

1. 患者掌握选择性支气管动脉栓塞术的围术期相关知识。
2. 患者配合完成手术，保障手术的安全性。
3. 做好心理疏导，消除患者焦虑、恐惧心理。

（四）健康教育实施

1. 健康教育形式　通过观察病情、了解需要，积极主动获取患者需求，根据选择性支气管动脉栓塞术患者的特点，制定规范化的健康教育手册，利用宣传板、个别指导、电视视频等形式实施健康教育，以提高患者知识掌握程度及治疗依从性。

2. 健康教育要点　为了保证健康教育效果，建议科室成立选择性支气管动脉栓塞术健康教育小组，邀请介入医师讲解手术的原理、并发症等相关知识；定期开展研讨会，实时更新知识、技能；组织选择性支气管动脉栓塞术治疗围手术期健康教育演练，由护士长、医师共同指导点评，制定规范化、标准化健康教育流程。主要知识内容如下。

（1）告知患者实施选择性支气管动脉栓塞的必要性　肺结核病是一种慢性传染病，咯血是肺结核的常见严重并发症，如果不能进行及时、有效的治疗，严重的会导致患者窒息或者失血性休克，危及患者生命。当前肺结核患者大咯血最有效的治疗方法是支气管动脉栓塞术，其有效实施可以挽救患者生命。

（2）告知患者选择性支气管动脉栓塞术的术前准备

①术前常规检查　血常规，血型，肝、肾功能，出、凝血时间，心电图，B超，CT。

②术前自我训练　训练床上大小便，预防术后尿潴留和便秘。

③术前饮食用药要求　术前6小时禁食，4小时禁水；术前30分钟给以镇静剂。

④术前心理护理　多数患者在接受治疗时，常因病情严重、对支气管动脉栓塞术不了解、害怕疼痛、担心手术效果而产生焦虑、恐惧心理。护理人员应向患者及家属耐心地介绍支气管动脉栓塞术的目的、方法、术中配合的要点，并介绍成功的病例，以解除患者的焦虑、恐惧心理。

（3）告知患者选择性支气管动脉栓塞术的术中配合

①术中患者采取平卧位头偏向一侧，保持平静，积极配合，出现胸闷、憋气等不适感及时告知医生。

②监测血压、心率、呼吸、血氧饱和度。给予吸氧，常规消毒铺单，严密观察患者的神志变化。大咯血时头部偏向一侧，不要憋气，尽量将血咯出，保证呼吸道通畅以免窒息。

③当栓塞术开始时，注意询问患者的感觉，指导患者稳定情绪，平静呼吸，不要咳嗽，向患者说明注入造影时短暂屏气是为了取得良好的造影图像，预防异位栓塞，向患者解释注入造影剂时产生胸部灼热感是正常反应，不会加重病情。

（4）选择性支气管动脉栓塞术后的健康教育

①活动和饮食指导　术后患者卧床休息24小时，穿刺侧肢体平伸制动12小时，穿刺处用绷带加压包扎6小时；12小时后患者可在床上轻微活动，避免剧烈咳嗽、用力排便等增加腹压的动作。术后4～6小时可给予高热量、高蛋白、高维生素、清淡易消化的温凉半流饮食，禁食刺激性食物，宜少量多餐。

②预防再次咯血的健康教育　患者术后少量咯血，且咯血量逐渐减少属于正常情况。若患者术后咯血量较大，或咯血量逐渐增多，应考虑术后再咯血的发生。告知患者术后再咯血与支气管动脉再通、血栓、侧支循环形成、非单纯支气管动脉供血、原发病进展有关。应避免腹压增高的因素，如剧烈咳嗽、便秘等。

③预防患者窒息的健康教育　再出血或痰液均可能导致患者窒息，因此需要向患者解释窒息的危险性，要求患者休息时头偏向一侧；同时，备好吸引装置和相应的抢救物品，做好随时抢救准备。

④预防肾功能损害的健康教育　术中需要使用大量造影剂，这类药物全部从肾小球滤出，容易损伤肾功能。术后应鼓励患者多饮水，以促进造影剂排出。

⑤预防栓塞综合征的健康教育　支气管动脉栓塞术可能会影响纵隔或肋间组织供血，因此部分患者会出现胸闷、肋间痛、胸骨后烧灼感、腹痛等表现。告知患者

术后如有不适，及时报告医护人员，予以对症处理。

⑥预防脊髓损伤的健康教育 造影剂进入脊髓动脉，有可能会损伤脊髓神经元或破坏整个脊髓节段的供血，从而导致截瘫、感觉障碍、尿潴留等，因此在术后一天内肌张力、皮肤感觉等如有异常，应及时报告医护人员。

（5）引导患者正确认识支气管动脉栓塞术 有些患者认为支气管动脉栓塞是一种完美的手术，既然控制了咯血，则不需要进一步治疗。护士在沟通过程中需要纠正患者这个认识上的误区，让患者及其家属认识到咯血发生的原因在于肺部结核病灶的存在，治疗这个疾病需要一个规范化的服药过程，如果随意停药，极可能造成结核灶进一步发展，再次发生咯血，危及患者生命。

（五）健康教育评价

1. 评价患者对宣教知识的理解和掌握程度。

2. 评价患者的依从性及自我护理能力。

3. 评价患者身心状况和恢复情况。

第六节 结核性脑膜炎侧脑室引流术

结核性脑膜炎简称结脑（tubercular meningitis，TBM）是一种神经系统感染性疾病，由结核分枝杆菌经血液循环侵入脑膜引起脑膜炎或结核分枝杆菌进入脑内后，在皮质、软脑膜脑实质、脉络丛等处形成病灶，当病灶破溃时，结核分枝杆菌进入蛛网膜下隙，引起脑膜炎。结脑属于结核感染中最为严重的类型，50% 以上的患者颅内压增高，一般在 200 ~ 400mmH$_2$O，持续性颅内高压会使患者意识障碍、剧烈头痛、喷射性呕吐、频繁抽搐，甚至危害生命，若诊断治疗不及时死亡率可达 100%。侧脑室引流技术适用于结核性脑膜炎颅内压力急剧升高，有脑疝先兆或已形成脑疝，内科治疗无效者，正确有效的护理措施可使预后大为改善。

一、侧脑室引流术的原理

脑室系统包括位于两侧大脑半球内对称的左右侧脑室、位于脑幕上中线部位、经室间孔与两侧脑室相通的第三脑室、中脑导水管以及位于颅后窝小脑半球与脑桥延髓之间的第四脑室。脑室穿刺仅指穿刺两侧侧脑室而言，侧脑室在两侧大脑半球内，成狭窄而纵行的裂隙状，分为以下几个部分。

前角（额角）：在额叶内，其上壁及前壁为胼胝体前部，外壁为尾状核头，内壁为透明隔。内下部有室间孔，经此与第三脑室相通。

体部：为水平位裂隙，在顶叶内。上壁为胼胝体，内壁为透明隔，下壁由内向外为穹窿、脉络丛、丘脑背面、终纹和尾状核。

后角（枕角）：为体部向枕叶的延伸，系一纵行裂隙。形态变异很大，常较小，有时缺如。上外侧壁为胼胝体放射，内壁有两处隆起，上方者为后角球，系胼胝体大钳所形成，其下方为禽距，系距状裂前部深陷所致。

下角（颞角）：位于颞叶内，为一向下、前及向内弯曲的裂隙，内缘为终纹和尾状核尾部，末端连有杏仁核，下角底由内向外为海马伞、海马、侧副隆起。

体部和后角、下角相移行处为三角部。体部和下角内有侧脑室脉络丛，与第三脑室脉络组织在室间孔处相续。脉络丛球在侧脑室三角部。

结核性脑膜炎患者的脑室因脑脊液的通路在不同部位和不同程度的受阻而产生不同程度的扩张。若渗出物阻塞第四脑室的外侧孔和正中孔，则各脑室可有中度至高度扩张积水；若导水管水肿且因结核性渗出物阻塞变窄时，则第三脑室和两个侧脑室对称性扩张；若一侧室间孔因脉络丛结核而阻塞时，则病变侧侧脑室扩张。侧脑室引流术将引流管放置于侧脑室，引流出脑室内的脑脊液以及其他成分从而减轻脑室扩张。

二、侧脑室引流术的适应证

1. 颅内压增高的患者病情危重甚至发生脑疝或昏迷时，先采用脑室穿刺或引流，作为紧急减压抢救措施，降低颅内压，减轻脑水肿。为进一步检查治疗创造条件。

2. 慢性脑积水急性发作或慢性进行性脑积水用其他降颅压措施无效者。行脑脊液分流手术，放置各种引流管。

3. 高颅压未缓解，需第 2 次在另一侧脑室行侧脑室引流术。

4. 抽取脑室液做生化或者细胞学检查等。

三、侧脑室引流术的护理（以额入法为例）

（一）术前护理

1. 术前备皮，需剃光头部头发。

2. 向患者及家属讲解侧脑室穿刺引流的目的、方法和术中、术后可能出现的意外及并发症，消除患者思想顾虑，征得家属的签字同意与患者的积极配合，躁动患者遵医嘱给予镇静剂。

3. 核对医嘱，准备用物。核对患者的床号、姓名、病案号、腕带，操作者洗手，戴 N95 口罩。

（二）术中术后护理

1. 术中协助患者保持安静，减少头部活动，维持正确体位；对于烦躁不安、有精神症状及小儿患者应特别注意防止自行拔除引流管而发生意外，必要时使用约束带加以固定。

2. 严密观察神志、瞳孔及生命体征变化，尤其注意呼吸改变。

3. 术后接引流袋于床头，引流管应悬挂固定在高于侧脑室 10～15cm 的位置，以维持正常颅内压。

4. 注意引流速度。应缓慢引流脑脊液，使颅内压平缓降低，必要时适当挂高引流袋，以减慢引流速度，避免放液过快所致脑室内出血、硬膜外或硬膜下血肿或诱发小脑幕上疝；但在抢救脑疝、脑危象的紧急情况下，可先快速放些脑脊液，再接引流管，缓慢引流脑脊液。

5. 注意观察引流脑脊液的性质和量。正常脑脊液无色透明，无沉淀，术后 1～2 天内可稍带血性，以后转为橙色。如术后出现血性脑脊液或原有的血性脑脊液颜色加深，提示有脑室内继续出血，应及时报告医生行止血处理；如脑脊液浑浊，呈毛玻璃状或有絮状物，提示发生感染，应放低引流袋（约低于侧脑室7cm）以引流感染脑脊液，并送标本化验；引流脑脊液量多时，应注意遵医嘱及时补充水、电解质。

6. 保持穿刺部位敷料干燥。引流处伤口敷料和引流袋应每天更换，污染时随时更换；保持引流系统的密闭性，防止逆行感染。

7. 保持引流管通畅，防止引流管受压、扭曲、折叠或堵塞，尤其是在搬运患者或者帮患者翻身时，注意防止引流管牵拉、滑脱，如有引流管脱出应及时报告医生处理。

8. 及时拔除引流管，脑室持续引流一般不超过1周，拔管前需夹闭引流管24小时，密切观察患者有无头痛、呕吐等症状，以便了解是否有再次颅内压升高表现。

9. 拔管后应加压包扎伤口，指导患者卧床休息和减少头部活动，注意穿刺伤口有无渗血和脑脊液漏出，严密观察有无意识、瞳孔变化，失语或肢体抽搐、意识障碍加重等，发现异常及时报告医生做相应处理。

四、健康教育

（一）健康教育评估

1. 评估患者及家属的文化水平、合作程度。

2. 评估患者既往是否进行过侧脑室引流穿刺术。

3. 评估患者有无头痛、呕吐症状，观察神志、瞳孔、生命体征、肢体活动情况。

4. 评估患者及家属的心理状况，有无急躁、意志消沉、恐惧不安等。

（二）健康教育计划

由于大部分行侧脑室引流的患者均为经过保守治疗效果不佳而采取的治疗手段，因此必须向患者及家属做好解释和沟通工作，使他们了解侧脑室引流的目的、方法及注意事项，减轻患者的焦虑和恐惧心理，增强自信心，以最佳的心理状态接受治疗，对于昏迷的患者必须做好家属的工作取得配合。

（三）健康教育目标

1. 患者及家属掌握侧脑室引流术的相关知识。

2. 满足患者心理需求，消除患者焦虑、恐惧心理。

3. 提高患者配合程度，保障手术及留置管路期间的安全性，促进患者早日康复。

（四）健康教育实施

1. 健康教育形式 用通俗易懂的语言为患者讲解侧脑室引流术的目的及注意事项，帮助患者全面正确的认识疾病，消除对疾病治疗的恐惧感。病房墙壁粘贴侧脑室引流术健康教育相关知识，给患者发放内容简洁、图文并茂的健康教育手册，对于特殊患者采取有针对性的健康教育。

2. 健康教育要点

（1）疾病知识的健康教育，向患者讲解侧脑室引流相关知识，侧脑室引流术是对某些颅内压增高患者进行急救和诊断的措施之一。通过穿刺引流放出脑脊液以抢救脑危象和脑疝；同时有效地减轻炎性液体对脑室的刺激，缓解症状，为继续抢救和治疗赢得时间。侧脑室引流的方法有额入法（穿刺侧脑室前角）、枕入法（穿刺侧脑室三角区）、侧入法（穿刺侧脑室下角或者三角区）和经眶穿刺法（穿刺侧脑室前角底部）。小儿采用经前囟侧角脑室穿刺，一般不置管。

（2）患者置管期间需防止管路滑脱，避免牵拉引流管，如患者因引流异物刺激不舒适时常抓拽要进行适当约束，勿随意更换或移动引流管或引流袋位置，避免发生逆行性感染。

（3）告知患者及家属侧脑室引流术后仍需药物治疗，联合使用抗结核药物，并注意有无药物副作用，同时应用甘露醇、甘油果糖等脱水剂并应用足量的激素治疗，必要时给予降温、清热、醒脑、抗癫痫等对症处理。

（4）纠正电解质紊乱，维持水与电解质平衡，给予营养支持，遵医嘱输入白蛋白、高营养液或复方氨基酸等。

（5）恢复期的患者往往留有失语、偏瘫、反应迟钝等后遗症，要循序渐进地进行语言功能恢复以及四肢被动运动锻炼，锻炼的强度以患者有轻微疲惫感为宜。患者大部分的功能锻炼需在家中完成，需要家庭长期提供经济和情感的支持，对出院患者做详细的出院指导，不断提高患者的自我康复能力，有条件的可以在康复科进一步进行后期恢复。

（五）健康教育评价

1. 评价结核性脑膜炎患者及家属对侧脑室引流术相关知识的掌握程度。
2. 评价患者对治疗的依从性，能否很好地依从抗结核治疗。

（矫晓克　王丽芹　聂菲菲　倪娜　高建楠）

参考文献

［1］王秀华. 现代结核病护理学［M］. 北京：中国医药科技出版社，2017.

［2］王秀华，聂菲菲. 结核病护理新进展［M］. 北京：北京科学技术出版社，2017.

［3］Andelid K，Tengvall S，AnderssonA. Systemiccytokinesignaling via IL－17 in smokers with obstructivepulmonarydisease：a link to bacterial colonization？［J］. Int J Chron Obstruct Pulmon Dis，2015，27（10）：689－702.

［4］胡国平，钟南山，冉丕鑫等. 中国的大气污染和COPD［J］. 中国胸心血管外科临床杂志，2016，23（2）：107－112.

［5］曹娟，李芳，袁慧等. 主动呼吸循环技术联合改良式胸部叩击在食管癌围术期气道管理中的应用［J］. 医学理论与实践，2020，33（19）：3282－3284.

［6］张兰，曹聪. 经纤维支气管镜检的临床应用及护理［J］. 实用临床护理学杂志，2019，4（11）：165.

［7］ 杨君，凌宙贵，唐贞明，等．纤维支气管镜检查中麻醉方法的改良研究［J］．中国药房，2016，27（17）：2367－2369.

［8］ 中华医学会呼吸病分会介入呼吸病学学组．成人诊断性可弯曲支气管镜检查术应用指南（2019 年版）　［J］．中华结核和呼吸杂志，2019，42（8）：573－589.

［9］ 中华医学会呼吸病分会．诊断性可弯曲支气管镜检查术应用指南（2008 年版）［J］．中华结核和呼吸杂志，2008，31（14－17）：573－589.

［10］ 马廷龙，韩毅，程序，等．超声抗结核药品电导入联合化疗对胸壁结核的疗效观察［J］．中国防痨杂志，2020，42（9）：968－972.

［11］ 马保艳．结核性脑膜炎侧脑室引流护理体会［J］．健康必读，2019，12（35）：112.

［12］ 陈秀英，袁红梅．侧脑室外引流治疗结核病脑膜炎的护理［J］．临床肺科杂志，2011，16（8）：1311.

［13］ 吴瑞华．PICC 穿刺方法及护理探讨［J］．中国误诊学杂志，2009，9（32）：7884.

［14］ 邱瑜，姜珍，季玲．化疗休疗期患者 PICC 携管的个性化健康教育［J］．江苏医药，2020，36（16）：1974－1975.

［15］ 段迎．国内 PICC 患者健康教育的研究现状及进展［J］．肿瘤预防与治疗，2012，8（6）：42.

［16］ 代凤，苏迅，乔爱珍等．不同握球时间对 PICC 置管患者腋静脉血液流速的影响［J］．中华护理杂志，2019，（5）：721－724.

第十章 结核病患者健康教育创新模式

第一节 结核病健康管理护理工作室的构建

结核病治疗周期长，目前我国结核病患者多采取"居家治疗"的模式。居家治疗的患者治疗期间一定会遇到各种困难、困惑。结核病专科医院拥有专业的诊疗、护理团队，最前沿的结核诊疗、护理、感控、预防的信息，在结核病防控道路上，专科医院从责任上、实力上、社会义务上都责无旁贷。政策层面上，国家鼓励公立医院建设创新的优质专科护理服务品牌，结核病健康管理护理工作室应运而生。

结核病健康管理护理工作室是医院设立门诊，由出诊专家对患者居家治疗情况给予评估，以一对一的健康教育模式，提供结核病居家消毒隔离、用药指导、饮食营养、运动康复等咨询服务，有效提高患者治疗依从性，改善结核病患者的预后，同时减少结核杆菌在家庭和社会上的传播，减少耐药结核病的产生。

一、结核病健康管理护理工作室组织构架图

结核病健康管理护理工作室在护理部的领导与支持下进行工作。工作内容包含为居家患者提供门诊咨询及对居家治疗的患者提供关怀与支持工作，对公众开展科普教育同时对结核病基层单位进行培训支持（图10-1）。

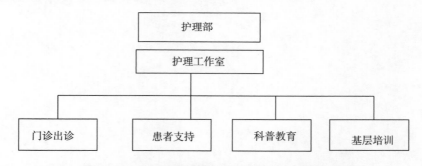

图10-1 结核病健康管理护理工作室组织框架图

二、结核病健康管理护理工作室专家遴选与出诊准入

（一）专家遴选

1. 出诊人员必须是执业护士。未经注册的研究生、进修人员不得出诊。

2. 出诊人员应具备主管护师及以上专业技术职称。

3. 出诊人员应具有优秀的职业道德、扎实的专业能力、良好的沟通能力以及

丰富的结核病患者管理经验。

（二）出诊准入

1. 符合准入条件的护士，由护理部向医务处提出出诊申请，经医院医疗质量管理委员会审批。

2. 医院医疗质量管理委员会审批准入后，由门诊部与护理部协商出诊时间，安排各种出诊事宜。

3. 发生以下情况，由医院医疗质量管理委员会批准，将免除出诊资格。

（1）多次发生医疗纠纷或患者投诉，并负主要责任者。

（2）不服从门诊部管理，对门诊工作造成严重影响者。

（3）违反医院规章制度而引发投诉或对医院形象造成恶劣影响者。

三、结核病健康管理护理工作室工作职责

1. 热爱本专业，具有积极的态度，服从工作安排和调配。

2. 出诊人员接诊后认真聆听患者的咨询问题，有针对性地为患者解答疑惑，并进行记录。对不能解答的问题可以留下联系方式，待咨询医生、营养师、药师等团队成员后再予解答。接诊结束后请患者对此次咨询效果给予评价。

3. 利用信息平台对患者进行全程管理，关注患者并及时回复患者提出的问题，为结核患者答疑解惑。

4. 根据工作计划定期为患者进行"健康讲堂"授课。同时积极在社会上开展健康科普工作。

5. 根据患者及家属的教育需要，参与本专科健康教育资料的制作和更新。

6. 发挥结核病专科学术引领作用，积极响应国家结核病社区健康管理政策，定期对基层结核病健康管理工作人员进行培训，帮助社区更好地完成居家结核病患者的管理工作。

7. 定期召开工作会议，总结工作开展情况，对存在的问题进行讨论分析改进，不断提高服务质量。

四、结核病健康管理护理工作室就诊流程

为了方便居家结核患者就医咨询，充分利用网络信息系统，除到门诊现场挂号外，还实现了网络平台预约挂号。就诊流程如图 10 - 2 所示。

五、结核病健康管理护理工作室工作收获和体会

结核病居家护理咨询门诊的开诊，为出诊的医生节约了结核病诊疗工作时间，使医生能够拿出更多的时间和精力用在患者的诊疗上。通过对患者咨询的问题进行分析，找出患者普遍关注的热点问题及今后工作重点，为制定有针对性的门诊、住院患者的健康教育内容提供方向。

通过门诊出诊咨询发现，结核病患者及家属健康教育需求仍然存在缺口，患者和家属普遍存在心理情绪问题应对经验还不足，不同地区在结核病健康教育管理上存在差异，作为结核病护理人员，应该思考结核病健康教育如何从量变到质变，如

何从健康教育入手助推结核病防控。

结核病居家咨询门诊的工作模式是现代健康教育理论最好的实践,是体现护理人员专业价值的良好方式,是以患者为中心开展优质护理服务的典型模式。咨询门诊的开设,不仅提高了结核病患者就医获得感,同时发挥了结核护士在健康科普工作中的专业作用,为护理事业向专科化发展奠定了一定实践基础。

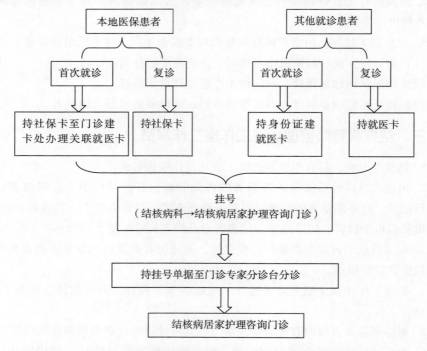

图 10 – 2 结核病健康管理护理工作室就诊流程

第二节 结核病患者关怀

患者关怀是指通过合理应用各种资源,为结核病患者或可疑者提供高质量、高标准的医疗服务,保证患者的医疗和心理/社会需要得到满足。通过患者关怀可以预防疾病向家人和其他接触者传播,是保护社区居民健康的基本保障。患者关怀是结核病控制工作的重要环节之一,也是治疗是否成功的关键所在。确保患者完成治疗乃至治愈是患者关怀的核心和最终目标。患者关怀需要卫生服务人员和患者共同努力,并且要相互尊重和理解。

一、健康教育评估

1. 评估当地具体情况,建立有效的关怀模式。
2. 评估建立线上交流平台,通过平台提供结核病患者咨询服务内容。
3. 评估培训同伴咨询员为结核病患者服务的条件及可行性。

二、健康教育计划

1. 建立一套有效的管理体系。
2. 建立以患者为中心的关怀服务措施。
3. 人员培训（包括医护人员及同伴咨询员）。
4. 建立信息交流平台。

三、患者关怀模式的实施

（一）建立有效的患者管理体系

结核病的患者关怀是一个漫长而又艰巨的过程。在这一过程中，涉及患者诊断、服药、不良反应监测，疗效监测、登记报告等环节，医疗卫生人员、患者及家属都是这些环节中的参与者。管理的患者越多，这一过程越复杂。因此，对于结核病的患者关怀，首先应该建立一套有效的管理体系，该体系应该涵盖本地区所有结核病患者的诊断、治疗以及治疗后随访等过程。管理体系包括这一体系中不同机构和人员的职责、患者治疗管理程序、登记报告内容和要求、相关人员的培训以及管理结果评价等。

（二）建立以患者为中心的关怀

患者关怀的中心内容是提高患者治疗的依从性，减少歧视，确保患者完成治疗，改善治疗效果。为此需要建立以患者为中心的关怀，为患者提供最大可能的服务。以患者为中心的"关怀"意味着在结核病的诊断、治疗管理过程中，始终将患者放在中心位置，建立以患者需求以及医患之间相互尊重为基础的管理模式。正如 WHO "结核病国际关怀标准"中要求，所有结核病可疑者或患者都应该得到高质量的以患者为中心的关怀。

建立良好的医患关系是确保患者依从性的前提。尊重并理解患者是建立良好关系的基础。要认真倾听患者的声音，了解患者的想法和意见，采取积极、友好的态度与患者沟通，鼓励患者克服困难完成治疗。建立良好的医患关系还需要从患者的角度着想，简化就诊流程。以患者为中心的关怀需要建立一支患者治疗管理团队，其成员包括护士、志愿者、患者以及家庭、协会、基层组织和当地非政府组织等。

以患者为中心的关怀还需要对患者提供社会心理和情感的支持。患病后无论对于患者还是他们的家庭都是巨大的打击；疾病带来了极大的歧视，而歧视会干扰治疗依从性；另外，结核病（尤其是耐药结核病）较长的治疗时间以及药品带来的不良反应都会增加患者的抑郁、焦虑，导致治疗依从性降低。管理人员应充分理解并竭力帮助患者，在治疗同时为其提供社会心理以及情感支持。

（三）人员培训（包括医护人员及同伴咨询员）

结核病的咨询服务人员需要专业的培训，咨询服务人员可以是医务人员、志愿者，经过培训的咨询服务人员，应掌握结核病治疗方面的知识、具有良好的沟通技巧，才能更好地为患者提供服务；因接触的结核病患者不同，每个人对于结核病会有不同的认知和理解，咨询服务人员要了解患者的知识水平、提供正确的信息、纠正错误观念。讲解结核病知识时要通俗易懂，为患者及其家属提供更好的服务。

1. 制定培训计划 针对不同的人员制定详细的培训计划，培训医护人员成为结核病管理员、健康教育咨询员；培养患者或家属成为同伴咨询员及志愿者，开展结核病咨询服务项目。

2. 实施方法

（1）培训结核病专科护士 加强对结核病健康管理的意识，以"患者为中心"利用护理程序开展多种方式的结核病及耐药结核病患者的健康管理，使结核病专科护士了解：结核病感染控制策略以及感染控制措施；最佳结核病护理方案的实施；以患者为中心的护理管理模式；护理人员所担负的重要作用。

（2）培养同伴咨询员及志愿者 由健康咨询员对其进行培训，培训内容包括耐多药结核病相关知识，提高同伴咨询技巧、技能，多元化的宣传教育平台使用方法，健康知识教育培训，社区联系方式，患者关怀服务使用的工具（手册、小视频、资金支持），结核病患者咨询关怀评估量表和结核病健康教育手册。培训筛查评估工具和咨询工具的实际运用；对咨询内容进行详细讲解和多次模拟演练，直到熟练掌握。"同伴咨询者"将伴随患者从诊断到治愈的整个过程，同时扮演朋友和指导者的角色，有这样一个同伴者可以大大减轻患者长时间治疗的心理压力，对于提高患者依从性具有重要作用。

（四）网络信息技术交流平台

世界卫生组织认为网络信息技术在改善患者治疗上有巨大潜力，并可覆盖到偏远地区的结核病患者。随着电子时代的来临，网上咨询已经成为人们的生活方式，专业的QQ群可以保证信息资源的正确性，从而帮助有健康需求的患者及家属获得健康知识，给结核病患者提供有效的咨询服务，帮助患者提高对结核病的认知度，规范其治疗依从性，达到治愈疾病的目的。

为结核病患者专门设立网络交流咨询平台，设计维汉双语的QQ群二维码，新成员通过扫二维码后申请加入QQ群，由管理员批准后加入。随着QQ群成员的增加，管理员也相应地增加一定的数量，同时建立并制定了相应的规章制度。QQ群成员主要是由从事结核病医疗、护理、预防等专业的医务人员和结核病患者组成，加入QQ群的成员必须采取实名制，结核病患者的群昵称格式是：标注地名＋姓名＋科室，医务人员的群昵称的格式是：所在的医疗机构的简称＋姓名。QQ群成员可以在群内对自己遇到的问题尽情讨论、发言和发表意见。管理员施行轮值制，轮值的管理员讨论时务必在场，并解答讨论时大家的问题以及对问题做出相应补充。QQ群规定：群内不讨论不发布与治疗无关的信息，对违反规定的成员给予警告后仍不遵守者移出本群。

QQ群设定了维汉双语的咨询服务管理员，随时为患者答疑解惑。群管理员根据患者的需要利用平台设置的功能宣传结核病健康知识，为结核病患者提供健康指导，为复诊的患者提供就诊信息，提高结核病患者知识的知晓率、服药依从性、治疗依从性及结核病的治愈率。随着QQ群的人数不断增长，逐渐由医护人员管理转变为结核病患者自主管理的结核病咨询、交流与关怀平台，旨在调动结核病患者参与的积极性，通过相互交流、相互分享和相互关怀与支持帮助结核病患者渡过难关，早日康复，同时减少疾病对患者及其家庭所造成的负面影响。

四、健康教育评价

1. 关怀对象评价 基于患者需求设计有针对性的咨询调查表，定期在 QQ 群内发放问卷调查，通过收集信息，对存在问题分析原因、修正制定措施、促进管理。为患者提供个性化的服务，并帮助患者掌握结核病相关知识，改善患者的健康意识。

2. 关怀服务者自我评价 每月召开一次 QQ 群管理员讨论会，共同探讨在群内健康咨询活动中存在的问题。对志愿者和同伴咨询员进行电话调查，总结好的经验，不足的地方提出整改措施。

第三节　新媒体技术在结核病患者健康教育中的应用

新媒体类型以网络媒体和手机媒体应用较多见，两种类型占新媒体的比例达到了 63.5%，说明这两种新媒体类型易被医护人员接受和使用，而手机媒体在未来将发挥越来越重要的作用。医院的门诊是医院面向社会的重要窗口，不仅承担对患者疾病的诊治任务，同时也承担对患者健康教育的责任，尤其是对肺结核患者。由于肺结核是一种慢性传染病，肺结核的治疗不仅疗程长，且多数肺结核患者的治疗是在门诊进行，因此利用新媒体技术对肺结核患者进行健康教育，可为患者及家属提供多方位、个性化、持续性的健康教育服务，让患者和家属了解肺结核的治疗和防控知识，养成良好的卫生习惯，避免传染病在社会以及在家庭的传播和交叉感染，促进患者的康复与医患和谐，更体现其重要性和必要性。

一、健康教育评估

1. 评估患者年龄、知识层次、文化背景、对疾病的认识以及获取结核病防治知识的需求。

2. 评估患者经济状况、是否使用智能手机、电脑等智能媒体设备，能理解且会操作智能媒体设备。

3. 评估患者的健康状况（包括营养状况）、个人工作、生活和卫生习惯。

4. 评估患者目前疾病和身体整体状况，如症状、体征和相关的检查结果等情况以及患者的心理状态。

5. 评估患者对肺结核消毒隔离知识的了解和掌握程度。

6. 询问患者的居住环境及家庭成员构成，根据家庭情况给予具体指导。

二、健康教育计划

门诊的工作特点决定了门诊健康教育工作存在一定的难度，如门诊患者的流动性大、在院停留的时间较短、患者急切的就诊心态和知识需求差异等。因此，门诊健康教育计划可以采用新媒体平台这一形式，快速、准确地为就诊患者及家属推送结核病相关知识。利用新媒体平台里的图片、文字、视频、语音等多种形式，针对不同的患者和家属，推送通俗易懂的健康教育内容，不仅能及时互动，还能快速收集满意度调查问卷，并且伴随医疗活动的全过程，主动、不失时机地以易接受的健康教育方式，实施门诊肺结核病患者的健康教育。

三、健康教育目标

1. 患者了解门诊就诊流程及配合要点。
2. 患者快速掌握结核病的相关知识。
3. 准确提供患病信息，提升就诊质量。
4. 提高患者治疗依从性。

四、健康教育实施

（一）指导患者和家属利用智能手机软件

关注公众号或者下载 APP，让患者和家属初步了解肺结核健康教育的推送流程。

由导诊护士在患者等待就诊的间隙，向患者和家属介绍医院结核病相关的公众号或手机 APP，指引患者和家属关注并进入平台流程，由导诊护士给予推送就诊流程以及结核病相关内容。

（二）由医务人员推送肺结核相关知识、药物的不良反应管理以及感染控制的知识

1. 利用图文并茂的健康教育模式　让患者在等候就诊的过程中了解肺结核的发病原因、症状体征、诊断治疗，提高患者治疗的依从性，坚持完成规范治疗。

2. 讲解抗结核药物的作用及不良反应　及早发现、正确处理有助于改善患者的治疗体验，保证用药过程的安全和顺利，提高依从性和治疗成功率。

3. 详细介绍生活中应怎样做好消毒隔离　如改善室内空气质量的方法、开窗通风等；居家痰液的正确消毒处理方法；生活用具的处理与消毒，如被褥、餐具等；居家治疗期间患者及家属口罩的选择、获取途径及佩戴环境；手部卫生的方法及注意事项；如何正确留取痰标本等。提高患者及家属对结核病感染控制重要性的认知，切断传染途径，保护易感人群。

（三）利用新媒体技术，鼓励患者之间的同伴教育

优选治疗效果较好、有良好的沟通和表达能力、具有奉献精神且一定程度了解结核病的治疗、护理等相关知识的志愿者，鼓励志愿者分享自身治疗经过，帮助病友树立战胜疾病的信心，与病友互动，解答病友提出的问题。

（四）准确提供患者诊疗信息，节约复查时间

利用手机 APP 提醒患者复查时间、提供准确的复查项目信息、准确追踪患者的痰检结果；针对患者治疗的疗程，精准推送健康教育内容，做到个体化的健康教育。

（五）根据患者痰检结果，准确筛查密切接触者

肺结核患者的家庭成员在协助患者规范抗结核治疗中发挥着重要作用，同时也

具有较高的感染和发病的风险。尤其是门诊患者，流动性比较大，因此应根据门诊患者的痰检结果，有针对性地推送筛查的重要性，反复提醒密切接触者到院筛查。提高对结核病发生的防范意识，促进可疑者主动就诊，有助于提高结核病患者的早期发现、早期诊断、治疗和康复，有效减少结核病的人群传播。

（六）健康教育要点

针对不同的患者和治疗疗程，健康教育要点亦不同。为做到精准化、个体化的健康教育，利用图文并茂的健康教育方式，通过新媒体技术手段，如公众号、手机APP等，分批分次推送给结核病患者及其家属，由临床医务人员通过对结核病患者及家属、密切接触者开展结核病防治知识的健康教育，提高结核病防治知识知晓率，提高患者的治疗依从性和治愈率，其健康教育要点如下。

1. 肺结核是长期严重危害健康的慢性传染病

（1）结核病又叫"痨病"。由结核分枝杆菌引起，主要侵害人体肺部而发生肺结核。

（2）在我国法定报告甲、乙类传染病中，肺结核发病和死亡数排在第2位。

（3）得了肺结核如发现不及时，治疗不彻底，会对健康造成严重危害，甚至可引起呼吸衰竭和死亡，给患者和家庭带来沉重的经济负担。

2. 肺结核主要通过呼吸道传播，做好易感人群的防护

（1）肺结核是呼吸道传染病，很容易在人群中发生传播。

（2）肺结核患者通过咳嗽、咳痰、打喷嚏将结核杆菌播散到空气中，健康人吸入带有结核杆菌的飞沫即可能受到感染。

（3）与肺结核患者共同居住、同室工作、学习的人都是肺结核患者的密切接触者，有可能感染结核杆菌，应及时到医院去检查排除。

（4）艾滋病毒感染者、免疫力低下者、糖尿病患者、尘肺病患者、老年人等都是结核病的易感人群，应每年定期进行结核病筛查。

3. 咳嗽、咳痰2周以上，要及时就诊

（1）肺结核的常见症状是咳嗽、咳痰，如果这些症状持续2周以上，应及时到当地结核病定点医疗机构排除肺结核。

（2）肺结核还会伴有痰中带血、低热、夜间出汗、午后发热、胸痛、疲乏无力、体重减轻、呼吸困难等症状。

（3）怀疑得了肺结核，要及时到当地结核病定点医疗机构就诊。县（区、旗）地市、省（自治区、直辖市）等区域均设有结核病定点医疗机构。

4. 肺结核患者做好自身防护，减少肺结核的传播

（1）肺结核患者咳嗽，打喷嚏时，应当避让他人，遮掩口鼻。

（2）肺结核患者不要随地吐痰，要将痰液吐在有消毒液的带盖容器里，不方便时可将痰吐在纸巾中并将其放入密封痰袋里。

（3）肺结核患者尽量不去人群密集的公共场所，如必须去，应当佩戴口罩。

（4）居家治疗的肺结核患者，应当尽量与他人分室居住，保持居室通风，佩戴口罩，避免家人被感染。

五、健康教育评价

（一）教育对象评价

利用患者候诊和为患者治疗的机会，采取新媒体平台推送问卷调查等方式，评价患者对我们所做宣教知识的理解和了解的程度；通过接受结核病防治知识的宣教，评价患者与家属实际掌握和做到了多少，还存在哪些误区；针对具体患者和具体问题，设定具体健康教育目标，通过多种方式，克服门诊健康教育的不便因素，达到健康教育的效果。

（二）教育者自我评价

1. 针对门诊护理人员，进行周期性的培训，加强对患者的了解，提升医护人员的工作责任心和工作能力。

2. 定期召开新媒体健康教育质量讲评会，共同探讨健康教育活动中存在的问题。及时更新内容以及推广方式，为患者推广更加便利的就医体验。

随着互联网＋时代的到来，新媒体信息技术的普及，在继续加大慢性病健康教育信息化平台开发的同时，也需带动医疗、护理各个领域健康教育工作的信息化发展。医护人员在加强新媒体信息技术运用能力的同时，应充分发挥新媒体技术的独特优势，让健康知识和技能的传播触手可及，真正实现动态、可视化、延续性的健康教育，从临床延伸到社区和家庭，更好地满足患者的健康需求。手机媒体在健康教育与健康传播中的应用，将有力助推健康教育与健康传播行业的发展与升级。

第四节 新媒体技术在住院结核病患者健康教育中的应用

随着医学模式的转变和生活水平的提高，人们对健康知识的需求不断增长，但是人们的时间越来越碎片化，传统健康宣教需要耗费大量的时间和精力，因此在信息技术飞速发展的今天，新媒体越来越受到人们的关注，在医院结核病患者健康科普传播工作中也起到非常重要作用。为了保证患者获取知识的途径更加便捷，且患者更加容易接受，最终能掌握更多的相关知识，新媒体健康教育贯穿了入院、住院期间治疗护理及出院后随访的全过程。应用护理程序，根据结核病患者的特点，建立结核病健康教育工作流程，通过新媒体健康教育的手段，使患者更加积极地配合医生进行规范化治疗，从而提高疗效、减少复发、有效控制结核病在人群中的传播。

一、健康教育评估

1. 评估患者的症状、诱因及急需解决的问题。
2. 评估患者的年龄、职业、文化程度。
3. 评估患者心理状态及情绪。
4. 评估患者结核病的类型、治疗阶段及对所患结核病相关知识的了解程度。
5. 评估患者应用新媒体技术的能力。

二、健康教育计划

结核病病种复杂、具有传染性。医护人员应在患者病情平稳、情绪良好的状态下，选择适宜的时机、方式及场所开展新媒体健康教育。策划、拍摄科普微电影、微视频、网络大讲堂等，借助多媒体"互联网＋"技术对患者进行健康教育，以便患者及时了解和掌握相关健康知识，改变不良生活习惯。护理人员在制定健康教育计划时要结合结核病的特点，根据患者实际情况，制定个性化的健康教育计划，达到推送健康教育的目的。

三、健康教育目标

1. 使患者了解所患病症的处理措施及配合要点。
2. 满足患者相关知识需求。
3. 改变患者不良的健康行为习惯。
4. 提高患者的治疗依从性。

四、健康教育实施

（一）新媒体健康教育实施方式

新媒体技术健康教育贯穿于住院患者护理工作的每一个环节，健康教育实施者由责任护士完成，若条件允许，也可设立专职健康教育岗，由专人进行专职新媒体技术宣教工作。专职教育人员通过巡视病情、了解需要，积极主动获取患者需求信息，有的放矢地实施健康教育，进一步提高对患者健康教育的效果。结核病专科的健康教育工作围绕以下内容进行。

1. 对结核病患者的评估　住院患者评估内容包括生命体征、症状、现病史及既往史、对所患结核病的了解程度等，发现健康教育问题应及时进行健康教育。观察患者评估内容包括患者一般资料、住院主诉、症状体征、既往史、过敏史、皮肤情况、管路情况、有无烟酒嗜好、对结核病相关知识的掌握情况等。在患者住院期间，护士应做到分阶段、有重点、有针对性的完成健康教育工作，为下一步健康教育提供依据。

2. 环境与制度介绍　向患者或家属推送介绍住院环境、医护人员情况、化验及检查科室位置、作息时间、支付费用方式及注意事项、预防院内发生结核病感染的措施、住院第一天向患者介绍住院须知及陪住制度等，使患者顺利完成就诊并有效执行相关制度。护士指导住院患者关注信息平台，根据疾病分型有针对性地了解相关疾病知识。

3. 住院期间的健康教育　通过新媒体技术平台宣教护理技术操作、用药、检查、导管、安全措施、消毒隔离、饮食、运动等的健康教育；急症抢救患者的健康教育；对意识清楚有接受能力的患者在治疗护理中可告知其配合要点及注意事项，对意识不清或无接受能力的患者可先告知家属，待患者病情平稳后再进行推送健康教育。

4. 视频微课循环播放健康教育内容

（1）为住院结核病患者发放一次性外科口罩，利用视频教会其使用方法。

（2）咳嗽、咳痰礼仪，禁止患者随地吐痰。对咳痰患者发放痰袋，并告诉其痰袋用后放入黄色医疗垃圾桶统一处理的方法。

（3）保持通风换气，并向患者讲解病室通风的重要性。

（4）宣教患者家属做好自身防护，陪护期间佩戴医用防护口罩；加强营养，注意休息，预防院内感染的发生。

5. 出院前新媒体技术平台健康教育内容　病情稳定准备回家继续治疗的结核病患者需要掌握结核病治疗及康复的相关知识，信息平台会推送结核病的病因、传播途径、治疗原则、抗结核药及副作用、定期复诊的意义、居家生活中的消毒隔离、结核病患者饮食与康复等相关内容。由于患者在院时间短、患者年龄、教育背景各不相同，护士在面对面教育同时可引导患者观看结核病宣传视频，针对患者掌握的不足之处，再次推送健康教育内容，使患者反复加深印象，提高健康教育效果。

（二）利用不同新媒体技术形式制定健康教育模块

根据患者的特点，制定视频微课电视播放、网络应用大讲堂、微信公众号、APP宣教推送等。采取不同形式的教育方法，目的是在简短的时间内最大限度地满足各类人群健康教育的需求。

1. 制作视频微课，网络应用大讲堂　需根据患者的实际需求，并咨询相关专家的意见设计微课课程体系，通过网络应用大讲堂的健康讲座、角色扮演、情景模拟等形式录制结核病健康宣教资料，完善微课视频资料。

2. 指导患者关注微信公众号　根据疾病制作关注相关微课课程，可以对存在的问题通过微信与医务人员联系，以获取相应的指导和帮助，保证患者整个治疗过程得到系统的健康宣教。

3. APP宣教软件　住院期间为患者推送相关健康宣教知识，患者接收到宣教信息进行阅读后提出的疑问，护士现场答疑解惑，让患者真正了解自己的疾病相关知识。

（1）设定固定疾病的宣传知识　介绍各种结核病如肺结核、肠结核、结核性脑膜炎、结核性胸膜炎、咯血等病因及临床表现，诊断、治疗、用药、注意事项、转归及康复知识。

（2）制定感染控制相关模块　介绍结核病的消毒隔离知识、结核病的传播方式与预防方法，居家消毒与隔离、结核患者痰的消毒方法及防护口罩正确使用的方法、生活指导、饮食、休息及日常生活中的注意事项等。

（3）进行患者不规范治疗的典型病例分享，加强警示教育　包括治疗用药及药物副作用、结核病的治疗原则、不正规治疗的危害、各种抗结核药的服药方法及副作用、定期复查的意义等。

（三）加强新媒体健康教育者培训

1. 确立健康教育服务的主体意识　通过外出学习参观、专题讲座、情景模拟、信息化学习等多种形式进行健康教育理念、理论技能及服务礼仪的学习培训，充分调动护士的积极性和潜力，激发爱岗敬业、团结上进的工作热情。

2. 加强专业理论知识培训　针对护士没有时间接受系统的健康教育培训，管理者要制定教育计划，定期对护士进行现场和云课程信息化途径教学，向护士传输结核病专业理论知识、视频技能培训与考核。满足不能统一培训的短板，并进行专科护士培训，提高护理队伍专业理论水平。

3. 依据结核患者健康教育特点，培训护士在进行新媒体健康教育时应遵循以下原则。

（1）通俗性原则　即健康教育语言、形式、图片等通俗易懂，且易接受。由于患者起病急、情绪不稳定、老年患者较多以及患者的文化程度、背景不同，健康教育的内容中少用或尽量不用医学术语，遇到必须使用医学术语时，则深入浅出，并辅以相应解释，使健康教育达到最佳的效果。

（2）随机性原则　健康教育时注意因人而异，因地制宜，由于患者的年龄、职业、文化程度及所患疾病病种不同，在进行健康教育时注意针对不同的患者采用不同的教育形式，教育内容视患者的具体情况而定。

（3）综合性原则　住院患者以中老年患者居多，而大多数中老年患者同时患有两种甚至更多的慢性疾病，护士要向患者传授具有综合性的最新、最有效的健康教育内容，来消除患者因病重而产生的厌烦心理和自弃情绪。

（4）强化性原则　针对住院中老年患者理解记忆能力弱的特点采取反复强化的宣教方式。

（5）礼貌性原则　针对住院患者不能及时进行角色转换的特点，在健康教育过程中，应表现出对患者充分尊重和友好、真诚相待、耐心负责的态度，决不能自以为是或用说教的语言，切忌生硬等语气沟通。

（四）建立信息化住院健康教育互动服务

信息化健康教育互动统计数据平台——将健康教育记录表格化、数据化，表格包括：健康教育护士和患者的姓名、健康教育重点内容、评估效果、反馈意见、患者或家属签名等项目。护士在治疗过程中选择合适时机利用信息平台推送健康知识，并详细解答患者提出的问题。患者复述教育内容，护士再根据情况进行教育补充，最后由患者或家属浏览宣教信息加深印象后反馈意见并签字。此措施既增加了患者和家属的参与性，又有效保证了健康教育的落实。

五、健康教育评价

（一）教育对象评价

1. 通过访谈患者的方式了解和检查健康教育执行的程度和质量。

2. 向患者发放意见征询表，通过收集信息，对存在问题分析原因、改进措施、促进管理。

（二）教育者自我评价

1. 集体交班时提问，在交班时不定期请责任护士介绍住院患者的基本情况，检查责任护士对患者的了解程度、工作责任心和工作能力。

2. 科内每月召开新媒体健康教育质量讲评会，共同探讨健康教育活动中存在的问题。对好的经验进行切磋、推广，不足的地方提出整改措施，同时对表现出色者和欠佳者分别给予鼓励表扬和批评指正。

第五节　新疆维吾尔自治区结核病患者健康教育方式的经验分享

　　新疆是全国结核病高发地区。新疆地域辽阔，患者分布广，各区域的医疗条件和诊疗水平参差不齐。结核病患者的健康教育质量和效果直接影响结核病的治疗和康复。新疆地区有不同风俗习惯、文化背景、经济状况、学习习惯，所以健康教育的方法要与当地的实际情况相结合。

一、健康教育评估

　　1. 评估新疆维吾尔自治区的人群地域特点，建立有效的健康教育方式。
　　2. 评估结核病宣传员的业务能力及技术的水平。
　　3. 评估政府支持及医保资金支持对结核病患者的健康教育的影响。

二、健康教育计划

　　1. 在新疆南疆地区县、乡、村结核病高发区使用本土化的健康管理体系，借助新疆"访惠聚"（访民情、惠民生、聚民心）和"民族团结一家亲"精准扶贫活动，为县、乡、村提供结核病健康管理能力的培训；建立南疆四地州结核病宣教人员库，建立本土化结核病健康管理体系，实施健康教育。
　　2. 在新疆大城市和南疆地区地州市采用以结核病患者为中心的结核病个案管理系统，以患者为中心的"关怀"意味着在结核病的诊断、治疗管理过程中，始终将患者放在中心位置，建立以患者需求以及医患之间相互尊重为基础的个案管理模式。
　　3. 对结核病宣传员进行培训，寻求技术支持。以患者为中心的关怀需要建立一支患者治疗管理团队，其成员包括护士、志愿者、患者以及家庭、基层组织，并要对这些成员进行系统的培训。
　　4. 充分利用国家政策及资金的支持，开展健康教育。将肺结核患者面视下服药管理、追踪随访和健康教育等工作纳入基本公共卫生服务项目内容，促进结核病治疗和全程管理，进一步提高结核病患者的医疗保障待遇。

三、健康教育目标

　　1. 对结核病基本知识了解，知道痰液的处理方法；知道结核及耐药结核的基本知识、正确佩戴口罩等感染控制措施、正确留痰的步骤。
　　2. 患者了解自己的治疗药物和科学的服药方法，患者对于接受治疗后可能出现的药物反应有心理准备，对服药依从性的重要性有正确的认识，积极配合治疗。
　　3. 患者及家属能正确理解和掌握出院后继续治疗的注意事项。

四、健康教育实施

（一）建立有效的结核病健康教育体系，实施本土化的健康教育方式

借助新疆"访惠聚"（访民情、惠民生、聚民心）和"民族团结一家亲"精准

扶贫活动，提供结核病健康管理能力的培训；建立南疆四地州结核病宣教人员库，探索本土化结核病健康管理体系。通过向结核患者及易感人群提供健康指南手册、专题讲座、知识展板、现场督导、延伸服务等形式，选择家庭中的文化程度较高者作为结核病主要健康教育实施对象，并通过家庭成员潜移默化改变患者健康行为，精准把握可以充分汲取知识的渠道和对象。形成新疆南疆四地州医护骨干培训考核先行、县级结核病集中救治、医院实施督导、乡镇医疗站延伸个体终末服务式的三级精准健康扶贫管理体系，新疆南疆四地州结核病健康知识落地并普及的模式。

（二）建立以结核病患者为中心的健康教育模式

1. 住院患者一对一咨询服务 按照结核病患者全疗程管理策略进行患者管理，根据患者需求制定康复计划。从结核病治疗相关的知识信息、结核病治疗药物、治疗过程中的不良反应、营养状况、心理情绪、社会支持等方面，辅助使用营养筛查、情绪评估量表、社会支持量表等进行全面的评估与干预措施。在咨询服务过程中，切实解决问题，提高依从性，帮助患者坚持完成治疗。

（1）与患者建立长期稳定的沟通方式（微信、电话）。

（2）用药前第一次咨询 向患者讲述结核病的基础知识、可能传播途径及其危险性、敏感结核病和耐多药结核病的区别、治疗流程以及所需采取的隔离措施、坚持治疗的重要性（包括坚持治疗与治愈的关系以及不坚持治疗的后果）、简单的感染控制措施（如咳嗽时应遮住口鼻，适当处理痰液，如何与家人相处，如果在家隔离应限制其他人来访等，保持居室良好的通风）、患者所服药品信息，正确认识治疗过程中可能出现的不良反应和出现不良反应后的应对措施，并说明督导治疗的必要性。患者可能会出现不安、焦虑等情绪，需要给予理解、关怀和鼓励，使患者及其家属坚定信心，积极配合完成治疗。

（3）第2次咨询 治疗期间，根据不同患者的具体情况，如菌株耐药类型、既往治疗史、是否并发其他疾病等进行有针对性的医学知识教育。讲解出现不良反应后的应对办法。

（4）第3次咨询 出院前，对患者进行出院后的指导，包括患者需坚持服药、定期复查等，向患者提供合适的、易于理解的、关于疾病和治疗的相关信息直至治疗结束；讲解开展微信同伴支持活动相关事宜；对患者和家属进行健康教育，告知患者和家属出现不良反应后的处理办法，自觉严重不适时及时就诊；强调居家治疗期间做好防护工作的重要性。

（5）治疗过程中每次复诊 询问患者居家治疗期间的服药情况，有无漏服药，与患者约定下次随访时间。对患者和家属进行健康教育，告知患者和家属出现不良反应后的处理办法，自觉严重不适时及时就诊。

2. 开展结核病患者的小组活动 通过开展小组活动这种多种形式、多种途径、利于患者接受的方式进行结核病健康教育，在短期内可改善患者对结核防治知识的认知程度，调动患者参与治疗的积极性，提高患者的满意度。

（1）理解参与者的需求以及活动组织方的需求，培训过程要紧扣目标，为目标服务。根据需求和目标策划小组活动的结构形式、活动日程表、分工、活动前准备。保持专注和参与度，管理好时间，确保参与者听到、看到、理解，确保在结束前参加者能表达自己将付诸行动的责任和决心。

（2）主持团队至少由2人组成，如计划中安排有超过2个组的分组讨论环节，也可以增加分组主持人。每2周开展小组活动一次，时间控制在30~45分钟以内，采用因人、因病、因时的人性化健康教育方法。每次活动都针对一个特定内容，围绕结核相关知识和规范治疗进行。包括结核病的发病机制、肺结核的饮食、合并糖尿病的饮食、结核病的感染控制、结脑患者的康复锻炼及抗结核药物相关知识、耐药患者的药物指导及胰岛素注射方法等。

（3）采用提问奖励的方法调动大家的积极性，引导患者参与交流，表达自身需求。奖品温情实用，如小药盒、口罩等，激发活跃气氛。宣讲人员针对专业性强的问题，采用模仿、打比方等操作演示，如戴口罩的作用、胸腔积液的形成等，形象直观，引发患者的兴趣。

（三）对健康教育咨询员进行培训

与北京胸科医院、美国家庭健康国际（FHI 360）组织的结核预防与管理（CAP – TB）项目合作。

1. 采用与北京胸科医院、CAP – TB组织合作，积极参加组织开展的培训班，邀请专家为健康教育咨询员授课，积极参加相关国际会议。

2. 利用省级继续教育项目在院内及南疆四地州对口帮扶形式，对健康教育咨询员进行培训，形成新疆胸科医院健康教育咨询员团队，以团队的力量开展工作，带领地州结核病定点医院进行健康教育工作。

五、健康教育评价

（一）结核病患者的评价

1. 责任护士、护士长采用与患者交谈的方式了解健康教育执行的程度和质量。

2. 向患者发放意见征询表，通过收集信息，对存在问题分析原因、修正制定措施、促进管理。

（二）健康教育咨询员自我评价

1. 集体交班时提问　在交班时不定期请责任护士介绍结核病患者的基本情况，检查责任护士对患者的了解程度、工作责任心和工作能力。

2. 每月召开一次健康咨询质量讨论会　共同探讨健康教育活动中存在的问题。对实际工作中好的经验进行切磋、推广，不足的地方提出整改措施；同时对表现出色者和欠佳者分别给予表扬鼓励、批评指正。

第六节　结核病专职健康教育护士的培养

护理健康教育是指在护理工作中对护理对象进行健康教育、健康指导的工作。它是健康教育大系统中的一个分支，主要由护士来完成。护理健康教育的实质是一种干预，它向人们提供改变行为和生活方式所必需的知识、技术与服务等，是有目标、有计划、有组织、有系统、有评价的教育活动，其核心是教育人们树立健康意识，养成良好的行为和生活习惯，提高健康素养和科学文化水平。目前护理健康教育已普及，但由于未建立健康教育专职护士岗位，临床健康教育落实有很大的随意性，导致健康教育的深度和广度不够，存在流于形式的现象，因此设置专职健康教育护士对提高患者满意度及优化人力资源配置具有重要意义。

一、结核科健康教育护士岗位设置背景

结核病属于一种呼吸系统传染病，主要由于患者感染结核分枝杆菌而导致的慢性疾病。大量研究表明，在对结核病患者进行治疗的过程中，除了要进行药物的合理应用外，还要积极改善患者的遵医行为，才能保证患者治疗效果，提高患者生活质量，降低结核分枝杆菌的传播。由此可见，为结核患者及家属提供全面详细的健康教育具有重要意义。患者及患者家属对于结核病预防、治疗、护理、预后等方面知识需求量大，而责任护士日常工作量大，难以对患者及家属实施精细化健康教育。此外，结核病医院临床护理人员年龄结构偏大，体能也逐渐下降，高年资护理人员调离临床护理岗位意愿较多，但出口又相对较少。考虑到上述两方面因素，特设"健康教育护士岗"，专职健康教育岗位的设立可加强对患者及家属的健康教育和心理疏导，满足患者日益增长的需求，进一步优化护理服务，同时可做到人力资源的合理配置。

二、结核科专职健康教育护士的管理

（一）专职健康教育护士素质要求

1. 热爱护理工作，具有良好的职业道德。

2. 职称要求：40岁以上的高年资护师（获得护师资格证10年及以上）或主管护师。

3. 学历要求　大学专科及以上。

4. 有奉献精神，愿意承担"健康教育护士"的责任。

5. 有扎实的理论基础，并且熟悉本专科护理知识。

6. 擅长人际沟通，有敬业奉献精神，有较强的慎独精神，具有一定的心理学知识，能够胜任健康教育护士的职责。

（二）专职健康教育岗位准入原则

1. 竞聘演讲　按照专职健康教育护士岗位的要求及岗位职责，在公平公正前提下，采用竞聘演讲方式决定选用人员。要求报名者准备一篇有关结核病健康教育的演讲稿，内容主要有结核病健康教育发展现状，个人对健康教育这项工作的认识及未来设想等，邀请医院临床及护理专业专家进行打分。竞聘演讲可在一定程度上反映出护士的表达能力、语言组织能力等，同时通过竞聘过程，可向大家分享个人对于结核病健康教育的理解、认识及对未来的展望，也是相互学习与交流的过程。

2. 接受健康教育课程培训　邀请外院资深健康教育相关领域教师为所有入选健康教育护士进行培训，其内容主要包含健康教育的概念、目的、健康教育与健康宣教的异同点、健康教育程序（评估、诊断、计划、实施、评价）、健康教育要素（教育者、教育内容、教育方式或途径、教育对象、教育效果）、结核患者健康教

育的特点、结核患者健康教育对策等。

（三）结核科健康教育护士职责及工作内容

1. 了解患者基本情况，做好患者健康教育评估。

2. 根据评估结果，制定健康教育计划。

3. 根据健康教育计划为患者提供健康指导，落实到位，其主要内容有如下。

（1）针对新入院患者，为患者及家属介绍病房环境，讲解探视制度、作息时间、口罩佩戴原则及方法、戒烟重要性，为跌倒坠床高危人群讲解预防措施。

（2）讲解消毒隔离的重要性。

（3）讲解正确留取各种痰化验标本的方法及注意事项。

（4）讲解静脉血栓栓塞症（VTE）相关知识。

（5）为做特殊检查（如电子支气管镜、CT定位下活检等）及特殊操作（如腰椎穿刺、胸腔穿刺等）的患者讲解目的、意义及注意事项。

（6）讲解抗结核药物的应用原则及可能出现的药物不良反应。

（7）讲解饮食、休息与疾病的关系。

（8）针对出院患者，向患者及家属讲解居家治疗期间消毒隔离措施、遵医服药重要性、可能出现的药物不良反应及应对措施、下次复查时间、注意事项等，同时让患者填写住院期间满意度调查问卷，征求患者意见及时向科室反馈。

4. 筛选出有潜在心理问题的患者，有针对性的运用心理学知识为其进行心理疏导。

5. 评价健康教育实施效果，根据评价结果持续改进工作方法，同时收集患者咨询问题，定期分类总结，根据患者问题进行集中健康教育。结核患者常见咨询问题见附件1。

6. 发放健康教育材料，更新健康宣传栏内容。

7. 完成健康教育工作相关记录。

8. 完成院外患者电话随访工作。

9. 负责组织病区健康知识讲座，深入社区、学校等开展结核病健康教育宣传工作。

（四）结核科健康教育护士评价考核

1. 科室定期发放结核病相关知识调查问卷，了解患者知识掌握情况。

2. 向部分患者发放对健康教育工作的满意度调查问卷。

3. 护士长定期对患者进行抽查，抽查内容包括是否认识本科室专职健康教育护士、该护士的工作态度如何、其工作方法是否能接受；讲解的知识是否有针对性和实用性，了解患者信念、行为（有无随地吐痰、佩戴口罩、遵守科室探视制度等）是否改变。

4. 护理部在每月护理工作满意度调查问卷中设计相关问题，每季度采用《健康教育护士检查及评分标准》（附件2）对专职健康教育护士进行考核。

5. 通过科室打分，评价健康教育护士工作情况。

根据上述考核结果对该岗位人员进行奖励和处罚，其结果在绩效奖金中随时体现。

三、设立健康教育专职护士的意义

1. 体现以患者为中心 健康教育是整体护理实践成功的环节之一，是有目标、有计划、有组织、有系统、有评价的患者教育活动。责任护士日常工作繁忙，仅能在患者入院时、带患者进入病房时、为患者做治疗护理时短暂空隙进行健康教育，这难以实现健康教育目标，也是健康教育不能深入因素之一。设立健康教育护士岗位，由专职人员承担教育工作，将知识与服务有机地结合在一起，使患者在心身上获得最大利益，满足了患者的需求，使以患者为中心的理念得以具体体现。

2. 密切医、护、患关系，提高患者、医生对护理工作的满意度 由专职护士承担患者健康教育工作，护士与患者直接接触时间增多、沟通机会会增加，可及时传递有效信息，有助于护患之间的理解、提高护理质量、提高护理满意度、减少护理纠纷，同时变被动执行医嘱为主动全面地为患者做好身心护理，节省医生时间，提高工作效率，密切患者与医护之间的关系，医生对护理人员满意度也随之提高，医、护、患关系更加融洽。

3. 有利于稳定护理队伍 目前多数医院按职上岗尚未完善，没有很好地发挥高年资护士的业务专长和优势，给护理工作造成消极影响，给医院工作安排造成压力。护理人员会产生失落感，认为护士越老越无用，是护理队伍的一个不稳定因素。设立专职健康教育护士，合理的岗位设置为高年资护士开辟了新的用武之地，在健康教育这片广阔的天地里展现自己的人生价值，年轻护士奋发努力看到了发展前景和希望，可稳定护士队伍。

4. 有利于护理学科发展 健康教育立足于专业的医学知识以及相关的社会、心理学知识等，护理人员只有掌握丰富、全面、更新的医学护理知识，才能通过教育手段将知识普及到患者及社会人群中，从客观上促进护理人员自身水平的提高。此外，在实施健康教育过程中，护理人员对专业知识进行消化、吸收、运用，是对理论知识的深化过程，使医学理论与护理实践找到了一个较好的结合点，丰富了护理学科的理论体系。长此以往，为培养"专病护士"奠定了一定的基础，也是设立专职健康教育护士长远效益优势所在。

（聂菲菲 杨凤勤 杜桂春 王秀华 陈晓凤）

附件1 结核病患者常见咨询问题

1. 结核药物的作用及副作用？
2. 服药期间什么食物能吃，什么食物不能吃？
3. 结核患者如何加强营养？
4. 服药需要多长时间？为什么需要那么久？
5. 症状减轻就可以停药吗？
6. 口服药的药品名字？
7. 肺结核病多长时间可以痊愈？
8. 肺结核如何隔离？什么情况下不传染？家属如何预防与患者接触家属需要

检查吗？

9. 肺结核患者需要陪床吗？

10. 治疗结核病需要多少费用？

11. 化验结果何时出来，希望随时了解化验结果？

12. 肺结核多长时间能确诊？

13. 痰液如何消毒？出院回家后怎么办？如何与家人相处？如何避免传染？家属需要多长时间体检一次？

14. N95 口罩可以使用多长时间？一次性口罩是否管用？如何避免传染？

15. 出院后到哪复查？是否可以在当地复查？

16. 结核患者治疗后多长时间可以结婚、怀孕？

17. 上学、工作期间患结核病需要休息吗？

18. 患者希望病区安装网络？

19. 出院时发票丢了怎么办？

20. 出院后可以运动吗？

21. 出院后多长时间可以上班上学？

22. 出院后有问题到哪里咨询？

23. 鉴别诊断传染怎么办？

24. 我总发热怎么办？

25. 得了结核为什么要吃那么长时间的药？

26. 我的病有没有传染？

27. 耐药结核病能治好吗？

28. 服用抗结核药物出现轻微身体不适该如何处理？

29. 服用抗结核药物出现双下肢麻木，需要停药吗？

30. 注射阿米卡星臀部出现硬结该如何处理？

31. 患者的餐具该如何消毒？

32. 服用抗结核药物期间，自觉身体虚弱，是否可以喝中药调理？

33. 痰少时该如何留取痰标本？

34. 询问坚持服药一段时间后，为何痰菌尚未转阴？

35. 为什么会出现烦躁、情绪低落情况？

附件2　健康教育护士检查及评分标准

素质要求	满分	扣分	结核一区	结核二区	结核三区
1. 工作时间着装符合护士的要求					
2. 遵守医院及科室的规章制度，严守劳动纪律和请假制度					
3. 主动巡视病房，说话和气，有礼貌，使用文明规范用语					
4. 及时观察患者心理动态，制定个性化的健康教育方案					

续表

素质要求	满分	扣分	结核一区	结核二区	结核三区
5. 为患者做健康教育时要礼貌称呼，不能叫床号					
6. 热情接待新患者，主动介绍健康教育知识，确保患者的知识、心理需求					
7. 主动关心出院患者，认真交代出院后的注意事项，做好患者的健康指导					
本项得分					
问卷分					
总分					

附：1. 一项不合格扣 1 分，扣完为止。
　　2. 此检查表与住院问卷合计 100 分。
　　3. 每季度发调查问卷：大病区 5 份，小病区 3 份。

检查者：

（王秀华　陈晓凤）

参考文献

［1］王兰兰，李瑶，肖倩 . 新媒体信息技术在我国医学健康教育中的应用趋势分析［J］. 护理研究，2017，31（12）：1481 – 1484.

［2］唐神结，李亮 . 临床医务人员结核病防治培训教材［M］. 人民卫生出版社，2019.2（1）：120 – 121.

［3］黄敬享，邢育建 . 健康教育学［M］. 上海：复旦大学出版社，2011：244.

［4］陆卫宁 . 设立临床专职健康教育护士的设想［J］. 广西医学，2003.25（3）：482 – 483.

［5］张雅诗 . 国内开展护理健康教育的现状［J］. 实用护理杂志，2002.18（205）：56 – 57.

［6］丁娓 . 专职健康教育模式在骨科病房中的应用研究［J］. 医药前言，2018.8（35）：311 – 312.

附　录

附录一　结核病分类

一、结核病分类

（一）结核分枝杆菌潜伏感染者

机体内感染了结核分枝杆菌，但没有发生临床结核病，没有临床细菌学或者影像学方面活动结核的证据。

（二）活动性结核病

1. 概述　具有结核病相关的临床症状和体征，结核分枝杆菌病原学、病理学、影像学等检查有活动性结核的证据。活动性结核按照病变部位、病原学检查结果、耐药状况、治疗史分类。

2. 按病变部位

（1）肺结核　指结核病变发生在肺、气管、支气管和胸膜等部位。分为以下5种类型。

①原发性肺结核　包括原发综合征和胸内淋巴结结核（儿童尚包括干酪性肺炎和气管、支气管结核）。

②血行播散性肺结核　包括急性、亚急性和慢性血行播散性肺结核。

③继发性肺结核　包括浸润性肺结核、结核球、干酪性肺炎、慢性纤维空洞性肺结核和毁损肺等。

④气管、支气管结核　包括气管、支气管黏膜及黏膜下层的结核病。

⑤结核性胸膜炎　包括干性、渗出性胸膜炎和结核性脓胸。

（2）肺外结核　指结核病变发生在肺以外的器官和部位。如淋巴结（除外胸内淋巴结）、骨、关节、泌尿生殖系统、消化道系统、中枢神经系统等部位。肺外结核按照病变器官及部位命名。

3. 按病原学检查结果

（1）涂片阳性肺结核　涂片抗酸染色阳性。

（2）涂片阴性肺结核　涂片抗酸染色阴性。

（3）培养阳性肺结核　分枝杆菌培养阳性。

（4）培养阴性肺结核　分枝杆菌培养阴性。

（5）分子生物学阳性肺结核　结核分枝杆菌核酸检测阳性。

（6）未痰检肺结核　患者未接受痰抗酸染色涂片、痰分枝杆菌培养、分子生物学检查。肺外结核的病原学分类参照执行。

4. 按耐药状况

（1）非耐药结核病　结核患者感染的结核分枝杆菌在体外未发现对检测所使用的抗结核药物耐药。

（2）耐药结核病　结核患者感染的结核分枝杆菌在体外被证实在一种或多种抗结核药物存在时仍能生长。耐药结核病分为以下几种类型。

①单耐药结核病　指结核分枝杆菌对一种一线抗结核药物耐药。

②多耐药结核病　结核分枝杆菌对一种以上的一线抗结核药物耐药，但不包括对异烟肼、利福平同时耐药。

③耐多药结核病（MDR－TB）　结核分枝杆菌对包括异烟肼、利福平同时耐药在内的至少两种以上的一线抗结核药物耐药。

④广泛耐药结核病（XDR－TB）　结核分枝杆菌除对一线抗结核药物异烟肼、利福平同时耐药外，还对二线抗结核药物氟喹诺酮类抗生素中至少一种产生耐药，以及三种注射药物（如卷曲霉素、卡那霉素、阿米卡星等）中的至少一种耐药。

⑤利福平耐药结核病　结核分枝杆菌对利福平耐药，无论对其他抗结核药物是否耐药。

5. 按治疗史

（1）初治结核病　初治患者指符合下列情况之一。

①从未因结核病应用过抗结核药物治疗的患者。

②正进行标准化疗方案规则用药而未满疗程的患者。

③不规则化疗未满 1 个月的患者。

（2）复治结核病　复治患者指符合下列情况之一。

①因结核病不合理或不规则用抗结核药物治疗≥1 个月的患者。

②初治失败和复发患者。

（三）非活动性结核病

1. 非活动性肺结核病　无活动性结核相关临床症状和体征，细菌学检查阴性，影像学检查符合以下一项或多项表现，并排除其他原因所致的肺部影像改变可诊断为非活动性肺结核。

（1）钙化病灶（孤立性或多发性）。

（2）索条状病灶（边缘清晰）。

（3）硬结性病灶。

（4）净化空洞。

（5）胸膜增厚、粘连或伴钙化。

2. 非活动性肺外结核病　非活动性肺外结核诊断参照非活动性肺结核执行。

二、检查方法

（一）病原学检查

1. 标本　痰、体液（血液、胸腔积液、腹腔积液、脑脊液、关节腔积液等）、脓液、灌洗液等。

2. 检查方法　检查方法如下。

（1）涂片抗酸杆菌检查。

（2）结核分枝杆菌培养、菌种鉴定及药敏试验。

（3）结核分枝杆菌核酸检测。

3. 检查结果　检查结果记录方式如下。

（1）结核分枝杆菌细菌学检查结果　阳性、阴性、未做。

（2）菌种鉴定结果　结核分枝杆菌复合群、非结核分枝杆菌。

（3）抗结核药物敏感性试验结果　敏感、耐药。

（4）结核分枝杆菌核酸检测　阴性、阳性。

（二）其他检查

结核病检查还包括病理学、血清学、结核菌纯蛋白衍生物（PPD）试验（具体详见 WS288）、γ－干扰素释放试验等其他方法。

三、病历记录格式

（一）结核分枝杆菌潜伏感染者

按诊断、检查方法及结果顺序书写。

结核菌纯蛋白衍生物（PPD）试验按照硬结实际测量值横径（mm）×直径（mm）记录，并记录水疱、双圈等表现。

γ－干扰素释放试验记录检测值。

示例1：结核分枝杆菌潜伏感染者，PPD 试验 5 mm×12 mm，水疱。

（二）活动性结核

1. 肺结核　按肺结核类型、病变部位、细菌学检查结果、抗结核药物敏感性试验结果、治疗史等顺序书写。

示例2：急性血行播散性肺结核，双肺，涂（阴），培（未做），初治。

示例3：继发性肺结核，左上肺，涂（阳），培（阳），耐多药（耐异烟肼、利福平、链霉素等），复治。

2. 肺外结核　按肺外结核病变部位、细菌学检查（注明标本）、抗结核药物敏感性试验结果、治疗史等顺序书写。

示例4：右髋关节结核，关节液涂（阴），培（未做），初治。

示例5：结核性脑膜炎，脑脊液涂（阳），培（阳），敏感，初治。

（三）非活动性肺结核

按病变部位、影像学表现顺序书写。

示例6：非活动性肺结核，左上肺，钙化病灶（孤立性）。

附录二　医疗卫生机构消毒灭菌基本要求

一、消毒因子作用的水平

根据消毒因子的适当剂量（浓度）或强度和作用时间对微生物的杀灭能力，

可将其分为四个作用水平的消毒方法。

1. 灭菌 可杀灭一切微生物（包括细菌芽孢）达到灭菌保证水平的方法。方法包括热力灭菌、电离辐射灭菌、微波灭菌、等离子体灭菌等物理灭菌方法以及用甲醛、戊二醛、环氧乙烷、过氧乙酸、过氧化氢等消毒剂进行灭菌的方法。

2. 高水平消毒法 可以杀灭各种微生物，对细菌芽孢杀灭达到消毒效果的方法。这类消毒方法应能杀灭一切细菌繁殖体（包括结核分枝杆菌）、病毒、真菌及其孢子和绝大多数细菌芽孢。方法包括：热力、电力辐射、微波和紫外线等以及用含氯、过氧乙酸、过氧化氢、含溴消毒剂、臭氧、二溴海因等甲基乙内酰脲类化合物和一些复方配制的消毒剂等消毒因子进行消毒的方法。

3. 中水平消毒法 是可以杀灭和去除细菌芽孢以外的各种病原微生物的消毒方法，包括超声波、碘类消毒剂、醇类、醇类和氯己定的复方、醇类和季铵盐类化合物的复方、酚类等消毒剂进行消毒的方法。

4. 低水平消毒法 只能杀灭细菌繁殖体（分枝杆菌除外）和亲脂病毒的化学消毒剂及通风换气、冲洗等机械除菌法。如单链季铵盐类消毒剂（苯扎溴铵等）、双胍类消毒剂如氯乙定、植物类消毒剂和汞、银、铜等金属离子消毒剂等进行消毒的方法。

二、医用物品对人体的危险性分类

医用物品对人体的危险性是指物品污染后造成危害的程度。根据危害程度分为三类。

1. 高度危险性物品 这类物品是穿过皮肤或黏膜而进入人体无菌组织或器官内部的器材或与破损的组织、皮肤、黏膜密切接触的器材和用品，一旦被微生物污染，具有极高感染风险，如手术器械、穿刺针、输血器材、输液器材、注射的药物和液体、透析器、血液和血液制品、导尿管、膀胱镜、腹腔镜、活检钳、心脏导管及脏器植入物等。

2. 中度危险性物品 这类物品仅和破损皮肤、黏膜相接触，而不进入无菌的组织内。如呼吸机管道、胃肠道内镜、气管镜、麻醉机管道、避孕环、压舌板、喉镜、体温表等。

3. 低度危险性物品 虽有微生物污染，但在一般情况下无害，只有当受到一定量的病原微生物污染时才造成危害的物品。这类物品和器材仅直接或间接地和健康无损的皮肤相接触，包括生活卫生用品和患者、医护人员生活和工作环境中的物品，如毛巾、痰杯、地面、便器、桌面、床面、被褥，一般诊疗用品（听诊器、血压计袖带等）等。

三、微生物对消毒因子的敏感性

一般认为，微生物对消毒因子的敏感性从高到低的顺序如下。

1. 亲脂病毒（有脂质膜的病毒）　如乙型肝炎病毒、流感病毒等。

2. 细菌繁殖体。

3. 真菌。

4. 亲水病毒（无脂质膜的病毒） 如甲型肝炎病毒、脊髓灰质炎病毒等。

5. 分枝杆菌 如结核分枝杆菌。

6. 细菌芽孢 如炭疽杆菌芽孢、枯草杆菌芽孢。

7. 朊毒（感染性蛋白质）。

四、选择消毒、灭菌方法的原则

（一）根据物品污染后的危害程度选择消毒、灭菌方法

1. 高度危险性物品 必须选用灭菌方法处理。

2. 中度危险性物品 一般情况下达到消毒目的即可，可选用中水平或高水平消毒法；但中度危险性物品的消毒要求并不相同，如内镜必须采用高水平消毒法消毒。

3. 低度危险性物品 一般可用低水平消毒方法，或只做一般的清洁处理即可。如在有病原微生物污染时，必须针对所污染病原微生物的种类选用有效的消毒方法。

（二）根据物品上污染微生物的种类、数量和危害性选择消毒、灭菌方法

1. 对受到细菌芽孢、真菌孢子、分枝杆菌和经血传播病原体（乙型肝炎病毒、丙型肝炎病毒、艾滋病病毒等）污染的物品，选用高水平消毒或灭菌法。

2. 对受到真菌、亲水病毒、螺旋体、支原体、衣原体和病原微生物污染的物品，选用中水平以上的消毒方法。

3. 对受到一般细菌和亲脂病毒等污染的物品，可选用中水平或低水平消毒法。

4. 对存在较多有机物的物品消毒时，应加大消毒剂的使用剂量和（或）延长消毒作用时间。

5. 消毒物品上微生物污染特别严重时，应加大消毒剂的使用剂量和（或）延长消毒作用时间。

（三）根据消毒物品的性质选择消毒方法

1. 耐高温、耐湿的物品和器材，应首选压力蒸汽灭菌；耐高温的玻璃器材、油剂类和干粉类等可选用干热灭菌。

2. 不耐高温、不耐湿以及贵重物品，可选择环氧乙烷或低温蒸气甲醛气体消毒、灭菌。

3. 器械的浸泡灭菌，应选择对金属基本无腐蚀性的消毒剂。

4. 选择表面消毒方法，应考虑表面性质，光滑表面可选择紫外线消毒器近距离照射或用液体消毒剂擦拭；多孔材料表面可采用喷雾消毒法。

（四）消毒、灭菌基本程序

被甲类传染病患者以及肝炎、结核、艾滋病、炭疽病等患者的排泄物、分泌物、血液等污染的器材和物品，应先消毒再清洗，再按物品危险性的种类，选择合理的消毒、灭菌方法进行消毒或灭菌处理。普通患者用过的物品，可先清洗后消毒。

（五）消毒工作中的个人防护

消毒因子大多对人是有害的，因此，在进行消毒时，工作人员一定要有自我保

护的意识和采取自我保护的措施，以防止消毒事故的发生和因消毒操作方法不当可能对人体造成的伤害。

1. 热力灭菌 干热灭菌时应防止燃烧；压力蒸汽灭菌应防止发生爆炸事故及可能造成的人员灼伤事故。

2. 紫外线、微波消毒 应避免对人体的直接照射。

3. 气体化学消毒剂 应防止有毒有害消毒气体的泄漏。

4. 液体化学消毒剂 应防止过敏和可能对皮肤、黏膜的损伤。

5. 处理锐利器械和用具 应采取有效防护措施，以避免可能对人体的刺、割等伤害。

附录三　标准预防

在肺结核患者明确诊断前，医务人员应采取标准预防措施，预防院内交叉感染及结核病职业暴露。标准预防是指针对医院所有患者和医务人员使用的一种预防，将患者的血液、体液、分泌物及排泄物均视为具有传染性，需进行隔离，不论是否有明显的血迹污染，是否接触非完整的皮肤与黏膜，接触上述物质者，必须采取预防措施。

一、标准预防的基本特点

1. 强调双向预防既要防止疾病从患者传至医护人员，又要防止疾病从医护人员传至患者。

2. 防止血源性疾病的传播。

3. 防止非血源性疾病的传播。

4. 根据疾病的主要传播途径，采取隔离措施：接触隔离、空气隔离、飞沫隔离。

二、标准预防操作原则

1. 标准预防针对所有为患者实施操作的全过程。

2. 不论患者是否确诊或可疑感染传染病均采取。

3. 包括洗手、戴手套、穿隔离衣、戴防护眼镜和面罩等基本措施。

4. 进行可能接触患者体液、血液的操作时须戴手套。

5. 操作完毕脱去手套后应洗手，必要时进行手消毒。

6. 有可能发生血液、体液飞溅到医务人员面部时戴具有防渗透性的口罩、防护眼镜。

7. 有可能发生血液、体液大面积飞溅污染身体时穿戴具有防渗透性的隔离衣或者围裙。

8. 手部皮肤破损有可能接触患者血液、体液时戴双层手套。

9. 戴手套操作过程中，应避免已经污染的手套触摸清洁区域或物品。

10. 进行侵袭性诊疗、护理操作过程中要保证充足的光线，特别注意防止被针头、缝合针、刀片等锐器刺伤/划伤。

11. 预防被使用后的锐器刺伤

（1）将锐器直接放入耐刺、防渗漏的锐器盒。

（2）使用具有安全性能的注射器、输液器。

（3）禁止将使用后的一次性针头重新套上针头套。

（4）禁止用手直接接触使用后的针头、刀片锐器。

12. 立即清洁被污染的环境。

13. 保证废弃物的正确处理

（1）运输废弃物的人必须戴厚质乳胶清洁手套。

（2）处理体液废弃物必须戴防护眼镜。

三、标准预防措施

1. 洗手　接触血液、体液、排泄物、分泌物后可能污染时，脱手套后，要洗手或使用快速手消毒液洗手。

2. 手套　当接触血液、体液、排泄物、分泌物及破损的皮肤黏膜时应戴手套；手套可以防止医务人员把自身手上的菌群转移给患者的可能性；手套可以预防医务人员变成传染微生物的媒介，即防止医务人员将从患者或环境中污染的病原体在人群中传播。在两个患者之间一定要更换手套；手套不能代替洗手。

3. 面罩、护目镜和口罩　戴口罩及护目镜可以减少患者的体液、血液、分泌物等液体的传染性物质飞溅到医护人员的眼睛、口腔及鼻腔黏膜。

4. 隔离衣　穿隔离衣为防止被传染性的血液、分泌物、渗出物、飞溅的水和大量的传染性材料污染时才使用。脱去隔离衣后应立即洗手，以避免污染其他患者和环境。

5. 可重复使用的设备

（1）可复用的医疗用品和医疗设备，在用于下一患者时根据需要进行消毒或灭菌处理。

（2）处理被血液、体液、分泌物、排泄物污染的仪器设备时，要防止工作人员皮肤和黏膜暴露、工作服的污染，将病原微生物传播给患者和污染环境。

（3）需重复使用的利器，应放在防刺的容器内，以便运输、处理和防止刺伤。

（4）一次性使用的利器，如针头等放置在防刺、防渗漏的容器内进行无害化处理。

6. 物体表面、环境、衣物与餐饮具的消毒

（1）对医院普通病房的环境、物体表面包括床栏、床边、床头桌、椅、门把手等经常接触的物体表面定期清洁，遇污染时随时消毒。

（2）在处理和运输被血液、体液、分泌物、排泄物污染的被服、衣物时，要防止医务人员皮肤暴露、污染工作服和环境。

（3）可重复使用的餐饮具应清洗、消毒后再使用，对隔离患者尽可能使用一次性餐饮具。

（4）复用的衣服置于专用袋中，运输至指定地点进行清洗、消毒，并防止运输过程中的污染。

7. 急救场所 可能出现需要复苏时，用简易呼吸囊（复苏袋）或其他通气装置以代替口对口人工呼吸方法。

8. 医疗废物 应按照国家颁布的《医疗废物管理条例》及其相关法律法规进行无害化处理。

四、医院标准预防制度

1. 一级预防 适用于发热门（急）诊的医务人员。

（1）严格遵守标准预防的原则，遵守消毒、隔离的各项规章制度。

（2）工作时应穿工作服、隔离衣、戴工作帽和防护口罩，必要时戴乳胶手套。严格执行洗手与手消毒制度。

（3）下班时进行个人卫生处置，并注意呼吸道与黏膜的防护。

2. 二级预防 适用于呼吸道传染性疾病的留观室、隔离区的医务人员。

（1）严格遵守标准预防的原则，根据传染性疾病的传播途径，采取相应的隔离措施，并严格遵守消毒、隔离的各项规章制度。

（2）进入隔离区和专门病区的医护人员必须戴防护口罩，穿工作服、防护服或隔离衣、鞋套，戴手套、工作帽。严格按照清洁区、半污染区和污染区的划分，正确穿戴和脱摘防护用品，并注意呼吸道、口腔、鼻腔黏膜和眼睛的卫生与保护。

3. 三级防护 适用于为患者实施吸痰、气管插管和气管切开的医护人员。除二级防护外，还应当加戴面罩或全面型呼吸防护器。

附录四　医院隔离技术规范

一、隔离的管理要求

1. 在新建、改建与扩建时，建筑布局应符合卫生学要求，并应具备隔离预防的功能，区域划分应明确、标识清楚。

2. 应根据国家的有关法规，结合本医院的实际情况，制定隔离预防制度并实施。

3. 隔离的实施应遵循"标准预防"和"基于疾病传播途径的预防"的原则。

4. 应加强传染病患者的管理，包括隔离患者，严格执行探视制度。

5. 应采取有效措施，管理感染源、切断传播途径和保护易感人群。

6. 应加强医务人员隔离与防护知识的培训，为其提供合适、必要的防护用品，正确掌握常见传染病的传播途径、隔离方式和防护技术，熟练掌握操作规程。

7. 医务人员的手卫生应符合 WS/T313。

8. 隔离区域的消毒应符合国家有关规定。

二、建筑布局与隔离要求

1. 呼吸道传染病区的建筑布局与隔离要求

（1）适用于经呼吸道传播疾病患者的隔离。

（2）建筑布局　应设在医院相对独立的区域，分为清洁区、潜在污染区和污染区，设立两通道和三区之间的缓冲间。缓冲间两侧的门不应同时开启，以减少区域之间空气流通。经空气传播疾病的隔离病区，应设置负压病室，病室的气压宜为 –30Pa，缓冲间的气压宜为 –15 Pa。

（3）隔离要求

①应严格服务流程和三区的管理，各区之间界线清楚，标识明显。

②病室内应有良好的通风设施。

③各区应安装适量的非手触式开关的流动水洗手池。

④不同种类传染病患者应分室安置。

⑤疑似患者应单独安置。

⑥受条件限制的医院，同种疾病患者可安置于一室，两病床之间距离不少于1.1 米。

2. 负压病室的建筑布局与隔离要求

（1）适用于经空气传播疾病患者的隔离。

（2）建筑布局应设病室及缓冲间，通过缓冲间与病区走廊相连。病室采用负压通风，上送风、下排风；病室内送风口应远离排风口，排风口应置于病床床头附近，排风口下缘靠近地面但应高于地面 10 厘米。窗应保持关闭。

①病室送风和排风管道上宜设置压力开关型的定风量阀，使病室的送风量、排风量不受风管压力波动的影响。

②负压病室内应设置独立卫生间，有流动水洗手和卫浴设施。配备室内对讲设备。

（3）隔离要求

①送风应经过初、中效过滤，排风应经过高效过滤处理，每小时换气 6 次以上。

②应设置压差传感器，用来检测负压值，或用来自动调节不设定风量阀的通风系统的送、排风量。病室的气压宜为 –30Pa，缓冲间的气压宜为 –15Pa。

③应保障通风系统正常运转，做好设备日常保养。

④一间负压病室宜安排一个患者，无条件时可安排同种呼吸道感染疾病患者，并限制患者到本病室外活动。

⑤患者出院所带物品应消毒处理。

三、医务人员防护用品的使用

1. 防护用品　应符合国家相关标准，在有效期内使用。

2. 口罩的使用

（1）口罩的作用　口罩可预防经空气、飞沫传播的疾病，戴口罩还可减少患者的血液、体液等传染性物质溅入医护人员的口及鼻腔；同时防止医务人员将病原体传染给患者。

（2）常用口罩分类　常用的口罩可分为纱布口罩、外科口罩、医用防护口罩等。

（3）常用口罩的特点

①纱布口罩　纱布口罩起机械阻挡作用，可阻止一部分病毒侵袭，但其结构与人面部密合性差，不能达到一定颗粒过滤效率。

②外科口罩　标准的外科口罩分3层，外层有阻水作用，可防止飞沫进入口罩里面，中层有过滤作用，内层有吸湿作用。外科口罩有阻水、滤过、吸湿作用，能阻止血液、体液和飞溅物传播，可阻隔空气中90%以上的直径5μm颗粒。

③医用防护口罩　如N95型口罩，N95型是美国国家职业安全卫生研究所（NIOSH）认证的。"N"的意思是指非油性的颗粒物，"95"是指在NIOSH标准规定检测条件下，过滤率达到95%，有较好的密合性，适合人脸型的口罩。N95口罩能阻止直径≤5μm感染因子的空气传播或近距离（<1米）接触的飞沫传播的疾病感染。

（4）口罩的应用指征

①应根据不同的操作要求选用不同种类的口罩。

②纱布口罩　适用于一般诊疗活动，如配液、晨间护理等可佩戴纱布口罩。

③外科口罩　手术室工作或护理免疫功能低下患者、进行有创操作时应戴外科口罩。一般诊疗活动，如配液、晨间护理等也可佩戴一次性外科口罩。

④医用防护口罩　接触经空气传播或近距离接触经飞沫传播的呼吸道传染病如肺结核、SARS、H1N1甲流等患者时，应戴医用防护口罩。

（5）口罩使用的注意事项

①掌握口罩的正确佩戴方法，使口罩与面部有良好的密合，保证防护效果。

②外科口罩应一次性使用。

③口罩一旦潮湿应马上更换。

④口罩受到患者血液、体液污染后应立即更换。

⑤防护口罩（N95型）可累计使用8小时更换，外科口罩应4小时更换。

⑥纱布口罩应保持清洁，4~8小时更换，定期清洗与消毒。可用煮沸或高压灭菌消毒。

3. 防护镜（护目镜）、防护面罩的使用

（1）护目镜、防护面罩的作用　医务人员为患者进行诊疗护理过程中，佩戴护目镜或防护面罩可有效防止患者的血液、体液等物质溅入医务人员的眼睛、面部皮肤和黏膜。

（2）防护镜的选择要求　选择防护镜应符合（GB11/188-2003）《医用防护镜技术要求》中的标准，如顶焦度、棱镜度偏差、色泽、可见光透射比、抗冲击性能、耐腐蚀和消毒性能等应符合规定。防护镜及防护面罩应有弹性佩戴装置。

（3）护目镜或防护面罩的应用指征

①在进行诊疗、护理操作，可能发生患者血液、体液、分泌物等喷溅时。

②近距离接触经飞沫传播的传染病患者时。

③为呼吸道传染病患者进行气管切开、气管插管等近距离操作，可能发生患者血液、体液、分泌物喷溅时，应使用全面型防护面罩。

（4）注意事项

①在佩戴防护镜或防护面罩前应检查有无破损，佩戴装置有无松懈。

②防护镜或防护面罩用后应清洁与消毒。

4. 手套的使用

（1）手套的作用

①预防医务人员手上的病原微生物传给患者。

②预防患者身体的病原微生物传给医务人员。

③预防医务人员手上的病原微生物污染环境。

（2）手套的分类　医用手套大多由天然胶乳制成。医用手套均经过严格灭菌，属于无菌手套，一次性使用。按使用环境的不同可以分为手术手套与检查手套两大类。根据操作目的不同可分为清洁手套和无菌手套两类。

（3）手套的选择及应用指征

①应根据不同操作的需要，选择合适种类和规格的手套。

②清洁手套应用指征　接触患者的血液、体液、分泌物、排泄物、呕吐物及污染物品时。

③无菌手套应用指征　医务人员进行手术等无菌操作时；接触患者破损皮肤、黏膜时；接触机体免疫力极度低下的患者时。

（4）无菌手套正确戴脱方法

①戴手套的方法　打开手套包，一手掀起口袋的开口处，另一手捏住一只手套的翻折部分（内面）取出手套，对侧手对准五指戴上。用尚未戴手套的手掀起口袋的另一侧，以戴着无菌手套的手指插入另一只手套的翻边内面，将另一只手戴上手套。分别将对侧手套的翻转处套在工作服衣袖外面。

②脱手套的方法　一手捏住对侧手套的污染面边缘将手套脱下。脱下手套的手捏住另一只手套清洁面（内面）的边缘，将手套脱下。

（5）手套使用注意事项

①诊疗护理不同的患者之间必须更换手套。

②操作完成后脱去手套，必须进行洗手，戴手套不能替代洗手，必要时进行手消毒。

③戴手套操作中，如发现手套有破损时应立即更换。

④戴无菌手套时应防止手套污染。

5. 防护服的使用

（1）防护服的作用　预防医务人员受到患者血液、体液和分泌物的污染，同时预防患者间的感染和特殊易感患者受到感染。

（2）防护服的分类　根据材质和使用方法的不同，防护服可分为一次性防护服和可重复使用的隔离衣。

（3）防护服的选择要求　选择一次性防护服应符合 GB19082－2003《医用一

次性防护服技术要求》的规定，防护服应具有良好的防水性、抗静电性、过滤效率和无皮肤刺激性，穿脱方便，结合部严密，袖口、脚踝口应为弹性收口。

棉布隔离衣应后开口，身长超过工作服或长及膝，清洗消毒后可重复使用。

（4）防护服的应用指征

①隔离衣应用指征　接触经接触传播的感染性疾病患者如传染病患者、多重耐药菌感染患者等时；对患者实行保护性隔离时，如大面积烧伤、骨髓移植等患者的诊疗、护理操作时；可能受到患者血液、体液、分泌物及排泄物喷溅时。

②防护服应用指征　临床医务人员在接触甲类或按甲类传染病管理的传染病患者时；接触经空气传播或飞沫传播的传染病患者，可能受到患者血液、体液、分泌物、排泄物喷溅时。

（5）防护服的正确穿脱方法

①布制隔离衣的穿脱方法　布制隔离衣一般一用一消毒，如果条件有限也可多次使用后再行消毒。

穿法：右手提衣领，左手伸入袖内，右手将衣领向上拉，使左手露出；换左手持衣领，右手伸入袖内，使右手露出，避免衣袖触及面部；两手持衣领，由领子中央顺领边向后系好颈带；扎好双侧袖口；将隔离衣一侧（腰下5cm）处向前拉，见到后背开口边缘，捏住；同样方法捏住对侧后背开口边缘；双手在身体背后将衣边对齐；向一侧折叠，一手按住折叠处，另一手将腰带拉至背后折叠处，将腰带在背后交叉，回到前面将带子系好。

脱法：解开腰带，在前面打一活结；解开两侧袖带，将袖带塞入袖襻内，充分暴露双手，进行手消毒；消毒双手后，解开颈后带子，双手持带将隔离衣从胸前向下拉；右手伸入左手腕部袖内，拉下袖子过手；用遮盖着的左手握住右手隔离衣袖子的外面，将右侧袖子拉下；双手转换渐从袖管中退出，脱下隔离衣；左手捏住领子，右手将隔离衣两边对齐，若挂在污染区，污染面向外，否则污染面向里（如为一用一消毒的隔离衣，则可直接将污染面向里，放入污衣袋送去清洗消毒）。

②一次性防护服穿脱方法

穿法：先穿下衣，再穿上衣，然后戴好帽子，最后拉上拉链。

脱法：脱分体防护服时，应先将拉链拉开；向上提拉帽子，使头部脱出；脱袖子、脱下上衣将污染面向里放入医疗废物袋；脱下衣，由上向下边脱边向内卷，污染面向里，脱下后放入医疗废物袋。脱连体防护服时，先将拉链拉到底；向上提拉帽子，使头部脱离帽子，脱袖子；从上向下边脱边卷；脱下衣，将污染面向里脱下后放入医疗废物袋内。

（6）使用防护服的注意事项

①穿防护服前要检查防护服有无破损。

②穿防护服后只限在规定区域内进行操作。

③在操作过程中，防护服有破损应立即更换。

④穿多次使用再消毒的隔离衣时，注意避免衣袖触及面部及衣领。

⑤脱防护服时，注意避免污染。

四、不同传播途径疾病的隔离与预防

1. 隔离原则

（1）在标准预防的基础上，医院应根据疾病的传播途径（接触传播、飞沫传播、空气传播和其他途径传播），结合本院的实际情况，制定相应的隔离与预防措施（附表4-1）。

（2）一种疾病可能有多种传播途径时，应在标准预防的基础上，采取相应传播途径的隔离与预防。

（3）隔离病室应有隔离标志，并限制人员的出入。黄色为空气传播的隔离，粉色为飞沫传播的隔离，蓝色为接触传播的隔离。

（4）传染病患者或可疑传染病患者应安置在单人隔离房间。

（5）受条件限制的医院，同种病原体感染的患者可安置于一室。

（6）建筑布局符合相应的规定。

附表4-1　肺结核隔离预防措施

疾病名称	传染源	传播途径		隔离预防				
		空气	飞沫	口罩	帽子	手套	防护镜	隔离衣
肺结核	开放性肺结核患者	＋＋	＋	＋	＋	＋	±	＋

注：1. 在传播途径一列中，"＋"指其中传播途径之一；"＋＋"指主要传播途径。
　　2. 在隔离预防一列中，"＋"指应采取的防护措施；"±"指工作需要可采取的防护措施。

2. 飞沫传播的隔离与预防　接触经飞沫传播的疾病，如百日咳、白喉、流行性感冒、病毒性腮腺炎、流行性脑脊髓膜炎等，在标准预防的基础上，还应采用飞沫传播的隔离预防。

（1）患者的隔离

①应减少转运，当需要转运时，医务人员应注意防护。

②病情容许时，患者应戴外科口罩，并定时更换。应限制患者的活动范围。

③患者之间、患者与探视者之间相隔距离在1米以上，探视者应戴外科口罩。

④加强通风，或进行空气消毒。

（2）医务人员的防护

①应严格按照区域流程，在不同的区域，穿戴不同的防护用品，离开时按要求摘脱，并正确处理使用后物品。

②与患者距离（1米以内）接触，应戴帽子、医用防护口罩；进行可能产生喷溅的诊疗操作时，应戴护目镜或防护面罩，穿防护服；当接触患者及其血液、体液、分泌物、排泄物等物质时应戴手套；防护用品按规定使用。

3. 空气传播的隔离与预防　接触经空气传播的疾病，如肺结核、水痘等，在标准预防的基础上，还应采用空气传播的隔离与预防。

（1）患者的隔离

①无条件收治时，应尽快转送至有条件收治呼吸道传染病的医疗机构进行收治，并注意转运过程中医务人员的防护。

②当患者病情容许时，应戴外科口罩，定期更换，并限制其活动范围。

③应严格空气消毒。

（2）医务人员的防护

①应严格按照区域流程，在不同的区域，穿戴不同的防护用品，离开时按要求摘脱，并正确处理使用后物品。

②进入确诊或可疑传染病患者房间时，应戴帽子、医用防护口罩，行可能产生喷溅的诊疗操作时，应戴护目镜或防护面罩，穿防护服；当接触患者及其血液、体液、分泌物、排泄物等物质时应戴手套。

4. 其他传播途径　疾病的隔离与预防应根据疾病的特性，采取相应的隔离与防护措施。

5. 肺结核病传染源、传播途径及隔离预防

附录五　飞沫隔离标准操作规程

飞沫传播是一种近距离（1 米以内）的传播方式，具有传染性的患者通过说话、打喷嚏、咳嗽及进行支气管镜检查等时，将带有微生物的飞沫核（≥5μm）在空气中移行短距离（<1 米）喷溅到易感者的鼻、口等部位而传播疾病。

一、飞沫隔离基本原则

适用于预防通过飞沫传播的感染源，如 SARS、百日咳、流感病毒、腺病毒、鼻病毒、脑膜炎双球菌及 A 群链球菌（特别是指使用抗菌药物治疗 24 小时内）等，无论是疑似或确诊感染或定植的患者都应隔离。

二、患者安置

1. 应将患者安置于单人病房，条件受限时，应遵循如下原则。

（1）优先安置重度咳嗽且有痰的患者。

（2）将感染或定植相同感染源的患者安置于同一病房。

（3）当需与其他不同感染源的患者安置于同一病房时，应遵循以下原则。

①避免与感染后可能预后不良或容易传播感染的患者安置于同一病房，例如：免疫功能不全或可能长期住院的患者。

②床间距应≥1 米，并拉上病床边的围帘。

③不论同一病房的患者是否都需采取飞沫隔离，接触同一病房内不同患者之间，都应更换个人防护装备及执行手卫生。

2. 门、急诊应尽快将患者安置于检查室或分隔间，并且建议患者遵循呼吸卫生（咳嗽）礼仪。

三、个人防护装备

1. 进入病房或分隔间应戴口罩。

2. 密切接触患者时，除了口罩以外，不建议常规佩戴护目装备，如护目镜或防护面罩。

3. 针对疑似或确诊 SARS、禽流感或流感大流行的患者应遵循最新感染控制指南。

四、患者转运

1. 除非必要，应限制患者在病房外活动及转运。

2. 确需转运时，应指导患者佩戴口罩，并遵循呼吸卫生（咳嗽）礼仪。

3. 如患者已戴口罩，负责转运患者的人员不必戴口罩。

附：呼吸卫生（咳嗽）礼仪

呼吸卫生（咳嗽）礼仪是预防呼吸道传染病传播最有效的手段之一，分三个步骤。

1. 咳嗽时礼仪 当你要咳嗽或打喷嚏时，无论你是否为患者，均应采用餐巾纸、手绢捂住口、鼻部，以防止病菌扩散。情急之下，也可用衣服袖管的内侧遮掩住口鼻部。

2. 咳嗽后礼仪 咳嗽、打喷嚏后应立即洗手，否则手部的病菌可以通过互相握手及接触把手、电脑键盘等方式，转移到这些物体的表面。

3. 有症状时的礼仪 当你患感冒时，尤其是发病初期症状较轻，外出时应自觉佩戴口罩，以防止病菌借咳嗽、喷嚏而传播。

附录六 空气隔离标准操作规程

空气传播是由长期停留在空气中的含有病原微生物的飞沫颗粒（≤5μm）或含有传染因子的尘埃引起。

一、空气隔离基本原则

适用于预防通过空气传播的感染源，如麻疹病毒、水痘病毒、结核分枝杆菌、播散性带状疱疹病毒等，无论是疑似或确诊感染或定植的患者都应隔离。

二、患者安置

1. 应将患者安置于负压病房，负压病房应达到以下要求。

（1）空气交换≥6 次/小时（现存病房）或≥12 次/小时（新建或改建病房）。

（2）病房空气可直接排至室外，若排入邻近空间或空气循环系统需经高效过滤。

（3）每日监测、记录负压值，并通过烟柱、飘带等肉眼观察压差。

（4）病房门应随时保持关闭。

2. 当负压病房不足时，应尽快将患者转送至有条件的医疗机构。

三、门、急诊

1. 应建立预分诊制度，及时发现通过空气传播疾病的患者或疑似患者。

2. 应将患者安置于负压病房，条件受限时，应指导患者佩戴外科口罩并安置于专用隔离诊室。当患者离开以后，应将房间空置至少 1 小时。

3. 应指导患者佩戴外科口罩并遵守呼吸卫生（咳嗽）礼仪。除了在负压病房内，患者需持续佩戴外科口罩。

四、人员限制

应尽可能安排具有特异性免疫的医务人员进入病房。

五、个人防护装备

医务人员无论是否具有特异性免疫，当进入病房时，均应佩戴经过密合度测试的 N95 型呼吸防护器或医用防护口罩。

六、医用防护口罩（N95 型）佩戴方法

1. 一手托住防护口罩，有鼻夹的一面向外。

2. 将防护口罩罩住口鼻及下巴，鼻夹部位向上紧贴面部。

3. 用另一手将下方系带拉过头顶，放于颈后双耳下。

4. 再将上方系带拉至头顶。

5. 将双手指尖放在金属鼻夹上，从中间位置开始，用手指向内按鼻夹，并分别向两侧移动和按压，根据鼻梁的形状塑造鼻夹。

6. 佩戴完成后进行密闭性检查 轻按口罩，做深呼吸，气体不从口罩边缘泄漏，吸气时口罩中央略凹陷，这样就符合医用防护口罩的佩戴要求。

七、患者转运

1. 应限制患者在病房外活动及转运。

2. 确需转运时，应指导患者佩戴外科口罩，并遵循呼吸卫生（咳嗽）礼仪。

3. 应覆盖水痘、天花或结核性皮肤损伤。

附录七　医务人员手卫生与洗手消毒规程

一、术语和定义

1. 手卫生　为医务人员在从事职业活动过程中的洗手、卫生手消毒和外科手消毒的总称。

2. 洗手　医务人员用流动水和洗手液（肥皂）揉搓冲洗双手，去除手部皮肤污垢、碎屑和部分微生物的过程。

3. 卫生手消毒　医务人员用手消毒剂揉搓双手，以减少手部暂居菌的过程。

4. 外科手消毒　外科手术前医护人员用流动水和洗手液揉搓冲洗双手、前臂至上臂下 1/3，再用手消毒剂清除或者杀灭手部前臂至上臂下 1/3 暂居菌和减少常居菌的过程。

5. 常居菌 能从大部分人体皮肤上分离出来的微生物,是皮肤上持久的固有寄居菌,不易被机械摩擦清除,如凝固酶阴性葡萄球菌、棒状杆菌属、丙酸菌属、不动杆菌属等。一般情况下不致病,在一定条件下能引起导管相关感染和手术部位感染等。

6. 暂居菌 寄居在皮肤表层,常规洗手容易被清除的微生物。直接接触患者或被污染的物体表面时可获得,可通过手传播,与医院感染密切相关。

7. 手消毒剂 应用于手消毒的化学制剂。

8. 速干手消毒剂 含有醇类和护肤成分的手消毒剂。

9. 免冲洗手消毒剂 主要用于外科手部皮肤消毒,使用后不需用水冲洗的手消毒剂。

10. 手卫生设施 用于洗手与手消毒的设施设备,包括洗手池、水龙头、流动水、洗手液(肥皂)、干手用品、手消毒剂等。

二、手卫生管理与基本要求

1. 医疗机构应明确医院感染管理、医疗管理、护理管理以及后勤保障等部门在手卫生管理工作中的职责,加强对手卫生行为的指导与管理,将手卫生纳入医疗质量考核,提高医务人员手卫生的依从性。

2. 医疗机构应制定并落实手卫生管理制度,配备有效、便捷、适宜的手卫生设施。

3. 医疗机构应定期开展手卫生的全员培训,医务人员应掌握手卫生知识和正确的手卫生方法。

4. 手消毒剂应符合国家有关规定和 GB 27950 的要求,在有效期内使用。

5. 手卫生消毒效果应达到如下要求

(1) 卫生手消毒 监测的细菌菌落总数应≤10CFU/cm^2。

(2) 外科手消毒 监测的细菌菌落总数应≤5CFU/cm^2。

三、手卫生设施

(一)洗手与卫生手消毒设施

1. 医疗机构应设置与诊疗工作相匹配的流动水洗手和卫生手消毒设施,并方便医务人员使用。

2. 重症监护病房在新建、改建时的手卫生设施应符合 WS/T 509 的要求。

3. 手术部(室)、产房、导管室、洁净层流病区、骨髓移植病区、器官移植病区、新生儿室、母婴同室、血液透析中心(室)、烧伤病区、感染性疾病科、口腔科、消毒供应中心、检验科、内镜中心(室)等感染高风险部门和治疗室、换药室、注射室应配备非手触式水龙头。

4. 有条件的医疗机构在诊疗区域均宜配备非手触式水龙头。

5. 应配备洗手液(肥皂),并符合以下要求。

(1) 盛放洗手液的容器宜为一次性使用。

(2) 重复使用的洗手液容器应定期清洁与消毒。

（3）洗手液发生浑浊或变色等变质情况时及时更换，并清洁、消毒容器。

（4）使用的肥皂应保持清洁与干燥。

6. 应配备干手用品或设施。

7. 医务人员对选用的手消毒剂有良好的接受性。

8. 手消毒剂宜使用一次性包装。

（二）外科手消毒设施

1. 应配置专用洗手池。洗手池设置在手术间附近，水池大小、高度适宜，能防止冲洗水溅出，池面光滑无死角，易于清洁。洗手池应每日清洁与消毒。

2. 洗手池及水龙头数量应根据手术间的数量合理设置，每2～4间手术间宜独立设置1个洗手池，水龙头数量不少于手术间的数量，水龙头开关应为非手触式。

3. 应配备符合要求的洗手液。

4. 应配备清洁指甲的用品。

5. 可配备手卫生的揉搓用品。如配备手刷，手刷的刷毛柔软。

6. 手消毒剂的出滴器应采用非手触式。

7. 手消毒剂宜采用一次性包装。

8. 重复使用的消毒剂容器应至少每周清洁与消毒。

9. 冲洗手消毒法应配备干手用品，并符合以下要求。

（1）手消毒后应使用经灭菌的布巾干手，布巾应一人一用。

（2）重复使用的布巾，用后应清洗、灭菌并按照相应要求储存。

（3）盛装布巾的包装物可为一次性使用，如使用可复用容器应每次清洗、灭菌，包装开启后使用不得超过24小时。

10. 应配备计时装置、外科手卫生流程图。

四、洗手与卫生手消毒

（一）洗手与卫生手消毒指征

1. 下列情况医务人员应洗手和（或）使用手消毒剂进行卫生手消毒。

（1）接触患者前。

（2）清洁、无菌操作前，包括进行侵入性操作前。

（3）暴露患者体液风险后，包括接触患者黏膜、破损皮肤或伤口、血液、体液、分泌物、排泄物、伤口敷料等之后。

（4）接触患者后。

（5）接触患者周围环境后，包括接触患者周围的医疗相关器械、用具等物体表面后。

2. 下列情况应洗手

（1）当手部有血液或其他体液等肉眼可见的污染时。

（2）可能接触艰难梭菌、肠道病毒等对速干手消毒剂不敏感的病原微生物时。

3. 手部没有肉眼可见污染时，宜使用手消毒剂进行卫生手消毒。

4. 下列情况时医务人员应先洗手，然后进行卫生手消毒

（1）接触传染病患者的血液、体液和分泌物以及被传染性病原微生物污染的

物品后。

（2）直接为传染病患者进行检查、治疗、护理或处理传染患者污物之后。

（二）洗手与卫生手消毒方法

1. 医务人员洗手方法

（1）在流动水下，淋湿双手。

（2）取适量洗手液（肥皂），均匀涂抹至整个手掌、手背、手指和指缝。

（3）认真揉搓双手至少15秒，注意清洗双手所有皮肤，包括指背、指尖和指缝，具体揉搓步骤为（步骤不分先后）：掌心相对，手指并拢，相互揉搓；手心对手背沿指缝相互揉搓，交换进行；掌心相对，双手交叉指缝相互揉搓；弯曲手指使关节在另一手掌心旋转揉搓，交换进行；右手握住左手大拇指旋转揉搓，交换进行；将五个手指尖并拢放在另一手掌心旋转揉搓，交换进行。

（4）在流动水下彻底冲净双手，擦干，取适量护手液护肤。

（5）擦干宜使用纸巾。

2. 医务人员卫生手消毒遵循以下方法

（1）取适量的手消毒剂于掌心，均匀涂抹双手。

（2）按照医务人员洗手方法揉搓的步骤进行揉搓。

（3）揉搓至手部干燥。

（三）手消毒剂选择

卫生手消毒时首选速干手消毒剂；过敏人群可选用其他手消毒剂；针对某些对乙醇不敏感的肠道病毒感染时，应选择其他有效的手消毒剂。

（四）注意事项

戴手套不能代替手卫生，摘手套后应进行手卫生。

五、外科手消毒

1. 外科手消毒原则

（1）先洗手，后消毒。

（2）不同患者手术之间、手套破损或手被污染时，应重新进行外科手消毒。

2. 外科洗手的方法与要求

（1）洗手之前应先摘除手部饰物，修剪指甲，指甲长度不超过指尖。

（2）取适量的洗手液清洗双手、前臂和上臂下1/3，并认真揉搓。清洁双手时，可使用清洁指甲用品清洁指甲下的污垢和使用揉搓用品清洁手部皮肤的皱褶处。

（3）流动水冲洗双手、前臂和上臂下1/3。

（4）使用干手用品擦干双手、前臂和上臂下1/3。

3. 外科冲洗手消毒

（1）按照外科洗手的方法与要求完成外科洗手。

（2）取适量的手消毒剂涂抹至双手的每个部位、前臂和上臂下1/3，并认真揉搓3～5分钟。

（3）在流动水下从指尖向手肘单一方向地冲净双手、前臂和上臂下 1/3，用经灭菌的布巾彻底擦干。

（4）冲洗水应符合 GB 5749 的规定。冲洗水水质达不到要求时，手术人员在戴手套前，应用速干手消毒剂消毒双手。

（5）手消毒剂的取液量、揉搓时间及使用方法遵循产品的使用说明。

4. 外科免冲洗手消毒

（1）按照外科洗手的方法与要求完成外科洗手。

（2）取适量的手消毒剂放置在左手掌上。

（3）将右手手指尖浸泡在手消毒剂中（≥5 秒）。

（4）将手消毒剂涂抹在右手前臂直至上臂下 1/3，确保通过环形运动环绕前臂至上臂下 1/3，将手消毒剂完全覆盖皮肤区域，持续揉搓 10～15 秒，直至消毒剂干燥。

（5）取适量的手消毒剂放置在右手掌上。

（6）在左手重复（3）（4）过程。

（7）取适量的手消毒剂放置在手掌上。

（8）揉搓双手直至手腕，揉搓方法按照，医务人员洗手方法揉搓的步骤进行，揉搓至手部干燥。

（9）手消毒剂的取液量、揉搓时间及使用方法遵循产品的使用说明。

5. 注意事项

（1）不得戴假指甲、装饰指甲，保持指甲和指甲周用组织的清洁。

（2）在外科手消毒过程中应保持双手位于胸前并高于肘部，使水由手部流向肘部。

（3）洗手与消毒可使用海绵、其他揉搓用品或双手相互揉搓。

（4）术后摘除手套后，应用洗手液清洁双手。

（5）用后的清洁指甲用品、揉搓用品如海绵、手刷等，放到指定的容器中；揉搓用品、清洁指甲用品应一人一用一消毒或者一次性使用。

六、手卫生的监测

1. 监测要求　医疗机构应定期进行医务人员手卫生依从性的监测与反馈，依从性的监测用手卫生依从率表示。手卫生依从率的计算方法为：手卫生依从率＝手卫生执行时机数/应执行手卫生时机数×100%。

医疗机构应每季度对手术部（室）、产房、导管室、洁净层流病区、骨髓移植病区、器官移植病区、重症监护病房、新生儿室、母婴同室、血液透析中心（室）、烧伤病区、感染性疾病科病区、口腔科、内镜中心（室）等部门工作的医务人员进行手卫生消毒效果的监测。当怀疑医院感染暴发与医务人员手卫生有关时，应及时进行监测，并进行相应病原微生物的检测，采样时机为工作中随机采样，采样方法遵循 GB 15982 的要求进行。

2. 监测方法

（1）手卫生依从性的监测方法

①采用直接观察法　在日常医疗护理活动中，不告知观察对象时，随机选择观察对象，观察并记录医务人员手卫生时机及执行的情况，计算手卫生依从率，以评估手卫生的依从性。

②观察人员　由受过专门培训的观察员进行观察。

③观察时间与范围　根据评价手卫生依从性的需要，选择具有代表性的观察区域和时间段，观察持续时间不宜超过20分钟。

④观察内容　观察前设计监测内容及表格。

a. 每次观察记录观察日期和起止时间、观察地点（医院名称、病区名称等）、观察人员。

b. 记录观察的每个手卫生时机，包括被观察人员类别（医生、护士、护理员等）、手卫生指征、是否执行手卫生以及手卫生的方法。

c. 可同时观察其他内容，如手套佩戴情况、手卫生方法的正确性及错误原因。

d. 观察人员可同时最多观察3名医务人员。一次观察一名医务人员不宜超过3个手卫生时机。

⑤计算手卫生依从率，并进行反馈。

手卫生依从率 = 手卫生执行时机数/应执行手卫生时机数 × 100%

⑥优点　可观察详细信息，如洗手、卫生手消毒、手套的使用、揉搓方法和影响消毒效果的因素。

⑦缺点　工作量大、耗时、需要合格的观察员、存在选择偏倚、霍桑效应和观察者偏倚。

（2）手卫生消毒效果的监测，采用以下方法。

①倾注培养法　采样和培养方法遵循 GB 15982 的要求进行。

②涂抹培养法　采样方法遵循 GB 15982 的要求：检测时把采样管充分振荡后，分别取不同稀释倍数的洗脱液 0.2ml 接种于二份普通琼脂平板的表面，用灭菌 L 棒涂抹均匀，放置 36℃ ±1℃ 恒温箱培养 48 小时，计数菌落数。

附录八　环境清洁标准操作规程

一、环境表面分类

医疗机构内的环境表面主要分为以下两大类。

1. 医疗表面　如医疗仪器按钮或把手、推车、牙床等。

2. 卫生表面　如地板、墙面、桌面等。

二、医疗表面的清洁标准操作规程

1. 操作者进行医疗表面清洁前，应穿戴好个人防护装备。

2. 每天工作开始前和结束后均应对医疗表面进行湿式擦拭，可以适当加入清洁剂。

3. 特殊的仪器要提供维护和保养说明，内容必须包括仪器适合使用的消毒剂、是否防水、一旦污染如何去除等内容，粘贴在仪器表面显眼位置。

4. 一般的低危医疗仪器（如听诊器、血压计、仪器按钮和把手等）首先进行清洁，之后可以使用低效或中效消毒液，如60%~90%的乙醇或异丙醇。

5. 推荐覆盖保护方法　当在不同患者之间医生戴着手套操作仪器或者仪器表面（如牙椅治疗台和灯把手），很可能被患者血液体液污染或仪器表面很难清洁时，医疗仪器表面可以覆盖一次性使用的薄膜、锡纸、防水纸等，要求一患者一更换。每个患者诊疗结束后，工作人员在手套摘除前，将覆盖物丢弃；在下一个患者的诊疗工作前，医生进行完手部卫生后、戴手套之前，铺上新的覆盖物。

6. 发现医疗表面有明显的血液、体液污染时，应先采取"覆盖消毒"后，再采用清水擦抹清洁。

7. 清洁医疗表面的抹布应做到每清洁一个单位物品（物品表面）一清洗。不同区域的抹布应做到专区专用。

三、卫生表面的清洁操作规程

1. 卫生表面分为两大类　一是手很少接触的表面，如地面和天花板；二是手经常接触的表面，如桌面、门把手、床栏杆、灯开关、病房厕所的墙面、窗帘的边缘等。

2. 进行卫生表面清洁时，穿戴个人防护装备。

3. 卫生表面每日进行常规的清洁和除尘工作。采用湿式打扫，必要时可采用清洁剂；日常不需要对卫生表面进行消毒，但患者病床以及周围家具，不论其是否为感染性疾病患者，出院后，均应采用清水进行彻底的清洁，必要时还需消毒。

4. 洗拖把与抹布的水池应以高低水池加以区分；需要采用水桶盛水来洗涤抹布时，该水桶更换清水的指标不是视水的浑浊度，而以清洁一个单位物品为更换依据，必要时同一个清洁单位可以更换多次水。不同区域的抹布和拖把应做到专区专用，并用颜色加以标记；用后洗净，必要时还需消毒后再洗净，悬挂晾干，备用。

5. 根据卫生表面的分类，清洁工作的频率可以视患者的接触程度进行适当调整，如手经常接触的卫生表面，可每隔2~4小时清洁1次；而非手经常接触的卫生表面，如墙面、天花板等，可每隔1周清洁1~2次。

（段振兰　曾志耘　孙芹　王琪　陈卫星）

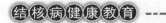

附录九 结核病患者评估相关表格

附表1 患者入院评估表

病区：_____

| 基本信息 | 姓名： 性别：男/女 年龄： 民族： |
| | 病案号： 入院日期： |

入院诊断：

| 基本体征 | 体温：_____℃ 脉搏：_____次/分 呼吸：_____次/分 |
| | 血压：_____mmHg 身高：_____cm 体重：_____kg |

入院原因		专科症状	胸痛：□无 □有 咳嗽： □无 □有 咳痰： □无 □有 痰液性质：□黏稠 □稀薄 痰液颜色：□白 □黄 咯血：□无 □有 □血丝 □血染/□暗红 □鲜红 胸闷：□无 □有 憋气：□无 □有 呼吸困难：□无 □有 活动后加重：□无 □有
入院方式	□门诊 □急诊 □转入 □有 □无家属陪伴 □步行 □搀扶 □轮椅 □平车	意识状态	□清醒 □嗜睡 □意识模糊 □瞻望 □浅昏迷 □深昏迷
睡眠情况	□正常 □入睡困难 □服镇静剂 □易醒 □失眠 □早醒 □晨起疲乏 睡眠时间_____小时	饮食情况	□普食 □其他_____ 食欲：□正常 □增加 □减退 □不思饮食 饮食习惯：□无 □有_____
排泄情况	排尿：□正常 □尿潴留 □尿失禁 □尿管 □造瘘 □其他_____ 排便：□正常 □便秘 □腹泻 □失禁 □造瘘 □其他_____	皮肤情况	□正常 □苍白 □潮红 □黄染 □脱水 □皮疹 部位_____ □水肿 部位_____ □破溃 部位_____ □瘙痒 部位_____ □其他_____
情绪状态	□稳定 □紧张 □焦虑 □恐惧 □其他_____	自理情况	□完全自理 □完全不能自理 □部分自理：进食/洗漱/穿衣/沐浴/入厕

204

续表

疾病认识	□完全了解　□部分了解 □不了解 不了解内容_____	管路	□无 □有_____
既往史	□否认 □其他 _____	过敏史	□否认 □有_____
付费方式	□自费　□大病统筹　□医疗保险　□公费　□农村合作医疗 □其他_____		
其他护理 记录			

责任护士签字：

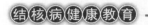

附表2 皮肤评估表

科室：　　　床号：　　　姓名：　　　病案号：　　　入院日期：

性别：　　　年龄：　　　身高：　　体重：　　　诊断：

一、患者状态

□意识不清 □瘫痪 □长期卧床 □营养不良 □老年人（≥60岁）□ADL≤40分 □其他_____

二、Braden压疮评估量表

项目	评估标准		分值	评估日期（日/月）				
感觉	完全受损	对疼痛刺激无反应	1					
	非常受损	对疼痛刺激有反应，只能通过呻吟或烦躁不安表示	2					
	轻微受损	可口头表达但不能全部表达身体不适感；1~2个肢体有感觉障碍	3					
	无受损	无感觉障碍	4					
湿度	持续潮湿	大/小便失禁，每次翻身或移动时都发现潮湿	1					
	经常潮湿	皮肤经常潮湿，床单至少需要每班更换	2					
	偶尔潮湿	皮肤偶尔潮湿，床单需每天更换	3					
	很少潮湿	皮肤一般是干爽的，只需常规更换床单	4					
活动	卧床	完全卧床	1					
	坐位	不能行走或行走严重受损；借助轮椅	2					
	偶尔行走	可短距离行走，大部分时间需卧床或坐轮椅活动	3					
	经常行走	能自主活动，经常行走	4					
移动	完全受限	在他人帮助下才能改变体位	1					
	非常受限	可偶尔轻微改变身体或肢体位置	2					
	轻微受限	可独立、经常、轻微改变身体或肢体位置	3					
	不受限	可自主活动、翻身	4					
营养	非常缺乏	进食量小于常规的1/3；禁食或静脉输液超过5天	1					
	可能缺乏	进食量为常规的1/2；或进食少于需要量流食或鼻饲	2					
	充足	每餐能吃完大多数食物；通过鼻饲或TPN得到基本营养	3					
	营养丰富	正常	4					

续表

项目	评估标准		分值	评估日期（日/月）				
摩擦力和剪切力	有问题	需要协助才能移动；在床上或椅子上经常下滑	1					
	潜在问题	大部分时间会保持良好体位，偶尔有向下滑动	2					
	无问题	能够独立移动并能保持良好的体位	3					
合计分数								
护士签名								

危险分级：≤9分（极高危）10～12分（高危）13～14分（中度高危）15～18分（低度高危）。

三、护理措施

A. 翻身　B. 压疮贴膜　C. 气垫床　D. 局部软垫　E. 涂抹外用药　F. 其他方法

四、皮肤动态观察表

日期	Braden 评分	皮肤情况	护理措施	效果		签名
				有效	无效	

备注：1. 当患者入院时，根据患者状态进行评估。

2. 当 Braden 评分危险分级≤18 分的患者，要根据患者病情变化随时进行评估，每周至少评估一次。

3. 根据患者皮肤情况随时填写皮肤动态观察表。

4. 常见压疮好发部位：枕部、耳郭、肩胛部、肘部、髂前上棘、髋部、骶尾部、膝部、踝部、足跟部、其他。

5. Braden 压疮评估量表如下。

Braden 压疮评估量表

项目		评分标准
感觉（对压力导致的不适感觉的反应能力）	完全受损1分	由于知觉减退或使用镇静剂而对疼痛刺激无反应；或大部分体表对疼痛感觉能力受损
	非常受损2分	仅对疼痛有反应，除了呻吟或烦躁外不能表达不适；或者是身体的1/2由于感觉障碍而限制了感觉疼痛或不适的能力
	轻微受损3分	对言语指令有反应，但不是总能表达不适；需要翻身或1～2个肢体有感觉障碍，感觉疼痛或不适的 受限
	无受损4分	对言语指令反应良好，无感觉障碍，感觉或表达疼痛不适的能力不受限
湿度（皮肤潮湿的程度）	持续潮湿1分	皮肤持续暴露在汗液或尿液等引起的潮湿状态中；每次翻身或移动时都能发现潮湿
	经常潮湿2分	皮肤经常但不是始终潮湿，每班需更换床单
	偶尔潮湿3分	皮肤偶尔潮湿，每天需更换一次床单
	很少潮湿4分	皮肤一般是干爽的，只需常规换床单

项目	评分标准	
活动（身体的活动程度）	卧床1分	完全卧床
	坐位2分	不能行走或行走严重受限；不能负荷自身重量；必须借助椅子或轮椅
	偶尔行走3分	白天可短距离行走，伴或不伴辅助，大部分时间需卧床或坐轮椅活动
	经常行走4分	每天至少可在室外行走2次，在室内2小时活动一次
移动（改变和控制体位的能力）	完全不自主1分	没有辅助身体或肢体不能够改变位置
	非常受限2分	可偶尔轻微改变身体或肢体位置，但不能独立、经常或大幅度改变
	轻微受限3分	可独立、经常、轻微改变身体或肢体位置
	不受限4分	没有辅助可以经常进行大的身体或肢体位置改变
营养（日常进食方式）	非常缺乏1分	从未吃过完整的一餐；每餐很少吃完1/3的食物；每天吃两餐，且缺少蛋白质（肉或奶制品）摄入；缺少液体摄入；不能进食水或食物；禁食或进食全流或静脉输液5天以上
	可能缺乏2分	很少吃完一餐，通常每餐只能吃完1/2的食物；蛋白质摄入仅是每日3餐中的肉或奶制品；偶尔进食；或进食少于需要量的流食或鼻饲
	充足3分	每餐能吃完大多数食物；每日吃四餐含肉或奶制品的食物；偶尔会拒吃一餐，但通常会进食；行鼻饲或肠胃外营养，能够提供大部分的营养需要
	营养丰富4分	吃完每餐食物；从不拒吃任一餐；通常每日吃四餐或更多次含肉或奶制品食物；偶尔在两餐之间加餐；不需要额外补充营养
摩擦力和剪切力	有问题1分	需要协助才能够移动患者，移动患者时皮肤与床单表面没有完全托起，患者在床上或椅子上经常会向下滑动
	潜在问题2分	很费力地移动患者，大部分时间能保持良好体位，偶尔有向下滑动
	无明显问题3分	在床上或椅子里能够独立移动，并保持良好的体位

附表 3　患者跌倒风险评估表及预防措施

姓名：_____ 性别：_____ 年龄：_____ 床号：_____ 病案号：_____ 入院日期：_____ 诊断：_____

跌倒的常见风险因素

项目	内容
生理功能	视力障碍、眩晕、肢体功能障碍和自控体位能力下降等
既往史	有跌倒史；患有心脑血管病、帕金森病、骨关节病、精神疾病等
药物应用	使用镇静安眠药、降压药、降糖药、抗精神疾病药等
环境	地面不平、湿滑、有障碍物；灯光昏暗或刺眼等
老年人或照顾者的认知行为	对跌倒认知不足或无认识；手杖、助步器、轮椅使用不当；着装过于肥大等

Morse 跌倒风险评估量

项目	评分标准（得分写在对应空格内）	日期				
		科室				
近 3 个月内跌倒史/视觉障碍	没有 = 0					
	有 = 25					
超过一个医疗诊断	没有 = 0					
	有 = 15					
使用助行工具	没有需要/完全卧床/护士扶持 = 0					
	丁型拐杖/手杖/学步车 = 15					
	扶家具行走 = 30					
静脉输液/置管/是使用药物治疗	没有 = 0					
	有 = 20					
步态	正常/卧床/轮椅代步 = 0					
	乏力/≥65 岁/直立性低血压 = 10					
	失调及不平衡 = 20					
精神状态	了解自己能力 = 0					
	忘记自己限制/意识障碍/躁动不安/沟通障碍/睡眠障碍 = 15					
总得分						
评估者签字						

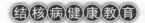
跌倒预防护理措施

编号	护理措施	日期				
低风险措施						
1	根据病情变化,按照分级护理制度定时进行巡视					
2	保持地面无水渍、障碍物,病室及活动区域光线充足					
3	妥善固定床刹					
4	指导患者穿长短合适的衣裤及大小合适的防滑鞋					
5	呼叫器放置适当位置					
6	进行预防跌倒的健康宣教					
中风险措施						
7	当体位变化时,尤其是夜间,应缓慢渐进坐起,平躺30秒,坐起30秒,站立30秒,再行走					
高风险措施						
8	给予预防跌倒警示标识,以便告知及引起患者及家属的重视,必要时有专人陪护患者					
特殊风险措施						
9	患者服用镇静、安眠药或患有高血压、糖尿病,当出现头晕、心悸等不适,应指导其勿下床活动					
10	指导患者活动时尽量利用楼梯的扶手、栏杆,有人陪同并保障安全					
11	指导患者若使用助行器,请将其放置在适当的位置,关注助行器的使用情况					
签字	责任护士					

填表说明:

1. 评估要求:患者入院或转科时,进行跌倒风险评估;病情变化随时评估;跌倒后需评估。选用的风险措施划"√"。

2. 计分要求:参考跌倒常见风险因素相关内容进行跌倒评分。Morse 评估 0~24 分为低度风险;25~44 分为中度风险;≥45 分为高度风险;根据评估结果制定相应防跌倒措施方案(2019.3)。

3. 跌倒≥45 分的高度风险患者床头进行风险警示标识。

4. 发生跌倒事件 24 小时内上报护理部。

附表4　患者坠床风险评估表及预防措施

姓名：_____ 性别：_____ 年龄：_____ 床号：_____ 病案号：_____ 入院日期：_____ 诊断：_____

坠床的常见风险评估表

项目（评估后符合就在相应格内打"√"，不符合就在相应格内打"一"，一个"√"即为危险人群）	评估				
	日期				
	科室				
生理功能：部分肢体活动功能障碍和自控体位能力下降等					
既往史：有坠床史；患有心脑血管病、癫痫等					
精神因素：存在谵妄、恐惧、躁动等症状					
环境：床、平车未使用护栏，未采取固定措施					
老年人或照顾者的认知：对坠床认知不足或无认知					
评估者签字					

坠床高危人群护理措施

编号	护理措施	日期			
1	根据病情变化，按照分级护理制度定时进行巡视				
2	给予预防坠床警示标识				
3	妥善固定床刹				
4	放置床档且功能正常				
5	若床档处于拉起状态，下床需先放下床档，切勿翻越				
6	呼叫器放置适当位置				
7	对意识不清、躁动不安的患者，遵医嘱给予适当保护及约束				
8	进行预防坠床的健康宣教				
签字	责任护士				

填表说明：
1. 评估要求：患者入院或转科时，进行坠床风险评估；病情变化随时评估。选用的护理措施划"√"，不选用的划"一"。
2. 有坠床危险的患者给予床头进行风险警示标识。
3. 发生跌倒/坠床事件24小时内上报护理部。
附：跌倒/坠床健康教育相关内容：
1. 当患者需要协助而家属/陪护人员不在时，请按呼叫器通知护理人员。
2. 日常物品放置于取用的范围内。
3. 患者下床时，要采取渐进式，坐起1分钟，站立1分钟后再缓慢行走。
4. 患者服用镇静、安眠药或血压、血糖控制不稳定或出现头晕心悸等不适时，请勿自行下地活动。
5. 物品请尽量收于柜内，以保持通道宽敞。
6. 患者穿着衣裤长度合适。
7. 患者/家属/陪护人员均应穿防滑包脚平底软鞋。
8. 经主管医生同意，并由家属陪伴方可淋浴。
9. 活动时尽量利用楼梯的扶手、栏杆，有人陪同并保障安全。
10. 若使用助行器，请将其放置在适当的位置，关注助行器的使用情况。

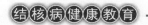

附表5 营养风险筛查表（NRS2002）

患者资料	姓名		病案号	
	性别		病区	
	年龄		床号	
	身高（cm）		体重（kg）	
	体重指数（BMI）		蛋白质（g/L）	
	临床诊断			

	分类标准	分值	评估日期		
疾病状态	骨盆骨折或者慢性病患者，合并有以下疾病：肝硬化、慢性阻塞性肺疾病、长期血液透析、糖尿病、肿瘤	1			
	腹部重大手术、脑卒中、重症肺炎、血液系统肿瘤	2			
	颅脑损伤。骨髓抑制、加护病患（APACHE＞10分）	3			
营养状态	正常营养状态	0			
	3个月内体重减轻＞5%或最近1个星期食量（与需要量相比）减少20%～50%（轻度）	1			
	2个月内体重减轻＞5%或BMI 18.5～20.5或最近1个星期进食量（与需要量相比）减少50%～75%（中度）	2			
	1个月内体重减轻＞5%（或3个月内体重减轻＞15%）或BMI＜18.5（或血清白蛋白＜35g/L）或最近1个星期进食量（与需要量相比）减少70%～100%（重度）	3			
年龄	年龄≥70岁加算1分	1			
	总分				
	签名				
处理	总分≥3.0：患者有营养不良的风险，需营养支持治疗				
	总分＜3.0：若患者将接受重大手术，则每周重新评估其营养状况				
措施	□ 1. 护士进行饮食指导				
	□ 2. 营养师会诊，提供个性化营养干预方案				

填表说明：1. ≥60岁且符合以下其中一项者进行营养筛查：

①过去1周摄食减少；②过去3个月体重下降；③BMI＜18.5。

2. 体质指数（BMI）＝体重（kg）÷身高（m）的平方。

3. 患者病情变化时随时评估。

附表 6　数字疼痛评估量表（NRS）

科室_____　床号_____　姓名_____　性别_____　年龄_____　病案号_____

0	1	2	3	4	5	6	7	8	9	10

无痛	⟶								最痛

标准及评分	评估日期						
0 无痛							
1～3 分：轻度疼痛							
4～6 分：中度疼痛							
7～10 分：重度疼痛							
评估者							
护理措施	□1. 舒适的体位和环境						
	□2. 遵医嘱给予药物治疗						
	□3. 做好心理护理						
	□4. 给予健康指导：①正确认识疼痛；②指导患者掌握正确的评估方法；③讲解口服药物的注意事项及副作用；④指导患者及家属出院后获得镇痛药物的程序						

评估说明：1. 数字疼痛评估量表（NRS）由 0～10 数字组成，0 为 "无痛"，从左到右疼痛强度随之增加，10 为 "最痛"。

2. 患者≥60 岁且入院主诉疼痛时进行评估；病情变化随时评估。

3. 手术后患者当日、转科时进行疼痛评估。

4. 附疼痛健康宣教相关内容。

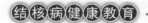

附表7 危重患者风险评估表

床号_____ 姓名_____ 性别_____ 年龄_____ 科室_____ 病案号_____

评估日期: 　年　　月　　日

项目＼内容	风险评估	防范措施
病情变化	□猝死 □出血 □昏迷 □脑疝 □其他	□按照护理级别按时巡视患者，落实基础护理措施 □护理记录真实、准确、客观、完整、及时 □加强意识、瞳孔和生命体征监测，及时准确执行医嘱 □常规抢救设备完好 □常规抢救药品完好
心理因素	□恐惧 □愤怒 □焦躁 □悲伤 □其他	□帮助患者适应住院生活，详细介绍病情及预后 □多陪伴患者，多与患者接触交谈，同情、关心患者， 了解其心理动态及情绪波动的原因 □营造安静舒适的休息环境，避免强光、噪音等不良刺激 避免一切精神干扰，消除有害刺激因素 □合理安排陪护与探视，使其充分享受亲情
护理并发症	□口腔炎 □肺部感染 □泌尿系感染 □压疮 □其他	□协助患者漱口，口腔护理每天2次 □保持环境卫生，按时翻身拍背，每天2次 □会阴清洁每天一次 □床单元平整干燥，翻身拍背每两小时一次
患者安全	□跌倒 □坠床 □烫伤 □导管滑脱 □误吸 □静脉炎 □自伤 □其他	□床头警示，穿防滑鞋，行动有陪伴，用助行工具 □加强巡视，及时发现安全隐患 □床头警示，温水袋外裹毛巾，水温不超过50℃ □床头警示，加床栏，必要时用保护性约束 □妥善固定导管，移动患者时注意导管位置 □床头抬高30°～45°，做好口腔护理 □严格执行无菌操作，遵守操作规程 □密切观察，各班认真交接
责任护士签字		

填表说明:

1. 评估要求：医生开具重病、病危通知时，给予患者评估；住院期间每周评估1次；当遇到病情变化时及时评估；患者转科时，请随病历移交新病房继续评估；选用的防范措施划"√"。

2. 如有压疮、跌倒/坠床的风险详见相关评估表。

附表 8　手术患者静脉血栓栓塞症风险评估表（Caprini 评分）

患者类型：新入院/动态/术后/转科

患者姓名：　　年龄：　　性别：　　科室：　　病案号：

	1分	2分	3分	5分
病史	□年龄 41~60 岁 □体质指数 >25kg/m² □下肢肿胀 □静脉曲张 □妊娠或产后 □有不明原因或者习惯性流产史 □口服避孕药或激素替代疗法 □脓毒症（<1 个月） □严重肺病，包括肺炎（<1 个月） □肺功能异常 □急性心肌梗死 □充血性心力衰竭（<1 个月） □炎性肠病史 □卧床患者	□年龄 61~74 岁 □恶性肿瘤 □卧床（>72 小时） □石膏固定	□年龄≥75 岁 □VTE 史 □VET 家族史 □其他先天性或获得性血栓形成倾向	□脑卒中（<1 个月） □急性脊髓损伤（<1 个月）
实验室检查			□凝血酶原 C20210A 阳性 □凝血因子 VLeiden 阳性 □狼疮抗凝物阳性 □血清同型半胱氨酸升高 □抗心磷脂抗体阳性 □肝素诱导的血小板减少 HIT	
手术类型	□小手术	□中央静脉通路 □大型开放手术（>45 分钟） □关节镜手术 □腹腔镜手术（>45 分钟）		□髋、骨盆或下肢骨折 □择期关节置换术
评分		风险级别		
得分		评估医师：		评估时间：年 月 日 时 分

低危：0~2 分；中危：3~4 分；高危≥5 分；VTE：静脉血栓栓塞症。

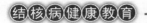

附表9　内科住院患者静脉血栓栓塞症风险评估表（Padua评分）

患者类型：新入院/动态/术后/转科

患者姓名：　　年龄：　　性别：　　科室：　　病案号：

危险因素	评分
☐　活动性恶性肿瘤，患者先前有局部或远端转移和（或）6个月内接受过化疗和放疗	3
☐　既往静脉血栓栓塞症	3
☐　制动，患者身体原因或遵医嘱需卧床休息至少3天	3
☐　已有血栓形成倾向，抗凝血酶缺乏症，蛋白C或S缺乏，Leiden V因子、凝血酶原C20210A突变、抗心磷脂抗体综合征	3
☐　近期（<1个月）创伤或外科手术	2
☐　年龄≥70岁	1
☐　心脏和（或）呼吸衰竭	1
☐　急性心肌梗死和（或）缺血性脑卒中	1
☐　急性感染和（或）风湿性疾病	1
☐　肥胖（体重指数>30kg/m²）	1
☐　正在进行激素治疗	1

得分：　　风险级别：

评估医师：　　评估时间：　　　年　　月　　日　　时　　分

低危=0~3分；高危≥4分。

参考文献

[1] 卫生部. WS/T311-2009.12医院隔离技术规范.

[2] 卫生部. WS/T368-2012空气净化指南.

[3] 卫生部. 中国结核病防治规划实施工作指南.2008.

[4] 钱培芬, 倪语星. 医院感染监控与管理 [M]. 北京：军事医学科学出版社, 2008：99-112.

[5] 卫生部. WS/T367-2012医院消毒技术规范.

[6] 卫生部. WS/T313-2019医务人员手卫生规范.

[7] 卫生部. 医疗卫生机构医疗废物管理办法.2003：10.

[8] Guideline for Isolation Precautions：Preventing Transmission of Infectious Agents in Healthcare Settings, 2007.

[9] 鄢秀英. 结核患者自我保健知识 [M]. 成都：四川科学技术出版社, 2011：168-170.

[10] 唐神结, 高文. 临床结核病学 [M]. 北京：人民卫生出版社, 2011.

[11] 何广学, 熊勇超, 侯月云, 等. 国内外结核感染控制现状与对策 [J]. 结核病与肺部健康杂志, 2012, 1 (1)：52-54.

[12] 程海燕. ICU病房医院感染的原因及控制和预防措施 [J]. 中国药物经济学, 2012, 3：395-396.

[13] 李梅. 产科护理管理在控制医院感染中的作用 [J]. 求医问药, 2012, 10 (7)：776-777.

［14］何广学，熊勇超，赵建忠，等. 各级医疗卫生机构结核病感染控制现况调查［J］. 中国感染控制杂志，2012，11（4）：247－251.

［15］张弛，张翠玲. 结核专科医院对耐多药结核患者的院感管理［J］. 中国实用医药，2012，7（30）：261－262.

［16］商春文. 医务人员如何预防结核病的院内感染［J］. 中国实用医药，2012，7（29）：266.

［17］王素萍. 多耐药结核病的医院感染管理［J］. 中华医院感染学杂志，2010，20（9）：1294－1295.

［18］朱丹，周力. 手术室护理学［M］. 北京：人民卫生出版社，2008.

［19］沈伟. 医用防护服与防护口罩阻隔性能研究［J］. 中国消毒学杂志.2005，22（4）：386－390.